临床实习医师手册

内　科

北京协和医院

曹　彬　主编

蔡柏蔷　朱文玲　孙　刚
许　莹　孙　阳　唐福林　主审
向红丁　邓国华　韩江娜

参编人员（以姓氏笔画为序）

马　戈　马璐璐　王　悦　王　海　王　萱　王春耀
王常珺　韦　祎　邓　垒　叶　欣　包婺平　冯云路
吕　嫵　朱晓军　刘　飞　刘　晔　刘　巍　祁　晟
许江南　阮　侠　杨　春　杨　刚　李　涛　李　超
李　潇　李　骥　吴　婵　何春霞　宋峰辉　张　月
张　冉　张　涛　张　璐　张上珠　张诚燕　陆文洁
陈益和　陈野野　邵毓敏　金　楠　金晓峰　周佳鑫
孟　婵　赵　潺　胡惠英　顾建明　钱　廣　徐　萍
徐玲玲　唐　立　彭世光　斯晓燕　蒋　芳　鲁　嘉
曾　平　谢曼青　蓝恭涛　楼　松　鲍贻倩　廖　俊
翟晓佳

中国协和医科大学出版社

图书在版编目（CIP）数据

临床实习医师手册．内科 / 曹彬主编．—北京：中国协和医科大学出版社，2007.4

ISBN 978-7-81072-881-2

Ⅰ．临… Ⅱ．曹… Ⅲ．①临床医学-手册②内科学-手册 Ⅳ．R4-62 R5-62

中国版本图书馆 CIP 数据核字（2007）第 009068 号

临床实习医师手册：内科

主　　编：曹　彬
责任编辑：李春风　韩育茹

出版发行：中国协和医科大学出版社
（北京东单三条九号　邮编 100730　电话 65260378）
网　　址：www.pumcp.com
经　　销：新华书店总店北京发行所
印　　刷：三河市华晨印务有限公司

开　　本：850×1168 毫米　1/32 开
印　　张：11.25
字　　数：300 千字
版　　次：2007 年 7 月第一版　2007 年 7 月第一次印刷
印　　数：1—5000
定　　价：22.00 元

ISBN 978-7-81072-881-2/R·874

前　　言

毕业实习是医学生从理论学习到实践工作的开始，为了帮助他们更好地巩固和提高所学的基础理论和专业知识水平，并能熟练掌握与应用，实现理论与实践相结合，我们组织北京协和医院的相关人员编写了本书。

本书主要概括总结内科常见病、多发病的诊治原则、鉴别诊断以及常用的诊疗技术等，条理清楚，重点突出，具有系统性、实用性、针对性和指导性。

本书最大特色是由中国协和医科大学第七年和第八年见习和实习的医学生参与编写。虽然他们没有丰富的临床经验，但是他们深知实习医师真正需要什么，哪些内容实用。初稿完成后，为保证写作质量，每一节都得到了北京协和医院内科相关专业资深教授的仔细校正。

内科学是各个专业的基础，“一个出色的外科医生必须首先是一个合格的内科医生”。要成为一个“好医生”并不容易，只有扎实的医学知识和基本功是不够的，一个“好医生”还必须有“爱心”：爱“医生”这个职业，愿意为她奉献一生；爱每一个病人，对每一个病人的痛苦都“感同身受”。在协和十年的学习和工作经历已经让我把协和精神深深的印在心里，因此我心存感激。谨以此书献给我在北京协和医院的每一位导师。

本书适用于临床实习医师、刚刚走上工作岗位的青年医师以及广大的基层医疗机构医务人员使用。

尽管参编人员倾注了很多心血，力求完美，但由于水平所限，书中难免有疏漏和不妥之处，敬请读者提出宝贵意见。

曹　彬

2007 年 7 月

目　录

第一章　呼吸内科

第1节　慢性阻塞性肺疾病

一、定义和流行病学

慢性阻塞性肺疾病　是气流受限和气体交换障碍引起的一组慢性呼吸系统疾病。呼吸困难是其典型症状。包括慢性支气管炎和肺气肿，见表1-1。

表1-1　肺气肿与慢性支气管炎的鉴别

	肺气肿	慢性支气管炎
定义	呼吸道的扩张/破坏（病理定义）	持续性咳嗽>3月/年，≥2年（临床定义）
病理生理学	实质受累 V/Q成比例减低 轻度的低氧血症	小呼吸道受累 V/Q不匹配 严重的低氧血症、高碳酸血症
临床表现	严重的、持续的呼吸困难 轻度咳嗽	间歇性呼吸困难 痰量很多
体格检查	“红喘型” 一般无发绀 呼吸音听诊细弱、遥远	“紫肿型” 发绀 散在的干湿啰音或哮鸣音

二、发病机制

诱因：吸烟、α_1 - 抗胰蛋白酶缺陷、反复的呼吸道感染等。

三、临床表现

1．咳嗽，咳痰，呼吸困难。

2．加重因素：污染物，支气管痉挛，感染，其他心肺疾病。

3．体格检查：桶状胸，气道高反应性，呼吸音普遍减弱，呼气延长，干湿啰音。

4．急性加重期：呼吸急促，启用辅助呼吸肌等。

四、实验室和其他检查

1．胸部 X 线平片（CXR）：双肺透亮度增加，膈降低且低平，间质肺纹理改变。

2．肺功能检查（PFTs）

阻塞性：第 1 秒用力呼气容积（FEV_1）↓↓，用力肺活量（FVC）↓，FEV_1/FVC↓，最大流量 - 容量曲线减低明显。

过度膨胀：残气量(RV)↑↑，肺总量(TLC)↑，RV/TLC↑。

气体交换异常：一氧化碳弥散量（DL_{CO}）↓（肺气肿）。

3．动脉血气分析（ABG）：PO_2↓ ± PCO_2↑（在慢性支气管炎，通常 $FEV_1 < 1.5$ L)，pH↓。

4．心电图（ECG）：胸前导联 R 波进展不足，右心室高压，P 波在Ⅱ导联↑（“肺型 P 波”）。

五、慢性期治疗

1．糖皮质激素：使用后效果与 FEV_1 成反比；若 $FEV_1 > 2.0$ L 无效；并不能延缓 FEV_1 的下降。

2．吸氧：在 $PO_2 \leqslant 55$ mmHg 或者 $SaO_2 \leqslant 89\%$(静息、运动、睡

眠)使用可阻止肺心病的进展，惟一的可以降低死亡率的治疗。

3．预防：戒烟（可以延缓 FEV_1 的下降），流感的预防或疫苗等。

4．扩张剂：抗胆碱类药物，β_2 肾上腺素受体激动剂，茶碱类等。

抗胆碱类药物 + β_2 肾上腺素受体激动剂可能会更有效果

5．外科治疗：①肺减容手术：提高运动耐量，但不会减低死亡率，除非上叶肺气肿或原先运动耐量很低。②肺移植。

6．康复治疗：可以改善生活质量，提高运动耐量等。

COPD 分期和推荐治疗方案见表 1－2。

表 1－2　COPD 分期和推荐治疗方案（GOLD 标准）

分期	肺功能检查（PFTs）	治疗方案
0：↑	肺功能在正常范围	健康教育，控制危险因素
Ⅰ：轻度	$FEV_1 \geqslant 80\%$	按需使用扩张剂
ⅡA：中度	FEV_1 50%～80%	长期使用扩张剂 皮质激素如有效可使用康复治疗
ⅡB：中度	FEV_1 30%～50%	以上治疗方法 + 皮质激素（如果急性加重）
Ⅲ：重度	$FEV_1 < 30\%$ 呼吸衰竭 右心衰竭	以上治疗方法 + 氧气（如果出现呼吸衰竭）需要时外科手术治疗

六、急性发作期治疗

1．控制感染：轻者口服，重者肌注或静脉滴注抗生素。

2．祛痰、镇咳：保持呼吸道通畅。

3．解痉、平喘：可选用支气管扩张剂，试用皮质激素。

4．雾化吸入疗法：稀释气管内分泌物，有利排痰。

5．吸氧：维持 $PO_2 \geqslant 55 \sim 60$ 或者 SaO_2 90% ~ 93%。

6．无创正压通气：严重的呼吸困难/呼吸急促，低氧血症，高碳酸血症/酸中毒。

7．气管插管：在 $PaO_2 < 55 \sim 60$，PCO_2 进行性升高，pH 进行性降低，呼吸衰竭，血流动力学不稳定时可以考虑气管插管。

七、预后

1．预后与 FEV_1 有关，FEV_1 越低，预后越差。$FEV_1 < 60\%$ 预期 5 年生存率 90%；$FEV_1 < 40\%$ 预期 5 年生存率 50%；$FEV_1 < 20\%$ 预期 5 年生存率 10%。

2．长期吸烟、经常急性加重都会使预后更差。

3．肺移植并不能延长生存期限但能够改善生活质量。

第 2 节　哮　　喘

一、定义

多种细胞和细胞组分参与的呼吸道慢性炎症，导致呼吸道高反应性，出现广泛多变的可逆性气流受限，引起反复发作性的喘息、气急、胸闷或咳嗽等症状，常在夜间和（或）清晨发作、加剧，多数可自行缓解或经治疗缓解。

二、病因和发病机制

受遗传和环境双重影响。发病机制涉及：①变态反应；②呼吸道炎症；③呼吸道高反应性；④神经机制。

三、临床表现

发作性伴有哮鸣音的呼气性呼吸困难；发作性胸闷、咳嗽，严重者被迫坐位、端坐呼吸；干咳或咳大量白色泡沫痰；发绀；咳嗽可为咳嗽变异型哮喘惟一症状。

四、体格检查

广泛的哮鸣音、呼气相延长；肺部过度充气状态；鼻息肉、鼻炎、皮疹；严重者心率增快、奇脉、胸腹反常运动、发绀。

五、辅助检查

1．血液：嗜酸性粒细胞增多。

2．痰液：显微镜下涂片可见嗜酸性粒细胞、Charcort - Leyden 结晶体、Curschmann 螺旋体、Laennec 珠。

3．呼吸功能：第 1 秒用力呼气容积（FEV_1）、FEV_1/用力肺活量（FVC）%、最大呼气中期流速（MMER）、呼气峰值流速（PEF）等均有不同程度减少（见分级标准）。

4．胸部 X 线检查（CXR）：发作时，双肺透亮度增加。

5．血气分析：哮喘严重发作时表现为 PO_2 降低；缺氧严重时表现为代谢性酸中毒；过度通气时表现为呼吸性碱中毒；气道阻塞严重时表现为呼吸性酸中毒。

6．特异性变应原：缓解期用放射性过敏原吸附试验（RAST）测定特异性 IgE。

六、诊断

1．诊断标准

(1) 反复发作喘息、气急、胸闷或咳嗽，多与接触变应原、冷空气、物理、化学性刺激、病毒性上呼吸道感染、运动等有关。

(2) 发作时在双肺可闻及散在或弥漫性的以呼气相为主的哮

鸣音、呼气相延长。

（3）上述症状可经治疗缓解或自行缓解。

（4）症状不典型者（如无明显喘息或体征）应至少具备以下一项试验阳性：①支气管激发试验或运动试验阳性；②支气管舒张试验阳性：1 秒钟用力呼气容积（FEV_1）增加 15% 以上，且 FEV_1 增加绝对值 > 200 ml；③最大呼气流量（PEF）日内变异率或昼夜波动率≥20%。

（5）除外其他疾病所引起的喘息、气急、胸闷和咳嗽。

2．分期：急性发作期和缓解期。

3．病情严重程度分级

（1）治疗前哮喘病情严重程度的分级（表 1－3）：包括新发生的和既往已诊断为哮喘至少 3 个月未应用药物治疗的哮喘。

表 1－3　治疗前哮喘病情严重程度的分级

分级	临床特点
间歇发作 （第 1 级）	症状 < 每周 1 次 短暂发作 夜间哮喘症状≤每月 2 次 FEV_1≥80% 预计值或 PEF≥80% 个人最佳值，PEF 或 FEV_1 变异率 < 20%
轻度持续 （第 2 级）	症状≥每周 1 次，但 < 每天 1 次 发作可能影响活动和睡眠 夜间哮喘症状 > 每月 2 次，但 < 每周 1 次 FEV_1≥80% 预计值或 PEF≥80% 个人最佳值，PEF 或 FEV_1 变异率 20%～30%
中度持续 （第 3 级）	每日有症状 发作影响活动和睡眠 夜间哮喘症状≥每周 1 次 FEV_1 为 60%～79%预计值或 PEF 为 60%～79%个人最佳值，PEF 或 FEV_1 变异率 > 30%

续 表

分级	临床特点
重度持续（第4级）	每日有症状 频繁发作 经常出现夜间哮喘症状 体力活动受限 $FEV_1 < 60\%$ 预计值或 $PEF < 60\%$ 个人最佳值，PEF 或 FEV_1 变异率 $> 30\%$

（2）哮喘急性发作时病情严重程度的分级：哮喘急性发作是指气促、咳嗽、胸闷等症状突然发生，常有呼吸困难，以呼气流量降低为其特征，分为轻、中、重、危重4级。病情加重可在数小时或数天内出现，偶尔可在数分钟内即危及生命，故应对病情作出正确评估，以便给予及时有效的紧急治疗。

七、并发症

气胸、纵隔气肿、肺不张、肺气肿、支扩、COPD、间质性肺炎、肺纤维化、肺心病等。

八、治疗

1．脱离变应原。

2．药物治疗：糖皮质激素，β_2 肾上腺受体激动剂（简称受体激动剂），茶碱，抗胆碱能药物，白三烯调节剂，其他治疗哮喘药物如：色甘酸钠、抗组胺药物、口服抗变态反应药物、免疫调节剂、特异性变应原及中药等。

3．急性发作期：轻度，按需吸入 β_2 受体激动剂，口服小剂量控释茶碱，定时吸入糖皮质激素；中度，规则吸入 β_2 受体激动剂或口服长效 β_2 受体激动剂，口服控释茶碱或静点氨茶碱，应用抗胆碱药物，吸入大剂量激素或口服激素；重度至危重度，持续雾化吸入 β_2 受体激动剂或静脉滴注沙丁胺醇或氨茶碱。静点糖皮质激素，注意纠正水电平衡、纠正酸碱平衡、氧疗、辅助呼吸、防止感染。

4. 间歇发作：轻度持续：按需吸入 β_2 受体激动剂，口服小剂量控释茶碱，定时吸入糖皮质激素；中度持续：按需吸入或口服 β_2 激动剂，口服小剂量控释茶碱或白三烯受体抑制剂，定量吸入激素；重度持续：规律吸入 β_2 激动剂或口服 β_2 控释片或白三烯受体抑制剂，必要时雾化吸入 β_2 激动剂联合抗胆碱口服或吸入大剂量激素，长期治疗方案的确定：根据严重程度选择相应的方案。

5. 辅助机械通气治疗：重度或危重哮喘发作时，经氧疗，应用糖皮质激素、β_2 激动剂等药物治疗后，病情继续恶化者，应及时给予辅助机械通气治疗。其指征包括神志改变，呼吸肌疲劳，PCO_2 由低于正常转为正常甚或 $>50mmHg$、$PO_2<60$ mmHg，可以先试用鼻（面）罩等非创伤性通气方式，若无效，则应及早插管机械通气。并加用适当呼气末正压通气（PEEP），防止呼吸肌疲劳，减轻氧耗，清除呼吸道分泌物，改善通气和动脉血气，挽救生命。可试用允许性高碳酸血症通气策略。

九、教育和管理

实践表明：教育和管理是哮喘防治工作中十分重要的组成部分。通过哮喘教育可以显著地提高哮喘患者对于疾病的认识，更好地配合治疗和预防，提高患者防治依从性，达到减少哮喘发作，维持长期稳定，提高生活质量，并减少医疗经费开支的目的。

第3节 肺 癌

一、定义

肺癌（lung cancer）是原发于支气管、肺的癌。大多数起源于各级支气管黏膜上皮。

二、病因

肺癌的发生与吸烟、环境污染、职业致癌物、慢性肺疾病及遗传因素等有关。

高危人群：40岁以上、长期吸烟、慢性呼吸道疾病病史、肿瘤家族史及致癌职业接触史。

三、临床表现

1. 呼吸系统症状：原因不明的刺激性咳嗽、胸痛、血痰、呼吸困难、胸闷、发热等；原有慢性肺疾病者近期症状加重，经正规治疗2~3周无改善；肺结核病人经正规抗结核治疗无效，病灶反而增大；反复发生同一部位肺炎。

2. 肺外表现：如抗利尿激素分泌失常（SIADH）、Eaton-Lambert综合征、周围神经病、杵状指、肺性肥大性骨关节病及恶病质等。

3. 转移症状：胸内蔓延：如胸痛、呼吸困难、胸闷、声音嘶哑、上腔静脉阻塞、膈肌麻痹、食管受压、心包积液、胸腔积液等症状。

远处转移：锁骨上、颈部淋巴结肿大；中枢神经系统转移症状，如偏瘫、癫痫发作；脊髓受压症状，如肩背痛、下肢无力、膀胱或肠道功能失调；肝转移症状，如肝大、肝区疼痛等。

四、体格检查

1．胸部症状：中心气道不完全阻塞时，可产生单侧局限性哮鸣音，呼气及吸气相均存在，以梗阻部位最明显；当中心气道阻塞严重时，可有明显吸气性呼吸困难。

2．仔细检查颈部、锁骨上及腋窝淋巴结有无肿大。

3．如发生肺尖肿瘤侵犯臂神经丛和局部组织（Pancoast）瘤时，可有Horner综合征，表现为病变同侧瞳孔缩小、上睑下垂、眼球内陷、颜面少汗。伴有同侧肩关节、上肢内侧疼痛及感觉异常。

4．注意检查中枢神经系统转移、上腔静脉压迫、胸腔及心包积液、肝、骨、皮肤等处转移症状。

5．肺外表现：杵状指、肥大性骨关节病、内分泌紊乱体征及神经肌肉综合征。

五、辅助检查

1．影像学检查：正侧位胸片、CT，当不能分辨胸内淋巴结或血管阴影时，可行胸部MRI检查。

2．痰脱落细胞学检查：由呼吸道深处咳出的痰，标本新鲜，重复送检。

3．支气管镜检查：可直接窥视气管及支气管内的新生肿物，同时取活检进行病理诊断。也可经支气管镜行肺活检（TBLB）、经支气管针吸活检（TBNA）或经支气管镜行病变部位灌洗，灌洗液进行肿瘤细胞检查。

4．活组织检查：可根据病变部位进行经支气管镜肺活检、经皮肺活检（PTNB）、胸膜活检、经胸腔镜或纵隔镜肺活检、锁骨上肿大淋巴结活检。必要时进行开胸肺活检。

5．核医学检查：骨扫描检查了解是否存在骨转移；必要时进行PET检查，对肺内病变进行定性诊断的同时还可了解全身转移情况。

6. 肿瘤标志物检测：组织多肽抗原（TPA）、细胞角蛋白（CYFRA21-1）、神经特异性烯醇化酶（NSE）。

六、诊断步骤

1. 对高危人群详细询问病史并进行体格检查、进行常规血液检查及胸片检查。

2. 可疑患者进行痰细胞学、肿瘤标记物及胸部 CT 检查。

3. 胸腔积液患者进行胸液常规、细胞学检查及胸膜活检。

4. 中心型肺癌考虑进行纤支镜及 TBLB，周边型可考虑行 PTNB。

5. 仍不能确诊时可考虑经胸腔镜或纵隔镜肺活检，必要时开胸肺活检。

6. 仍不能确诊者定期随诊。

7. 确诊后进行骨扫描、头 MRI、腹部超声，有条件者进行正电子发射计算机体层显像（PET）检查，协助进行病理分期以便指导治疗。

七、肿瘤分期

1. 病理分期：参见 NSCLC 肺癌的 TNM 分期标准（1997）。

2. 组织学分期：参见 WHO 肺癌组织学类型（1999）。

主要分为：浸润前癌变、鳞状细胞癌、小细胞癌、腺癌、大细胞癌、腺鳞癌、具有多形性、肉瘤样或成分的癌、类癌、弥漫型腺型癌、不能分类的癌。

八、治疗：应强调个体化、综合治疗原则。

1. 非小细胞肺癌（NSCLC）

Ⅰ期：首先考虑根治性手术，术后通常不需化疗或放疗。不能耐受手术或不愿意手术者，可行根治性放疗。

Ⅱ期：首先考虑手术治疗。若切缘未净、细胞分化程度低、有脉管癌栓、有肺门多个淋巴结转移或瘤细胞已突破淋巴结包膜者，术后可酌情考虑放疗和（或）6周期左右化疗。不能耐受手术或不愿意手术者，可行根治性放疗。

Ⅲa期：可手术者，应考虑手术为主，术后辅以放、化疗。估计手术难以切静者，也可考虑术前化疗2~3周期。不可手术者，能耐受放化疗者，可选择化疗－放疗－化疗序贯治疗方案，不能耐受化疗者，可给予根治性放疗。

Ⅲb期：耐受放化疗者，可选择化疗－放疗－化疗序贯治疗方案，否则给予根治型放疗。

Ⅳ期：化疗为主，辅以姑息性放疗。孤立转移者，如原发灶单个、不大，能被切除，可考虑切除原发灶或转移灶。

2. 小细胞肺癌（SCLC）

局限型：肿瘤局限，无肺门、纵隔和远处转移，相当于Ⅰ期NSCLC者，可手术，术后给予化疗；若超过以上范围，但局限于一侧胸腔内，无明显上腔静脉压迫，声带麻痹和胸腔积液，可化疗2~3周期后再行放疗，化疗后肿瘤局限，相当于Ⅰ期NSCLC者，仍可考虑手术。

广泛型：采用化疗为主，放疗为辅的综合治疗。

第4节 社区获得性肺炎

一、定义

社区获得性肺炎（community－acquired pneumonia，CAP）指在非医院环境（社区）中受感染因子侵袭所发生的急性肺部炎症，以及住院48小时内所发生的肺部感染。

二、病原

病原体包括①细菌是首位感染原：肺炎链球菌、流感嗜血杆菌、金黄色葡萄球菌；铜绿假单胞菌即绿脓杆菌、卡他莫拉菌、厌氧菌；②非典型病原体：肺炎衣原体、肺炎支原体、嗜肺军团菌；③病毒亦为常见病因。

三、临床表现

发热、咳嗽、咳痰，可有咯血、胸痛。若在出现呼吸道症状同时，多系统损害表现明显，包括肝功能异常（转氨酶升高）、肾功能受损（血尿、蛋白尿、氮质血症）、电解质紊乱（低钠血症）、神经系统症状（意识障碍）、消化系统表现（腹痛腹泻）等，提示嗜肺军团菌感染。

查体：可有体温升高，受累肺区可闻及湿啰音，有肺实变表现；严重感染者可表现为休克、DIC、ARDS和意识障碍。

辅助检查主要有外周血 WBC $> 10 \times 10^9$/L，或 $< 4 \times 10^9$/L，伴或不伴核左移。典型的胸片表现有：①片状、斑片状浸润影；②肺叶、肺段的实变；③毛玻璃样间质变；④可伴有感染侧的胸腔积液。

四、诊断步骤

第一步：是不是 CAP？符合以下三条：①社区获得；②肺部感染的症状；③新出现的肺部 X 线浸润影。可基本确立 CAP 临床诊断。

需注意除外肺结核、肺部肿瘤、非感染性肺间质性疾病、肺水肿、肺不张、肺栓塞、肺嗜酸性粒细胞浸润症、肺血管炎等非感染性疾病。

注意：短期反复肺部同一部位发生感染，一定要警惕阻塞性肺炎（肿瘤！）。

第二步：评价 CAP 病情。

常用的两种量化评价系统有 PORT（表 1－4）和 CURB－65，入院常规应行病情评估。

表 1－4　PORT 评分系统（美国）

患者特征	得分
年龄	+年（女性减 10 分）
基础疾病	
肿瘤	+30
肝病	+20
充血性心力衰竭；脑血管疾病；肾脏疾病	+10（每项）
查体	
精神状态改变；R≥30/分钟	+20（每项）
T＜35℃或≥40℃	+15
SBP＜90 mmHg；P≥125 bpm	+10（每项）
辅助检查	
血气 pH＜7.35	+30
BUN≥30 mg/dl；Na＜130 mmol/L	+20（每项）
血糖≥250 mg/dl；HCT＜30%；PO_2＜60 mmHg	+10（每项）
胸腔积液	+10
总分	

低危：Ⅰ级（小于 50 岁，无基础疾病）、Ⅱ级（≤70 分）和Ⅲ级（71～90 分）。

中危：Ⅳ级（91～130 分）。

高危：Ⅴ级（＞130 分）。

评分意义：①决定患者是否需要入院治疗甚至入 ICU：低危组中Ⅲ级可短期住院观察；中危以上患者需住院治疗；②判断预后：低危组病死率小于 1%，高危组病死率明显升高（Ⅴ级病死率最高可达 27%)。

CURB－65(欧洲)

C(Confusion):意识障碍。

U(Urea Nitrogen):BUN 升高。

R(Respiratory Rate):呼吸频率≥30 次/分。

B(Blood pressure):收缩压＜90 mmHg 或舒张压≤60 mmHg。

65:年龄大于 65 岁。

出现以上任意一项,即表示病情严重,每一项一分,分数越高说明病情越严重(5 分者死亡率 30%～50%)。CURB－65 评分预后与 PORT 系统评分是相关的,显然 CURB－65 较为简便。

第三步:确定病原体。①痰:痰涂片革兰染色,痰培养＋药敏;②血清学实验:血清非典型病原及病毒抗体检测,需双份血清检测;③支气管肺泡灌洗液(BALF)培养;④尿:Lp1 尿抗原,特异性高,对确定军团菌感染有意义。

关于标本留取:最好在使用抗生素之前采集合格痰标本*,尽快送检,一般需送检 3 次,两次检测结果一致有临床意义。血培养准确性高,但阳性率较低,开始治疗前当体温＞38.5℃或有寒战时应留取血标本作需氧及厌氧培养＋药敏。

*合格痰标本是指显微镜下多核白细胞＞25 个/低倍视野、鳞状上皮细胞＜10 个/低倍视野,或二者比例＞2.5∶1。

注:CAP 治疗大部分是经验治疗,若经验性治疗有效则不必确定病原体,经验性治疗失败则需积极寻找可能病因。对于住院病人应争取确定病原体。

五、治疗及疗效评估

经验性抗菌药物选择

1. 青壮年、无基础疾病患者(门诊患者):β 内酰胺类(常用头孢呋辛、头孢克洛)。

2. 老年人或有基础疾病患者:2 代头孢菌素(头孢呋辛、

头孢克洛），β 内酰胺类/β 内酰胺酶抑制剂，或联合大环内酯类；3 代氟喹诺酮（左氧氟沙星）。

3．住院患者：β 内酰胺类 + 大环内酯类（如阿奇霉素）；“呼吸”氟喹喏酮（左氧氟沙星、莫西沙星、加替沙星）。

4．反复住院及结构性肺炎（支气管扩张症）患者：抗生素需覆盖铜绿假单胞菌，联合应用大环内酯类。

给药方式：住院患者，推荐静脉 - 口服序贯治疗，病情平稳即咳嗽、呼吸困难好转，WBC 正常，体温下降后可以改为口服。

疗程：一般门诊患者 7 ~ 10 天，住院患者 2 周，军团菌感染需 3 周。

体温及 WBC 下降、呼吸道症状（咳嗽、咳痰、呼吸困难）改善说明抗生素治疗有效，而 X 线胸片表现不敏感，在治疗有效的最初几天，尽管临床反应良好，但是胸片的浸润影常还可有进展。

六、预防

对老年人、儿童、医务工作者等高危人群，接种流感疫苗及多价肺炎链球菌疫苗有明确预防效果。

第 5 节　特发性间质性肺病

一、定义

特发性间质性肺病（idiopathic interstitial pneumonias，IIP）是一组病因未明的，以弥漫性肺泡炎，和肺泡结构紊乱，最终导致肺间质纤维化为特征的疾病。因为定义的不断演变，过去亦被称为 IPF/CFA（idiopathic pulmonary fibrosis，特发性肺纤维化），现 IPF 仅指 IIP 中的一种类型。

二、病因

特发性间质性肺病病因不明，发病机制不清，应排除病因明确的，如药物、粉尘、放射、感染和免疫等原因引起的继发性的间质性肺病。

三、病理

组织病理可分为肺泡炎，肺实质损伤和过度修复纤维化3个阶段。早期或急性期的病理表现为肺泡炎，逐渐弥漫性肺纤维化，晚期呈蜂窝肺样表现。2001年的ATS/ERS将IIP分为7种临床病理类型：特发性肺纤维化（IPF），非特异性间质性肺炎（NSIP），隐原性机化性肺炎（COP），急性间质性肺炎（AIP），呼吸性细支气管炎伴间质性肺疾病（RB－ILD），脱屑性间质性肺炎（DIP），淋巴细胞性间质性肺炎（LIP）。其中IPF最为常见，其病理类型为UIP，病变不一致，轻重不一，新老并存。

四、临床表现

以进行性呼吸困难伴刺激性的干咳为主要临床表现，起病隐匿，进行性加重。发病率约10/10万人。活动后气短明显，为劳力性呼吸困难，可伴干咳和疲劳，胸痛咯血少见。病情持续进展，晚期常发生以低氧血症为表现的呼吸衰竭而死亡。

五、体格检查

胸廓扩张度降低，双肺底可闻及吸气相爆裂音（Velcro啰音）。50%以上可发现杵状指和口唇发绀。

六、辅助检查

1．X线胸片：早期病变呈磨玻璃样，进一步进展双肺中下野弥漫性线状或网格影。严重者呈蜂窝样改变，肺容积缩小。多无纵膈肺门淋巴结大，应与矽肺的肺门淋巴结大鉴别。

2．肺功能：肺顺应性降低，肺容量缩小，呈限制性通气障碍，肺活量和肺总量减少，弥散功能降低，一氧化碳弥散量（DLCO）降低。

3．动脉血气：低氧血症，PO_2 降低，运动后下降明显，PCO_2 正常或降低，显示过度通气。

4．高分辨 CT（HRCT）：磨玻璃样改变，牵张性支气管扩张，小叶间隔增厚，不规则线状或网格影，斑片状实变影，胸膜下蜂窝样改变，在肺外周和下叶肺组织更显著。

5．纤维支气管镜和支气管肺泡灌洗（BAL）：纤支镜直接观察有无异常发现，主要用以排除其他疾病，如结节病，结核，新生物，同时也可进行 BAL 和经纤维支气管镜肺活检（TBLB）。BAL 液中因疾病期不同可有中性粒细胞或淋巴细胞的增多。

6．肺活检：用于临床和影像不典型的患者，明确病理类型，判断预后和确定诊疗方案。TBLB 因受取材大小部位的限制，确诊阳性率不高。除 TBLB 外，还有经胸腔镜肺活检（VATS）和开胸肺活检（OLB）。活检应从受累明显，有显著炎症而很少纤维化的部位取多块组织。

七、诊断

有进行性呼吸困难伴刺激性干咳病史，查体双肺底吸气相爆裂音，结合实验检查：X 线胸片双下肺间质浸润影，肺功能限制性通气障碍，弥散障碍，血气分析低氧血症，BALF，TBLB 不支持其他诊断，并排除明确的病因引起的肺间质纤维化，可确诊为 IIP。应询问有无养鸽史，石棉粉尘接触史，胶原血管病，感染，用药史等。根据肺活检的结果进一步区分病理类型。

八、并发症

继发的肺部感染常是病情恶化，导致死亡的因素，应预防和及时控制感染。终末期可有呼吸衰竭和右心衰竭（肺源性心脏病）征象。

九、治疗

不同的病理类型预后不同。提示预后较差的因素有：男性，大于50岁，吸烟史，呼吸困难严重，肺功能差，HRCT蜂窝状改变，对激素反应差，BALF以中性或嗜酸细胞上升为主，病理纤维化程度重。治疗建议使用皮质激素（强的松或相当制剂0.5 mg/(kg·d)，治疗4周；0.25 mg/(kg·d)，治疗8周；减量至0.125 mg/(kg·d)持续6个月；疗程应在1年以上，不建议用冲击疗法，激素治疗无效或者不能接受可加用环磷酰胺或硫唑嘌呤，CTX常用量1～2mg/(kg·d)口服，总量不超过8～12 g。可结合氧疗。

第6节　结　节　病

一、定义

结节病（sarcoidosis）是一种病因不明的、以非干酪样坏死性上皮细胞肉芽肿为病理特征的、影响肺和淋巴系统的全身性肉芽肿性疾病。多发于中青年，常表现为双侧肺门淋巴结肿大，肺部渗出，以及眼、皮肤损害。

二、临床表现

多样，约40%患者无临床症状或很轻。发热、结节性红斑、关节痛、双侧肺门淋巴结肿大，表现为典型的结节病Lofgren综合征。多数起病缓慢。

1. 非特异性表现：乏力、发热、盗汗、食欲不振、消瘦等。

2. 特定脏器受累的表现

（1）肺：干咳、胸痛、呼吸困难、胸闷、气急、合并感染、肺气肿、肺源性心脏病等。

（2）淋巴系统：浅表淋巴结肿大，脾大，压迫症状，贫血，粒细胞和血小板减少。

（3）皮肤：结节性红斑、冻疮样狼疮。

（4）眼：葡萄膜炎、角膜-结膜炎、视网膜炎、泪囊炎等，可眼痛、视物模糊、睫状充血等。

（5）心脏：ECG常正常，24小时Holter可监测到室性心动过速、束支传导阻滞、室性异位搏动。

（6）血液系统：贫血、白细胞减少。

（7）肝：肝大、胆红素增高和碱性磷酸酶升高常见。

（8）肌肉骨骼系统：膝踝关节疼痛；小指趾骨骨质疏松、囊泡变和骨破坏，近端肌力减退。

（9）内分泌系统：高血钙和高尿钙；垂体功能不全、性欲减退、尿崩症、高泌乳素血症等。

（10）神经系统：脑神经麻痹，面神经常见；多发性神经炎、多发性神经根病变。

（11）腮腺：发热、腮腺肿大、面神经麻痹、眼前葡萄膜炎联合出现称Heerfordt综合征。

（12）其他：肾结石、胃肠道、生殖器官结节、头颈鼻咽部受累等。

三、体格检查

参考临床表现。重点提醒仔细检查皮肤结节和浅表淋巴结以供活检取病理。

四、辅助检查

1．实验室检查：①血常规（Rt）：Hb↓WBC↓；ESR↑；肝肾功电解质：Ca↑，UA↑，ALP↑；24小时尿电解质：Ca↓。

②血管紧张素转化酶（SACE）：急性期↑；血 Ig↑。

2．X线检查：以胸正侧位片为依据分期；分期的表现并不说明结节病的发展顺序规律。

0期：肺部X线检查阴性，肺部清晰。

Ⅰ期：肺门和纵隔淋巴结肿大，肺部无异常。

Ⅱ期：肺部弥漫性病变，同时有肺门淋巴结肿大。

Ⅲ期：仅见肺部弥漫性病变，无肺门淋巴结肿大。

Ⅳ期：进行性肺纤维化形成蜂窝肺，肺门收缩，肺大泡，囊肿形成，肺气肿。

3．支气管镜检查：BALF：以 $CD4^+$ T淋巴细胞增高为主。

4．肺功能：早期限制性通气障碍和弥散功能受损；晚期低氧血症和（或）高二氧化碳血症。

5．高分辨 CT（HRCT）：对称性肺门淋巴结肿大；多见上中肺细小结节和斑片影。

6．结核菌素试验（PPD）：阴性或弱阳性。

7．病理：浅表淋巴结、皮肤结节、经支气管镜或经皮肺穿刺、开胸或经胸腔镜肺活检示典型病理改变。

五、诊断

1．结节病诊断的目标

（1）提供疾病的病理诊断。

（2）确定累计器官的范围和严重程度。

（3）评价结节病的活动性。

（4）决定治疗对患者是否有益。

2．临床诊断项目

（1）初诊：①完整的病史采集，重点是职业和环境因素；②体格检查，重点是肺、皮肤、眼、肝脏和心脏；③通过活检确定非干酪性肉芽肿，特殊染色和病原菌培养；④胸部影像学（胸片，必要时 HRCT）检查；⑤肺功能检查：肺量测定和气体交换；⑥血气分析；⑦PPD；⑧尿常规及24小时尿电解质；⑨心电图；⑩眼科裂隙灯检查；⑪生化检查，包括血清钙和肝肾功能；⑫其他检查评价肺外器官受累的程度和严重程度如Holter，头颅CT、MRI。

（2）随诊：①检测疾病的消退和进展，以及新的器官受累。②在疾病进展或新器官受累时，请有关专科会诊。

3．结节病的诊断标准：①胸部影像学检查显示双侧肺门及纵隔淋巴结对称性肿大，伴或不伴肺内病变；②活检证实有非干酪样坏死性肉芽肿，且抗酸染色阴性；③Kveim试验阳性（结节病抗原试验，最近被淘汰）；④SACE或SL活性增高；⑤PPD试验阴性或弱阳性；⑥BALF中淋巴细胞>10%，且$CD4^+/CD8^+ \geqslant 3$；⑦高血钙、高尿钙症；⑧血清或BALF中Sil-2R升高；⑨除外结核或其他肉芽肿性疾病。

以上9条，1、2、3为主要条件，4、5、6为次要条件。

4．鉴别诊断

（1）肺癌及肺门转移性肿瘤。

（2）肺门淋巴结结核。

（3）淋巴瘤。

（5）肺真菌病。

（6）肺间质病及其他肉芽肿性疾病。

六、并发症和处理

对于并发感染、支气管扩张、咯血的病人要积极抗感染、止血，特别关注曲霉感染；骨质疏松的预防，补充钙剂和维生素D时特别注意血钙和尿钙的监测。

七、治疗原则

1．无症状和肺功能正常的Ⅰ、Ⅱ期患者不需要特殊治疗，随诊观察。

2．对于症状明显或进行性发展的肺内肺外结节病首选糖皮质激素治疗：可口服或吸入。应用指征：眼结节病；肺部弥漫性结节病；中枢神经系统结节病；心肌结节病；结节病合并脾功能亢进症；顽固性高血钙。

3．激素治疗无效或不能使用者可选MTX、硫唑嘌呤、CTX、氯喹等，目前TNF－α抑制剂等新药正在研究中。

第7节　肺　栓　塞

一、定义

肺栓塞（pulmonary embolism，PE）是各种栓子阻塞肺动脉系统导致的一组疾病或临床综合征。

肺血栓栓塞症（pulmonary thromboembolism，PTE）为来自静脉系统或右心的血栓阻塞肺动脉或其分支所致疾病，是PE的常见类型（90%）。

二、病因和危险因素

1．病因：引起PTE的血栓主要来源于深静脉血栓形成（deep venous thrombosis，DVT）。PTE常为DVT的并发症。PTE与DVT共属于静脉血栓栓塞症（venous thromboembolism，VTE），是VTE的两种临床表现。

2．危险因素

（1）Virchow提出的“血栓形成三要素”：①静脉血液淤滞：长期卧床、制动、充血性心力衰竭；②静脉系统内皮损伤：创伤、手术；③血液高凝状态：V因子突变、蛋白C或S缺乏、抗凝血酶缺乏、口服避孕药等。

（2）恶性肿瘤。

（3）血栓栓塞症的病史。

三、临床表现

1．症状：多种多样，均缺乏特异性。临床上出现“三联征”（呼吸困难、胸痛及咯血）者不足30%。

（1）呼吸困难及气促：最常见症状，尤以活动后明显。

（2）胸痛：胸膜炎性胸痛或心绞痛样疼痛。

（3）咳血：常为小量，大咯血少见。

（4）晕厥：可为PTE惟一或首发症状。

（5）烦躁不安、惊恐甚至濒死感。

（6）咳嗽。

（7）心悸。

2．分型：不同病例常有不同的症状组合，各病例所表现症状的严重程度亦有很大差别，可从无症状到血流动力学不稳定，甚或发生猝死。

（1）急性肺源性心脏病型。

（2）肺梗死型。

（3）猝死型。

（4）急性“不能解释”的呼吸困难型。

（5）慢性血栓栓塞性肺动脉高压型。

3．体征

（1）呼吸急促：频率>20次/分钟，是最常见的体征。

（2）心动过速。

（3）血压变化，严重时可出现血压下降甚至休克。

（4）发绀。

（5）发热：多为低热，少数患者可有中度以上的发热。

（6）颈静脉充盈或异常搏动。

（7）肺部可闻及哮鸣音和(或)细湿啰音，偶可闻及血管杂音。

（8）胸腔积液的相应体征。

（9）肺动脉瓣区第二心音（P_2）亢进或分裂，$P_2>A_2$，三尖瓣区收缩期杂音。

4．DVT 的症状与体征：在注意 PTE 的相关症状和体征并考虑 PTE 诊断的同时，要注意发现是否存在 DVT，特别是下肢 DVT。

下肢 DVT 主要表现为患肢肿胀、周径增粗（双下肢周径差 >3 cm）、疼痛或压痛、浅静脉扩张、皮肤色素沉着、行走后患肢易疲劳或肿胀加重；约半数或以上的下肢 DVT 患者无自觉临床症状和明显体征。

四、辅助检查

1．临床可能性预测的方法

（1）胸部 X 线平片（CXR）：多有异常表现，但缺乏特异性。可表现为：区域性肺血管纹理变细、稀疏或消失，肺野透亮度增加；肺野局部浸润性阴影；尖端指向肺门的楔形阴影；肺不张或膨胀不全；右下肺动脉干增宽或伴截断征；肺动脉段膨隆以及右心室扩大征；患侧横膈抬高；少至中量胸腔积液征等。

（2）心电图（ECG）：非特异性的心电图异常。包括 $V_1 \sim V_4$ 的 T 波改变和 ST 段异常；部分病例可出现 $S_{Ⅰ} Q_{Ⅲ} T_{Ⅲ}$ 征（即Ⅰ导 S 波加深、Ⅲ导出现 Q/q 波及 T 波倒置）；完全或不完全右束支传导阻滞；肺型 P 波；电轴右偏，顺钟向转位等。心电图改变多在发病后即刻开始出现，后随病程的发展演变而呈动态变化，较之静态异常对提示 PTE 具有更大意义。

（3）动脉血气分析(ABG)：低氧血症，低碳酸血症，肺泡－动脉血氧分压差[$P(A-a)O_2$]增大；部分患者的结果可正常。

（4）血浆 D－二聚体（D－dimer）：对急性 PTE 有较大的排除诊断价值，若其含量低于 500 μg/L，可基本除外急性 PTE。

（5）超声心动图：在提示诊断和除外其他心血管疾患方面有重要价值，且为划分次大面积 PTE 的依据。若有征象说明肺动脉高压、右室高负荷和肺原性心脏病，则提示或高度怀疑 PTE，但尚不能作为 PTE 的确诊标准。

2．确诊方法

（1）核素肺通气/灌注（V/Q）扫描：PTE 的典型征象是沿血管走行、呈肺段分布的肺灌注缺损，并与通气显像不匹配。

（2）螺旋/电子束 CT 肺动脉造影（CT－PA）：能够发现段以上肺动脉内的栓子。PTE 的直接征象：肺动脉内的低密度充盈缺损，部分或完全包围在不透光的血流之间（轨道征），或者呈完全充盈缺损，远端血管不显影；间接征象包括：肺野楔形密度增高影，条带状的高密度区或盘状肺不张，中心肺动脉扩张及远端血管分支减少或消失等。

（3）磁共振成像（MRPA）：对段以上肺动脉内栓子诊断的敏感性和特异性均较高，避免了注射碘造影剂的缺点。

（4）肺动脉造影：有创性检查，PTE 诊断的“金标准”。直接征象：肺血管内造影剂充盈缺损，伴或不伴轨道征的血流阻断；间接征象：肺动脉造影剂流动缓慢，局部低灌注，静脉回流延迟等。

3．DVT 的辅助检查：与 PTE 检查同时进行。

（1）静脉超声检查：可发现 95% 以上的近端下肢静脉内的血栓。静脉不能被压陷或静脉腔内无血流信号为 DVT 的特定征象和诊断依据。

（2）放射性核素静脉造影：梗阻静脉不显影或延迟显影。

（3）肢体阻抗容积图（IPG）：可直接提示静脉血栓形成。

（4）静脉造影：诊断 DVT 的“金标准”。

（5）MRV：在检出盆腔和上肢深静脉血栓方面较其他检查手段有明显优势。

五、诊断步骤

1．根据临床情况疑诊 PTE

（1）对存在危险因素，特别是并存多个危险因素的病例，需有较强的诊断意识。

（2）临床症状和体征，特别是在高危病例出现不明原因的呼吸困难、胸痛、晕厥和休克，或伴有单侧或双侧不对称性下肢肿胀、疼痛等对诊断具有重要的提示意义。

（3）结合 CXR、ECG、ABG 等基本检查，可初步疑诊 PTE 或排除其他疾病。

（4）先简单的评估 PE 临床可能性，方法：当临床表现为气短和（或）呼吸急促，伴或不伴有胸膜炎样疼痛、咳血时：a. 是否缺乏与 PE 同样可能性的其他诊断？b. 是否存在高度危险因素？如两个都不是则 PE 临床低度可能；如或 a 或 b 则 PE 临床中度可能；如 a、b 都有则 PE 临床高度可能。在 PE 临床可能性评估后，尽快进行血浆 D－dimer 检测。当患者处于 PE 临床中、低度可能性时，D－dimer $<500\mu g/L$ 能可靠地排除 PE 的诊断，且无需影像学检查。

（5）超声检查，可迅速得到结果并可在床旁进行，一般不能作为确诊方法，但对提示 PTE 诊断和排除其他疾病具有重要价值，宜列为疑诊 PTE 时的一项优先检查项目。若同时发现下肢深静脉血栓的证据，则更增加了诊断的可能性。

2. 对疑诊病例合理安排确诊检查

（1）V/Q 扫描结果：若结果呈高度可能，对 PTE 诊断的特异性为 96%，基本具有确定诊断价值，除非临床可能性极低；结果正常或接近正常时可基本除外 PTE；如结果为非诊断性异常，则需做进一步检查，包括选做肺动脉造影。

（2）CT－PA 或 MRPA：有助于发现肺动脉内血栓的直接证据。

（3）肺动脉造影：目前仍为 PTE 诊断的“金标准”与参比方法。

3. 寻找 PTE 的成因和危险因素

只要疑诊 PTE，即应同时运用超声检查、核素或 X 线静脉造影、MRI 等手段积极明确是否并存 DVT。若并存，需对两者的发病联系做出评价。无论单独或同时存在 PTE 与 DVT，应针对该病例情况进行临床评估，并安排相关检查以尽可能地发现其危险因素，据以采取相应的预防或治疗措施。急性肺栓塞的早期诊断程序见图 1－1。

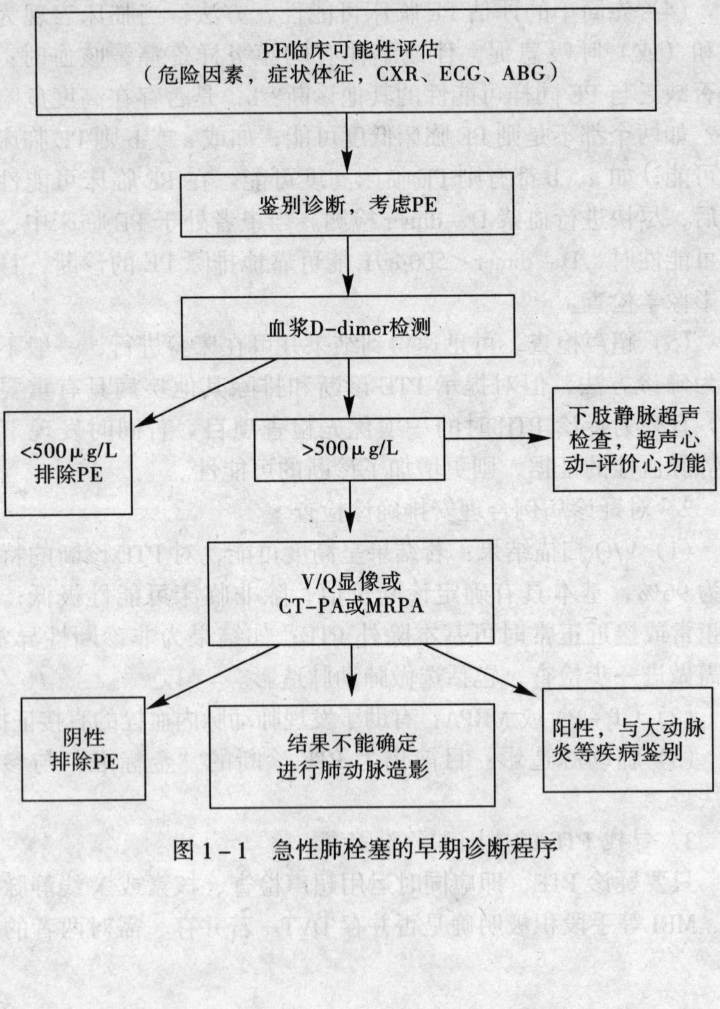

图 1－1　急性肺栓塞的早期诊断程序

六、治疗

1．一般处理和呼吸循环支持治疗

(1) 监测呼吸、心率、血压、静脉压、心电图及血气的变化。

(2) 绝对卧床，保持大便通畅，避免用力，防止栓子再次脱落。

(3) 对于焦虑和惊恐、胸痛、发热、咳嗽等症状，可给予相应的对症治疗。

(4) 对有低氧血症的患者，吸氧或机械通气（避免做气管切开，防止在抗凝或溶栓过程中局部大量出血)。

(5) 右心功能不全者，可予多巴酚丁胺和多巴胺；若血压下降，可增大剂量或使用间羟胺、肾上腺素等。

2．药物治疗

(1) 溶栓治疗

1）适应证：大面积 PTE（即出现因栓塞所致休克和（或）低血压)；对于次大面积 PTE（即血压正常但超声心动图显示右室运动功能减退或临床上出现右心功能不全表现)，若无禁忌证可以进行溶栓；血压和右室运动均正常，不推荐进行溶栓。溶栓的时间窗一般定为 14 天以内。

2）绝对禁忌证：活动性内出血；近期自发性颅内出血。相对禁忌证：2 周内的大手术、分娩、器官活检或不能以压迫止血部位的血管穿刺；2 个月内的缺血性中风；10 天内的胃肠道出血；15 天内的严重创伤；1 个月内的神经外科或眼科手术；难以控制的重度高血压（收缩压 > 180 mmHg，舒张压 > 110 mmHg)；近期曾行心肺复苏；血小板计数低于 100×10^9/L；妊娠；细菌性心内膜炎；严重肝肾功能不全；糖尿病出血性视网膜病变；出血性疾病等。对于大面积 PTE，上述绝对禁忌证亦应被视为相对禁忌证。

3）主要并发症：出血。溶栓前配血，留置外周静脉套管针，避免反复穿刺血管。

4）常用溶栓药物：尿激酶（UK）、链激酶（SK）和重组组织型纤溶酶原激活剂（rt－PA）。使用 UK、SK 溶栓期间勿同用肝素，对以 rt－PA 溶栓时是否需停用肝素无特殊要求。

5）溶栓结束后监测：每 2～4 小时测定 1 次凝血酶原时间（PT）或活化部分凝血激酶时间（APTT），当其水平低于正常值 2 倍，即应重新开始规范的肝素治疗。

（2）抗凝治疗

1）适应证和禁忌证：临床疑诊 PTE 时，即可使用肝素或低分子肝素进行抗凝治疗。应用肝素/低分子肝素前应测定基础 APTT、PT 及血常规，注意是否存在抗凝的禁忌证，如活动性出血、凝血功能障碍、血小板减少、未予控制的严重高血压等。对于确诊的 PTE 病例，大部分禁忌证属相对禁忌。普通肝素应根据 APTT 调整剂量，尽快使 APTT 达到并维持在正常值 1.5～2.5 倍。由于不需要监测和出血的发生率较低，低分子肝素尚可用于在院外治疗 PTE 和 DVT。

2）重组水蛭素（lepirudin）：较肝素抗凝作用更为有效。对合并有血小板减少的 VTE 和 HIT，可先予重组水蛭素和其他小分子血栓抑制剂抗凝，直到血小板数升至 100×10^9/L 时再予华法林治疗。

3）华法林（warfarin）：在肝素开始应用后的第 1～3 天加用，初始剂量为 3.0～5.0mg/d。华法林与肝素需至少重叠应用 4～5 天，当连续 2 天测定国际标准化比率（INR）达到 2.5（2.0～3.0）或 PT 延长至 1.5～2.5 倍时，即可停用肝素，单独口服华法林治疗。

4）抗凝治疗的持续时间：因人而异。口服华法林的疗程至少为 3～6 个月；对于栓子来源不明的首发病例，需至少 6 个月；对复发性 VTE、合并肺心病、癌症、抗心脂抗体综合征、抗凝血酶Ⅲ缺乏、易栓症等，抗凝时间应达 12 个月或以上，甚至终生。妊娠的前 3 个月和最后 6 周禁用华法林，可用肝素或低分子量肝素治疗。

5）主要并发症：出血。INR 高于 3.0 无助于提高疗效，但出血的机会增加。华法林所致出血可用维生素 K 拮抗。

3．手术治疗

（1）肺动脉血栓摘除术。

（2）介入治疗：经静脉导管碎解和抽吸血栓。

（3）下腔静脉滤器。

第 8 节 肺 结 核

一、定义

肺结核是由结核分枝杆菌引起的慢性传染病，当肺部受累形成肺结核，也可累及许多脏器，但以肺部受累最常见。

二、病因

人型和牛型结核杆菌是人类结核病的主要病原菌。呼吸道感染是感染的主要途径，飞沫感染最常见。传染源主要是排菌的肺结核患者，人体对结核菌的免疫主要是细胞免疫，结合菌体的多肽、多糖复合物和免疫反应有关，其蛋白和变态反应（Ⅳ 型）有关。

三、主要

包括渗出、增生、变质（干酪样坏死）3 种，可同时存在于一个病灶中，通常以一种为主。

四、临床表现

1．全身症状：慢性病程，有午后低热、盗汗、泛力、消瘦、食欲减退等；病灶进展播散，常呈不规则高热。

2．呼吸系统症状：长期咳嗽、少量咳痰；部分患者咯血，痰中带血为主，个别大咯血；偶有胸痛。

五、体格检查

早期病灶或轻症患者无明显异常体征。病灶广泛时患侧肺呼吸运动减弱，叩诊呈浊音，听诊时呼吸音减低或为支气管肺泡呼吸音，咳嗽后偶可闻及湿啰音，病灶广泛纤维化或胸膜黏连增厚时，患侧胸廓常下陷、肋间隙变窄、气管移位与叩浊，对侧可有代偿性肺气肿征。因肺结核好发于肺上叶尖后段及下叶背段，故锁骨上下、肩胛间区叩诊可略呈浊音。

六、辅助检查

1．结核菌检查：确诊肺结核最特异的方法。

(1) 痰液涂片找抗酸杆菌：至少连续3次留置晨痰或雾化导痰，痰菌阳性表明其病灶为开放性，具传染性。

(2) 痰液结核杆菌培养：生长缓慢。通常4～8周才获结果。

2．影像学检查：胸部X线检查特点①好发于肺上叶尖后段、下叶背段、后基底段；②可局限或多叶侵犯；③多形态（同时渗出、增殖、纤维和干酪性病变）可伴钙化；④易合并空洞；⑤可伴支气管播散灶、胸腔积液、胸膜增厚与黏连；⑥结核球直径多＜3cm，可有卫星灶；⑦吸收慢。肺CT和高分辨CT（HRCT）可发现微小稳匿病灶。

3．结核菌素试验（PPD）：PPD 5IU皮试，48～72小时测定皮肤硬结直径；＜5mm为阴性（－）；5～9mm为弱阳性（＋）；10～19mm为阳性（＋＋）≥20mm和（或）局部出现水疱与坏死为强阳性（+ + +），阳性表明：①阳性提示既往感染或卡介苗接种6～12周后；②成人强阳性和（或）2年内PPD从<10mm增至>10mm或增加6mm以上提示可能有新近感染；③<2岁儿童强阳性，表明新近感染，予以用药；④制剂变质或操作错误引起假阳性。阴性表明：①未感染；②感染4～8周内；③应用糖皮质激素、免疫抑制剂、严重营养不良、年老体衰、麻疹、百日咳、免疫缺陷患者等。

4. 纤维支气管镜：可同时行支气管肺泡灌洗液（BALF）、活检。

5. 肺活检和（或）淋巴结活检。

6. 结核特异性抗体（TR－Ab）：特异性低，不能确诊。

7. 其他：严重患者血常规常提示有继发性贫血、活动性结核血沉常增快。

七、诊断步骤

1. 肺结核分型：Ⅰ型：原发性肺结核；Ⅱ型：血行播散型肺结核；Ⅲ：继发型肺结核，包括浸润性、纤维空洞和干酪性肺炎等；Ⅳ型：结核性胸膜炎；Ⅴ型：肺外结核。

同时写明病变肺野部位、空洞部位、痰结核菌检查结果及活动性。

2. 诊断循证流程见示意图1－2。

3. 鉴别诊断

（1）肺癌：多发于40岁以上男性，有吸烟史。刺激性咳嗽、胸痛、消瘦及痰中带血丝，不发热；影像学显示肺内软组织密度团块影，支气管受压，淋巴结肿大；痰中可见瘤细胞，无结核菌。纤维支气管镜和（或）肺、淋巴结活检可发现病变。

（2）肺炎、肺脓肿：急性病程，高热、脓痰，外周血白细胞数增多。痰中有致病菌，抗生素治疗有效；肺脓肿空洞以肺下叶多见，胸片常有液平面。

(3) 支气管扩张：慢性咳嗽、咳大量脓痰，反复咯血，痰中无结核菌，X线多正常或局限于下肺纹理增粗或卷发样阴影。

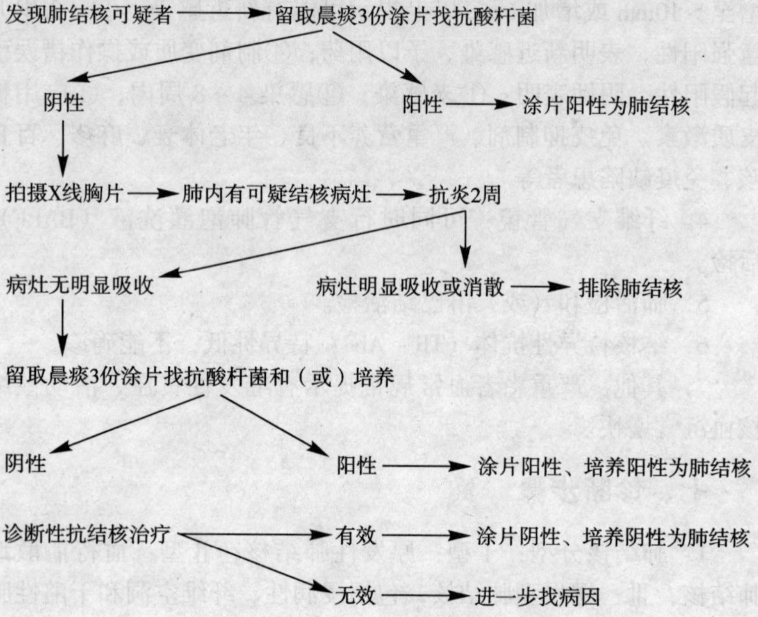

图1－2　诊断循环流程示意图

八、并发症和处理

1. 咯血：小量对症；中、大量咯血积极止血，保持呼吸道通畅，防止窒息。患侧卧位，应用垂体后叶素；酌情输血，纤维支气管镜止血、手术等。

2. 自发性气胸、继发感染。

九、治疗

化学疗法为主，原则是早期、适量、联合、规律、全程。推行在医务人员直接面视下督导化疗（DOTS）。常用药物见表1－5。

表1－5　肺结核常用药物

药物（缩写）	作用模式	成人剂量（g/qd）	副作用
异烟肼（INH，H）	杀菌	0.3	周围神经炎，肝损害
利福平（RFP，R）	杀菌	0.45～0.6	过敏，肝损害
吡嗪酰胺（PZA，Z）	杀菌	1.5～2.0	痛风，肝损害
链霉素（SM，S）	杀菌	0.75～1.0	过敏，肝神经、肾损害
乙胺丁醇（EMB，E）	抑菌	0.75～1.0	球后视神经炎

初治方案：强化期2个月/巩固期4个月。常用2S（E）HRZ/4HR。复治方案：强化期3个月/巩固期5个月。常用2SHRZE/IHRZE/5HRE。

初治定义：①尚未开始抗结核治疗的患者；②正进行标准化疗方案用药而未满疗程的患者；③不规则化疗未满1个月的患者。

复治定义：①初治失败的患者；②规则用药满疗程后痰菌又复阳性的患者；③不规则化疗超过1个月的患者；④慢性排菌患者。

第9节　胸腔积液

一、定义

正常情况下，胸膜腔内液体产生和吸收速率一致，液体总量小于15 ml。当全身或局部病变导致胸膜腔内液体形成过多或吸收过缓，胸腔中液体增加，临床出现胸腔积液。

二、病因

根据胸腔积液产生的原因和性质的不同，可以分为漏出液和渗出液。

1．漏出液：多见于系统性疾病：①血浆胶体渗透压下降（血浆白蛋白 < 25g/L）：肝硬化、肾病综合征、重度营养不良等；②毛细血管内静水压上升：充血性心力衰竭、缩窄性心包炎、静脉栓塞等；③淋巴管堵塞：丝虫病或肿瘤压迫。

2．渗出液：多为局部因素引起，如感染（最常见）、肿瘤、肺栓塞、胶原血管疾病、胃肠疾病（胰腺炎、食管破裂、腹腔脓肿等）、血胸等。

三、临床症状

1．症状轻重取决于积液量的多少和增长速度。

2．早期症状不明显，部分人因胸膜受刺激，可出现针刺样胸痛。

3．大量胸腔积液会有胸闷、呼吸困难或咳嗽等症状，但都不特异。

4．根据不同病因，病人还可呈现原发病的特异临床表现。如炎症患者有发热等症状。

四、体格检查

1．早期无明显体征，或闻及胸膜摩擦音。

2．中至大量者，呼吸浅快，患侧呼吸运动受限，肋间隙丰满，心尖搏动及气管移向健侧，触觉语颤减弱或消失，积液区叩诊浊音，听诊呼吸音和语音共振减弱或消失。

3．Damoiseau 线、Garland 三角、Scoda 浊鼓音区、Grocco 三角，病因特异性体征：如纤维素性胸膜炎者可以有胸膜摩擦音。

五、辅助检查

1．影像学检查：胸片或 CT：确定胸腔积液的存在及发现其他肺部病变；②B 超：胸腔积液的确诊和穿刺定位。

2. 胸腔积液的生化检查（漏出液和渗出液鉴别见表 1-6）

（1）常规：外观、比重、pH、Rivalta 反应、细胞计数。

（2）生化：蛋白、葡萄糖、LDH 等。

（3）腺苷脱氨酶（ADA）：> 40 U/L 可以考虑结核。

（4）淀粉酶：升高见于胰腺炎、胰腺癌或胰腺创伤等合并胸腔积液的患者、原发性和继发性肺腺癌的患者；

（5）涂片找细菌、结核杆菌或菌丝。

（6）培养：细菌、结核或真菌。

（7）脱落细胞：瘤细胞/LE 细胞。

（8）其他：血脂、补体等。

（9）胸膜活检：胸腔液活检或开胸肺活检。

表 1-6 漏出液和渗出液鉴别诊断

	漏出液	渗出液
原因	非炎症性	炎症或炎症反应性
外观	淡黄、水样透明	浑浊、血性、脓性、乳糜性
比重	< 1.018	> 1.018
凝固	不自凝	自凝
Rivalta 反应	阴性	阳性
蛋白定量	2.5g/dl 以下 胸液/血清 < 0.5	3.0 g/dl 以上 胸液/血清 > 0.5
葡萄糖定量	与血糖相似	常低于血糖水平
乳酸脱氢酶（LDH）	< 200U/L 胸液/血清 < 0.6	> 200U/L 胸液/血清 > 0.6
细胞计数	多低于100个/μl	常高于500/μl
细胞分类	以间皮细胞和淋巴细胞为主	急性炎症以中性粒细胞为主，慢性以淋巴细胞为主
细菌	无	常为阳性

3．血生化检查

（1）血常规。

（2）肝、肾、胰腺功能。

（3）免疫学指标：抗核抗体测定（ANA）、抗可溶性核抗原抗体（ENCA）、抗中性粒细胞胞浆抗体测定（ANCA）。

（4）肿瘤标记物检查：肺癌筛查。

4．其他检查

（1）超声心动图：确定有无心源性的因素。

（2）腹部B超：确定有无腹腔积液、有无肝硬化、胰腺炎等。

六、诊断步骤

胸腔积液诊断步骤见图1－3。

七、治疗

1．症状性胸腔积液：胸腔穿刺引流、治疗原发疾病。

2．肺炎旁胸腔积液：单纯型肺炎旁胸腔积液者：抗生素治疗；复杂型或脓胸者：胸腔置管引流；包裹型胸腔积液：胸腔置管引流＋胸膜腔内注射纤维蛋白溶解剂或（电视辅助经胸腔镜手术VAST）。

3．恶性胸腔积液：胸腔置管引流＋胸膜固定术，胸腔积液 pH＜7.2者，预后不佳。

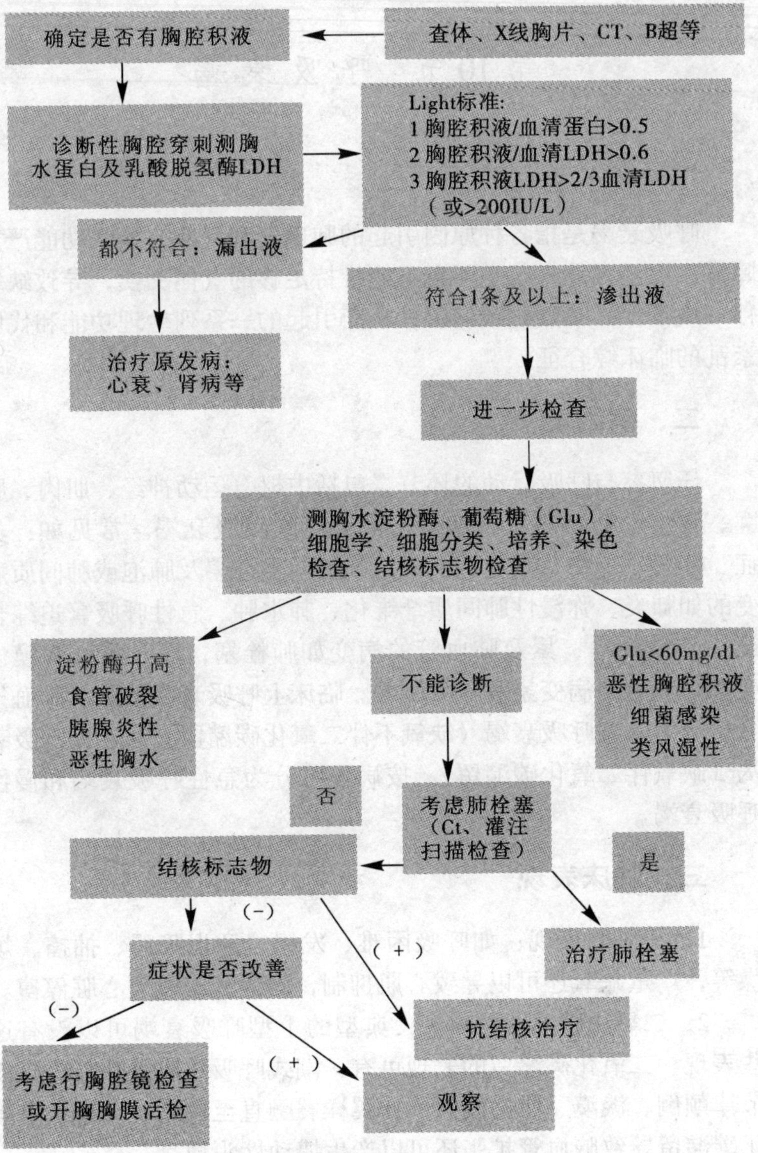

图 1-3 胸腔积液诊断步骤示意图

第10节　呼吸衰竭

一、定义

呼吸衰竭是指各种原因引起的肺通气和（或）换气功能严重障碍，以至在静息状态下也不能维持足够的气体交换，导致缺氧伴（或不伴）二氧化碳潴留，从而引起的一系列生理功能和代谢紊乱的临床综合征。

二、病因

任何参与呼吸运动的环节。包括中枢、运动神经、肌肉、胸廓、胸膜、肺和气道的病变，都会导致呼吸衰竭。常见如：炎症、痉挛、异物、肿瘤等引起的气道梗阻，累及肺泡或肺间质病变的如肺炎、弥漫性肺间质纤维化、肺水肿、急性呼吸窘迫综合征（ARDS）等，累及肺血管的病变如肺栓塞，以及胸廓胸膜病变和神经肌肉病变累及呼吸肌等。临床上呼吸衰竭按照动脉血气分析分为Ⅰ型呼吸衰竭（缺氧不伴二氧化碳潴留）和Ⅱ型呼吸衰竭（缺氧伴二氧化碳潴留）。按病程可分为急性呼吸衰竭和慢性呼吸衰竭。

三、临床表现

1. 缺氧的表现：如呼吸困难、发绀、意识障碍、抽搐、烦躁等，严重缺氧还可以导致心肌抑制，循环衰竭以至心脏停搏。

2. 二氧化碳潴留的表现：典型的Ⅰ型呼吸衰竭可以没有这些表现。二氧化碳潴留的表现可有：潮式呼吸或浅慢呼吸、昼夜节律颠倒、淡漠、肌肉震颤、扑翼样震颤直至昏睡、昏迷，二氧化碳潴留导致脑血管扩张还可以产生搏动性头痛。

四、体格检查

可以有各种原发疾病的体征。此外，患者可以有意识障碍、淡漠甚至昏迷，可以表现为极度的呼吸窘迫、点头耸肩样呼吸等。生命体征检查可以发现呼吸频率异常及脉速。口唇以及肢端发绀，慢性缺氧者可以有杵状指。合并肺心病、右心衰者可以有颈静脉怒张、肝颈静脉回流征阳性等。神经系统查体可以有腱反射减弱、锥体束征阳性等。

五、辅助检查

各种原发病导致的辅助检查异常不再赘述。

1．血常规：慢性缺氧者可以有红细胞计数升高。

2．电解质：严重缺氧导致的代谢性酸中毒可以表现为血 K 升高，CO_2CP 降低，而二氧化碳潴留引起的呼吸性酸中毒 CO_2CP 可以升高。

3．血气分析：表现为低氧血症（呼吸空气条件下 $PO_2 < 60mmHg$。在吸氧条件下氧合指数 $< 300mmHg$ 可供参考），可以伴有二氧化碳潴留（$PCO_2 > 50mmHg$）。由于病因病程各不相同，病人的血气结果可以包括几乎所有的类型，常见的有呼吸性酸中毒、呼吸性酸中毒合并代谢性酸中毒、呼吸性酸中毒合并代谢性碱中毒等。

4．X 线胸片、CT 等检查：往往提示原发病，有助于了解呼吸衰竭的病因。

六、诊断

主要依靠血气分析。在海平面，一个大气压，静息状态呼吸空气的情况下，$PO_2 < 60mmHg$，伴或不伴 $PCO_2 > 50mmHg$。排除了心内解剖分流和原发于心排血量降低等因素可以诊断。

七、治疗

治疗的原则是在保证呼吸道通畅的条件下，改善通气和氧合功能，纠正缺氧和二氧化碳潴留和代谢功能紊乱，防治多器官功能损害。

1．开放气道：清除呼吸道分泌物或异物，雾化吸痰，有气道痉挛表现者应使用气道扩张剂。在病人意识明显障碍，自主排痰能力差或痰液难以清除时，应积极行气管插管建立人工气道。

2．氧疗：Ⅰ型呼吸衰竭应该予高浓度吸氧。但是一般吸氧浓度不应长时间超过60%。如果在吸入氧浓度超过80%，患者低氧血症仍不能纠正，患者呼吸频率持续大于35次/分，出现意识障碍等提示呼吸衰竭加重或呼吸肌疲劳等情况，应该积极进行机械通气。Ⅱ型呼吸衰竭首先应该予持续低浓度给氧，氧浓度一般不超过35%以避免高浓度吸氧引起的通气障碍加重。在吸氧无效，PCO_2 仍然难以降低，出现二氧化碳麻醉或患者明显呼吸疲劳时应该积极进行机械通气。

3．机械通气：机械通气的目的包括纠正低氧血症，治疗急性呼吸性酸中毒，纠正危及生命的急性酸血症，缓解呼吸窘迫，当原发疾病缓解和改善时，逆转患者的呼吸困难症状以及纠正呼吸肌群的疲劳等。机械通气宜早进行。对意识清楚、配合良好、痰液清除无明显困难、血流动力学稳定、没有影响使用面罩的面部损伤的患者可以使用无创机械通气，否则应该积极进行有创的机械通气治疗。

4．积极治疗原发病，纠正酸碱失衡和电解质紊乱，防止合并症等。

第二章　心　内　科

第1节　急性冠状动脉综合征

一、定义

急性冠状动脉综合征（acute coronary syndromes）包括：不稳定性心绞痛（UA），非ST段抬高性心肌梗死（NSTEMI）和ST段抬高性心肌梗死（STEMI）。以急性缺血性胸痛为特征，可以是初发的、劳力恶化或者静息时发病等多种表现，主要区别于稳定性心绞痛（主要表现为胸部或上臂的不适，很少有疼痛的主诉，由劳累或者情绪压力诱发并且能在休息或舌下含服硝酸甘油后5~10分钟内缓解）。

二、病因/病理

因冠状动脉狭窄或者闭塞导致心肌的血供和氧供不能满足需要，从而发生心肌缺血，严重可引起心肌梗死。可有多种原因引起，其中以冠状动脉粥样硬化最为常见；还可以由：冠状动脉痉挛，夹层动脉瘤累及冠状动脉开口处，栓塞（如感染性心内膜炎等），自身免疫疾病［如川崎病（Kawasaki Disease），多发性大动脉炎（Takayasu Disease）］诱发。

三、临床表现

主要为心前区疼痛，可放射至左侧肩部、后背、下颌，病情有程度上的差异，尤其老年人、糖尿病患者痛觉不敏感，可仅仅表现为心前区或者胃部的不适。

四、体格检查

1．心肌梗死的表现：第4心音（S_4）；因乳头肌缺血、功能障碍而新发生二尖瓣反流杂音，二尖瓣区第一心音（M_1）低钝。

2．心衰的表现：第3心音（S_3），有右心衰竭时有颈静脉怒张、肺底啰音。

3．其他动脉粥样硬化的表现：股动脉或颈动脉杂音，肢体远端脉弱。

五、诊断

依据临床表现以及心电图和心肌酶谱（尤其是Troponin I或者Troponin T）即可诊断，见表2－1及图2－1。

表2－1 UA的诊断要点

	冠脉闭塞情况	心前区疼痛	心电图	心肌酶谱
UA/NSTEMI	多为不完全闭塞	常<30分钟	可有ST段压低，T波倒置，但无STEMI的典型表现	－ ＋
STEMI	多为完全闭塞	常>30分钟	相邻两个导联ST段抬高1mV以上（胸前导联需至少抬高2mV）	＋

注意应除外：①夹层动脉瘤：后背撕裂样剧烈疼痛，又因高血压诱发；②肺栓塞：呼吸困难、呼吸急促、胸痛、咯血，低氧血症；③心包填塞：低血压、颈静脉怒张、心音遥远；④气胸：患侧呼吸音消失、叩诊过清音、气管移位、低氧血症。

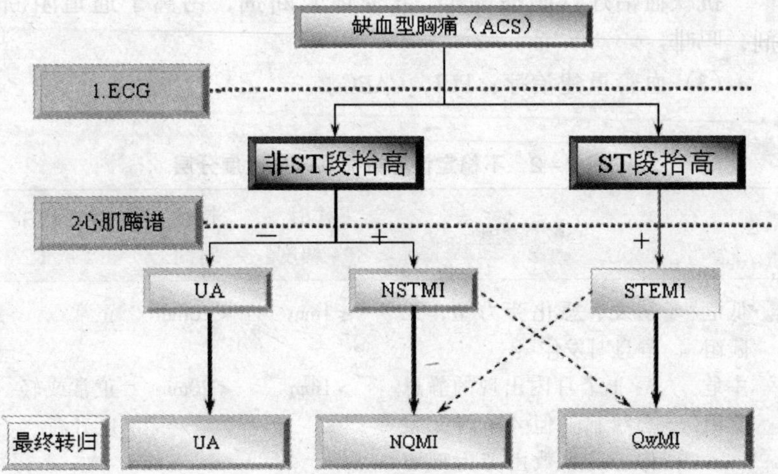

图 2－1 UA 诊断示意图

六、治疗

（一）UA 的处理：保证生命体征稳定的前提下进行危险因素分层，见表 2－2。

1．低危患者：控制病情，病情稳定 1 周后行心电图负荷试验明确冠状动脉病变情况。

2．高危患者：条件允许，应行冠状动脉造影，再决定进一步处理[药物治疗/介入治疗(PCI)/冠状动胸旁路移植术(CABG)]。

3．处理

（1）一般处理：卧床休息，吸氧，镇痛，心电监护。

（2）药物治疗

抗血栓治疗：①抗血小板：阿司匹林，氯吡格雷（clopidogrel），GP Ⅱb/Ⅲa 受体阻断剂；②抗凝：肝素，低分子肝素（不稳定型心绞痛和 NSTEMI）。

抗缺血治疗：硝酸酯类，β受体阻断剂，钙离子通道阻断剂，吗啡。

(3) 血管重建治疗：PCI，CABG。

表 2-2 不稳定性心绞痛临床危险度分层

心绞痛类型		发作时 ST↓幅度	持续时间	肌钙蛋白 T 或 I
低危险组	初发、恶化劳力型，无静息时发作	≤1mm	<20min	正常
中危险组	A：1个月内出现的静息心绞痛，但48h内无发作者（多数由劳力型心绞痛进展而来） B：梗死后心绞痛	>1mm	<20min	正常或轻度升高
高危险组	A：48h内反复发作静息心绞痛 B：梗死后心绞痛	>1mm	>20min	升高

注：①陈旧性心肌梗死患者其危险度分层上调一级，若心绞痛是由非梗塞区缺血所致时，应视为高危险组；②左心室射血分数（LVEF）<40%，应视为高危险组；③若心绞痛发作时并发左心功能不全、二尖瓣返流、严重心律失常或低血压（SBP≤90mm Hg），应视为高危险组；④当横向指标不一致时，按危险度高的指标归类。例如：心绞痛类型为低危险组，但心绞痛发作时ST段压低>1mm，应归入中危险组。

（二）MI的处理

1. 处理

一般治疗：卧床休息，吸氧，镇痛，心电监护。

再灌注治疗：溶栓；PCI（仅用于STEMI)。

药物治疗：①抗血栓治疗：抗血小板：阿司匹林，氯吡格雷，GP Ⅱb/Ⅲa受体阻滞剂；抗凝：肝素，低分子肝素（NSTEMI)。②抗缺血治疗：硝酸酯类，β受体阻滞剂，ACEI/血管紧张素Ⅱ受体阻滞剂（ARB），钙离子通道阻滞剂，吗啡。

2．并发症：①心律失常，房颤，室速，室颤，窦性心动过缓，心搏停止，房室传导阻滞等；②心脏机械性损害：二尖瓣返流，室间隔缺损，室壁瘤；③其他：心力衰竭。

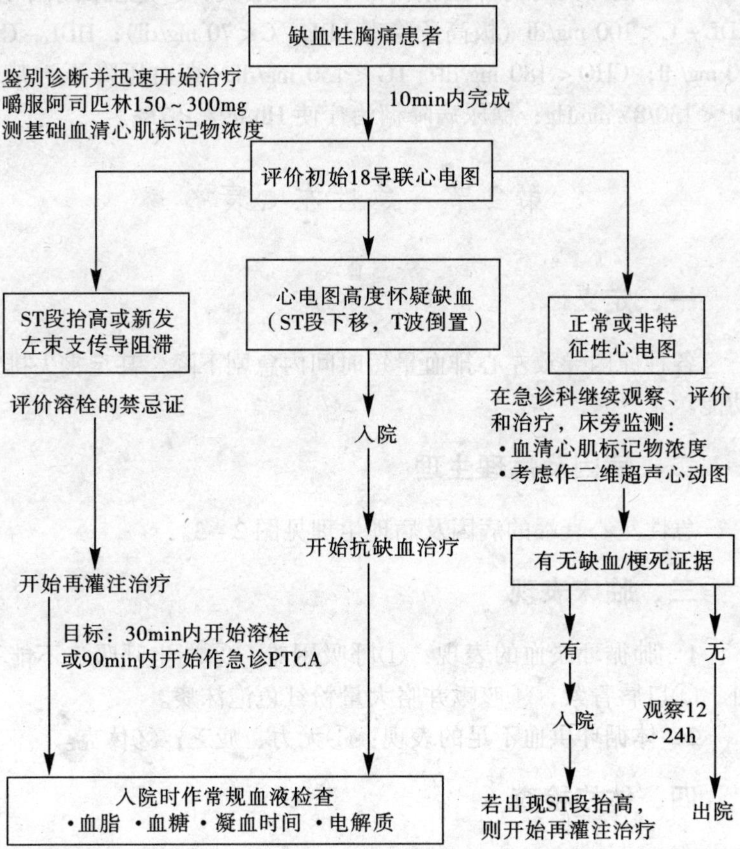

引自：中华心血管病杂志 2001，29（12）：711（Chin J Cardiol，December 2001，Vol. 29 No. 12）

图 2－2　MI 处理流程示意图

3．出院前指导：①危险因素分层：超声心动评估左室射血分数，未行冠脉造影则需行心电图负荷试验；②改善生活习惯：适度运动，减肥，低脂低胆固醇饮食，戒烟；③药物治疗：阿司匹林、氯吡格雷、β受体阻滞剂、血管紧张素转化酶抑制剂（ACEI）、他汀类药物降血脂治疗、硝酸酯类；④危险因素干预：LDL－C＜100 mg/dl（极高危险者 LDL－C＜70 mg/dl）；HDL－C＞40 mg/dl；CHO＜180 mg/dl；TG＜150 mg/dl；高血压降压治疗使 BP＜130/85 mmHg；糖尿病降糖治疗使 HbAc%＜7%。

第2节 急性左心衰竭

一、定义

各种原因导致左心排血量短时间内急剧下降，甚至丧失排血功能。

二、病因及病理生理

急性左心衰竭的病因及病理生理见图 2－3。

三、临床表现

1．肺循环淤血的表现：①呼吸困难；②端坐呼吸、不能平卧；③口唇青紫；④咳嗽并咯大量粉红色泡沫痰。

2．体循环供血不足的表现：①无力、疲乏；②休克。

四、体格检查

1．端坐位或高枕卧位。

2．皮肤苍白冰凉、口唇青紫。

3．呼吸急促，频率可达 30～40 次/分钟，双肺可闻及广泛的水泡音和哮鸣音；严重可表现陈－施呼吸。

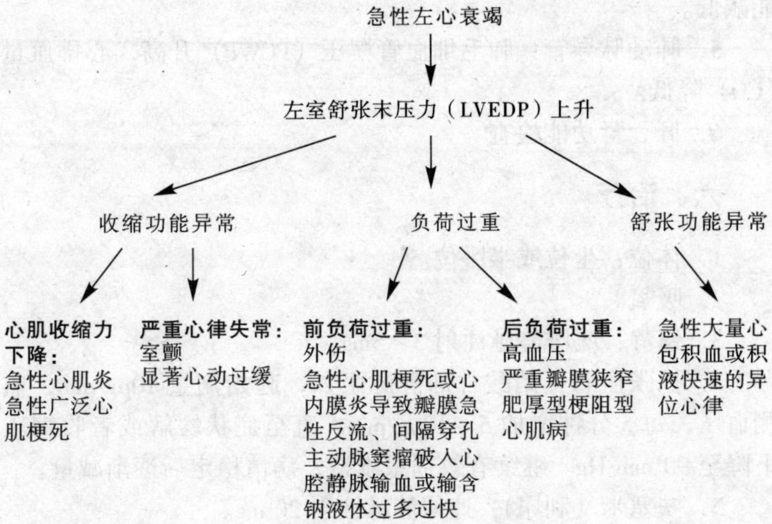

图 2－3　急性左心衰的病因示意图

4．原有心脏疾病的体征。

5．心率、脉搏增快，心尖部可闻及左心室室性（S_3）奔马律，肺动脉瓣区第二心音亢进。

6．血压在起始时可升高，以后下降至正常或低于正常。

五、辅助检查

1．血气：低氧血症，吸氧后可有不同程度缓解。

2．血 BNP（B 型钠利尿肽）：鉴别急性呼吸困难是否是心源性的指标。＜100 pg/ml，心衰可能性小。＞300 pg/ml，心衰可能性大。

3．胸片：早期上肺静脉充盈、肺纹理增粗和肺小叶间隔增厚。严重时肺门呈蝴蝶状，肺野可见大片融合阴影。

4．心脏超声：心腔扩大；射血分数下降，＜40%；舒张功能减低。

5．肺动脉导管：肺毛细血管楔压（PCWP）升高，心排血量（CO）降低。

6．肝、肾功能检查。

六、治疗

1．体位：坐位或半卧位。

2．吸氧。

3．镇静：吗啡静脉注射 3～5mg。

4．扩张血管：硝酸甘油静脉泵入，起始剂量 10μg/min，监测血压，每 5 分钟增加 5～10μg/min，直至症状缓解或者收缩压下降至 90 mm Hg。继续有效剂量维持，病情稳定后逐渐减量。

5．呋塞米（利尿）：速尿静脉注射 20 mg。

6．毛花苷丙（西地兰）：对于快速室上性心律失常引起的肺水肿有显著疗效。毛花苷丙 0.4 mg＋5%葡萄糖 20 ml 缓慢静脉注射。

7．硝普钠：对于血压突然明显升高导致左心衰有显著疗效。静脉泵入，起始剂量 15～20μg/min，每 5 分钟增加 5～10μg/min，直至症状缓解或者收缩压下降至 100 mm Hg 以下。由于氰化物毒性，肾功能不全者限制使用。

第 3 节　慢性充血性心力衰竭

一、定义

慢性充血性心力衰竭，是慢性原发性心肌病变和心室因长期压力或容量负荷过重，使心肌收缩力减弱，不能维持心排血量，不能满足机体代谢需要而出现一系列临床症状和体征的全身病理状态。

二、病因

本病的常见病因是风湿性心脏病、高血压、缺血性心脏病、心肌炎、主动脉瓣狭窄或关闭不全、室间隔缺损、肺源性心脏病、肺动脉瓣狭窄等。

三、临床表现

1．左心衰竭：主要表现为呼吸困难，按其渐进性严重程度，表现为劳力性呼吸困难、端坐呼吸、阵发性夜间呼吸困难（过多的液体平卧时再分配入肺）、心源性哮喘、咳嗽（肺静脉高压和肺内液体增加）、咯血、心悸、乏力等症状。

2．右心衰竭：由于各脏器慢性持续性淤血、水肿，可有食欲不振、恶心、呕吐、体重增加、腹胀、腹痛和尿少、夜尿等。

3．全心衰竭：左、右心衰竭的临床表现同时存在，呼吸困难、咳嗽、咯血、心悸、食欲不振、恶心、呕吐、腹痛、腹胀、水肿等。

四、体格检查

1．慢性左心衰竭

(1) 视诊：不同程度的呼吸困难、发绀，端坐体位或高枕卧位。

(2) 触诊：心尖搏动弥散且向下移位，触及心率加快。

(3) 叩诊：可出现心界扩大，肺底叩浊音（因胸腔积液，右侧多见）。

(4) 听诊：心尖区可闻及左心室室性（S_3）奔马律，肺动脉瓣区第二心音亢进，以及肺底吸气性啰音，也可伴有哮鸣音。

2．慢性右心衰竭

(1) 视诊：黄疸，颈静脉充盈、怒张等系统性静脉高压的表现，身体下垂部对称性、凹陷性水肿。

(2) 触诊：肝大，肝区压痛，肝颈静脉回流征阳性，身体下垂部（下肢或腰背部）凹陷性水肿。

(3) 叩诊：可出现心界扩大，腹腔积液征阳性。

(4) 听诊：沿胸骨左缘的三尖瓣反流杂音（收缩期、吹风样，吸气时增强），可闻及右心室室性（S_3）奔马律。

五、辅助检查

1. 血常规、尿常规：评价患者一般状况，是否有贫血等心力衰竭的诱因，是否有肾脏受损的提示。

2. 肝功能、肾功能：评价心力衰竭是否影响肝肾功能。

3. 胸部X线（CXR）检查：①检查是否有心脏增大；②是否有心脏钙化的表现，提供病因线索；③两肺大片云雾状影，肺门阴影呈蝴蝶状（肺水肿的特征性表现），反映肺静脉充血和间质或肺泡水肿；④Kerley B线（两肺野下部肋膈角处密集而短的水平线），反映左房压的慢性升高和小叶间隔因水肿造成的慢性增厚。

4. 心电图检查：各种异常发现（如心室肥厚、心肌梗死或束支传导阻滞）可提供病因线索。

5. 彩色多普勒超声心动图：①有助于评价心腔内径、瓣膜功能、射血分数、室壁运动异常和左心室（LV）肥厚；②准确探查心包积液，心内血栓及肿瘤，辨认心瓣膜、二尖瓣瓣环及主动脉壁的钙化；③局限或节段性室壁运动异常提示冠心病可能。

6. 创伤性血流动力学检查：①用漂浮导管和温度稀释法测定肺毛细血管楔嵌压（PCWP）、心排血量（CO）和心脏指数（CI）；②PCWP = 5 ~ 12 mmHg，正常范围；③PCWP = 18 ~ 24 mmHg，左心功能不全，轻至中度肺淤血；④PCWP = 25 ~ 30 mmHg，重度肺淤血；⑤PCWP > 30 mmHg，易发生急性肺水肿。

六、诊断

慢性心力衰竭的诊断需综合原有心血管病史、心力衰竭的临床表现和必要辅助检查的阳性结果多方面考虑。

（一）心力衰竭诊断标准

Framinghan 标准：具有 2 项主要条件或具有 1 项主要条件及 2 项次要条件即可诊断。

1．主要条件

（1）阵发性夜间呼吸困难和（或）睡眠中憋醒。

（2）颈静脉怒张或搏动增强。

（3）有湿啰音和（或）呼吸音减弱，尤其双肺底。

（4）心脏扩大。

（5）急性肺水肿。

（6）第三心音奔马律。

（7）非洋地黄所致交替脉。

（8）颈静脉压升高 > 15cmH_2O。

（9）循环时间 > 25 秒。

（10）胸部 X 线片（CXR）中、上肺野纹理增粗或见到 Kerley B 线。

2．次要条件

（1）踝部水肿和（或）尿量减少而体重增加。

（2）无上呼吸道感染的夜间咳嗽。

（3）劳力性呼吸困难。

（4）淤血性肝大，有时表现肝区疼痛或不适。

（5）胸腔积液。

（6）肺活量降低至最大肺活量的 1/3。

（7）心动过速（心率≥120 次/分钟）。

（8）按心力衰竭治疗 5 日内体重减少 > 4.5 kg。

（二）NYHA（纽约心脏病学会心功能分级）

第一级：日常活动不引起症状，只有在极重体力活动时才有症状。

第二级：轻度体力劳动可引起症状，日常活动时无症状。

第三级：日常活动即引起症状，但静息状态下无症状。

第四级：静息状态下即有症状。

（三）左心衰的诊断流程

左心衰的诊断流程见图 2－4。

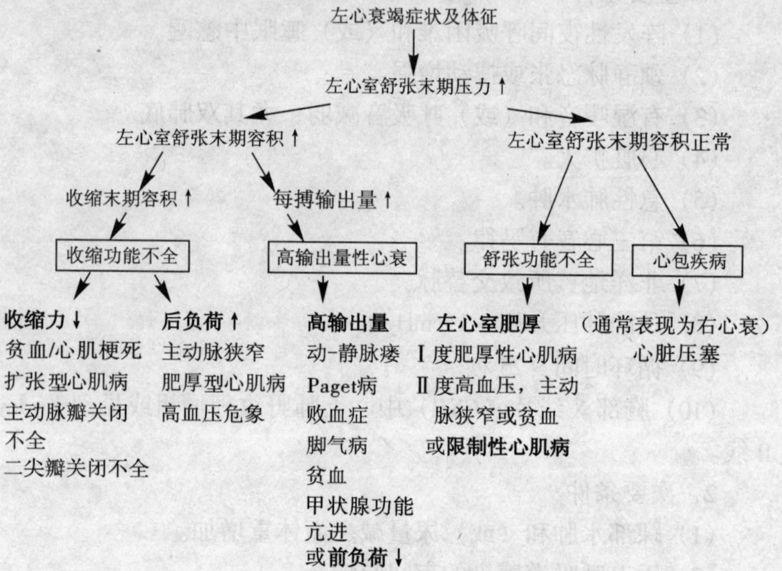

图 2－4　左心衰诊断流程示意图

七、治疗

慢性充血性心力衰竭的治疗见表 2－3。

表2-3 慢性充血性心力衰竭的治疗

饮食与运动	钠摄入量<2g/天，限制入量、非卧床患者进行运动训练
血管紧张素转化酶抑制剂(ACEI)	大剂量优于小剂量 注意可能引起氮质血症、血钾升高(可通过低钾饮食、利尿改善)、咳嗽、血管神经性水肿
血管紧张素Ⅱ受体阻滞剂(ARB)	可以作为ACEI的补充或替代品。
硝酸盐	不能耐受ACEI或ARB时的选择
β受体阻滞剂	可能引起射血分数短暂地下降，病情稳定时使用，小剂量开始逐渐达到靶剂量或最大耐受剂量。
利尿剂	袢利尿和噻嗪类利尿药
醛固酮阻滞剂	用于严重的心衰，注意高钾血症
地高辛	理想浓度为0.5~0.8ng/ml，可降低住院率，不改善预后
抗凝剂	房颤、左室血栓考虑使用
双心室起搏	顽固心衰使用
置入式心脏转复除颤器(ICD)	冠心病合并严重室性心律失常(室速、室颤)者使用

第4节 扩张型心肌病

一、定义

扩张型心肌病（dilated cardiomyopathy，DCM）是以左心室或双心室扩张、心室收缩功能障碍为特征的原因不明的心肌疾病。

二、病因

其病因迄今不明。

三、病理

大体：心室扩张，室壁变薄，纤维瘢痕形成，常伴有附壁血栓。瓣膜、冠状动脉多正常。

镜下：心肌细胞肥大、变性、纤维化。

四、临床表现

1. 隐袭起病，慢性进行性病程。

2. 充血性心力衰竭的症状如下。

(1) 左心衰：肺淤血及心排血量降低：呼吸困难（劳力性、夜间阵发性、端坐呼吸、急性肺水肿)、咳嗽、咳痰；头晕、乏力、尿少。以心排血量降低的症状为主。

(2) 右心衰：体循环淤血：腹胀、食欲下降。

3. 心律失常：室性期前收缩、室性心动过速、房颤、病态窦房结综合征、传导阻滞等。

4. 其他：栓塞、猝死。

五、体格检查

1. 充血性心力衰竭的体征

(1) 左心衰：心音弱、心率快、奔马律、双肺底湿啰音。

(2) 右心衰：颈静脉怒张和肝颈静脉回流征阳性、肝大伴压痛、水肿（包括胸腔积液);

2. 心脏增大：心相对浊音界向两侧扩大，二尖瓣及三尖瓣听诊区可闻收缩期杂音（相对性二尖瓣、三尖瓣关闭不全)。

3. 心律失常：期前收缩、房颤、心动过速等。

扩张型心肌病的五大临床特点：心脏增大、心衰、心律失常、栓塞、猝死。

六、辅助检查

1．胸部X线片：心影明显增大，心胸比 > 50%，肺淤血(肺门血管影增强,上肺纹理密度与下肺相仿,右下肺动脉干增宽)。

2．心电图：普遍 ST－T 改变（ST 段压低、T 波低平、双向或倒置)，R 波减低；各种心律失常：室性期前收缩、室速、房颤、传导阻滞等。

3．超声心动图：各心腔扩大，以左室扩大早而显著，室壁运动普遍减弱，左室射血分数减低（< 50%)，二尖瓣、三尖瓣反流（相对性二尖瓣、三尖瓣关闭不全)。

4．心脏放射性核素检查：①核素心血池扫描：左室容积增大，左室射血分数降低；②核素心肌显像：灶性散在性放射性减低。

5．心血管造影：①心室造影：心腔扩大，室壁运动减弱，心室射血分数减低；②冠脉造影：多无异常，有助于与冠心病中的缺血性心肌病相鉴别。

七、诊断步骤

1．缺乏特异性诊断指标，为除外性诊断。

2．临床上遇到隐袭起病，慢性进行性病程，以心脏增大、充血性心力衰竭、心律失常为主要表现的患者，应疑为本病。

3．进一步行相关检查，尤其是超声心动图（UCG）证实有心腔扩大、心脏弥漫性搏动减弱，应初步拟诊本病。

4．尚需除外以下疾病。

(1) 急性病毒性心肌炎：鉴别要点为急性或亚急性起病，病前1～3周有病毒感染史，红细胞沉降率（ESR)、C 反应蛋白(CRP) 等炎性指标升高，心肌型肌酸激酶同工酶（CK－MB)、心肌钙蛋白 I/心肌钙蛋白 T（cTnI/cTnT）明显升高。

(2) 风湿性心脏病：鉴别要点为既往有反复发作的急性风湿

热或扁桃体炎、咽峡炎史，查体相应瓣膜区有典型杂音，超声心动图发现相应瓣膜狭窄或关闭不全。

(3) 冠心病：鉴别要点为有冠心病高危因素，既往有心绞痛或心肌梗死病史，查体有周围动脉硬化狭窄的体征，冠脉造影可见一支或多支冠脉狭窄或闭塞。

(4) 先天性心血管病：鉴别要点为幼年起病，查体可发现典型杂音。超声心动图可确诊。

(5) 其他继发性心肌病：如甲亢、贫血、系统性红斑狼疮等。有相应病史提示。

八、治疗

无特殊方法，主要是对症治疗。原则是针对充血性心力衰竭和各种心律失常。

1. 治疗心衰：限盐、限体力活动，予血管紧张素转化酶抑制剂（ACEI）、利尿剂、β受体阻滞剂、醛固酮受体阻滞剂等，慎用洋地黄。

2. 治疗心律失常：房颤者控制心室率、长期抗凝；严重的传导阻滞应考虑植入起搏器。

3. 晚期：植入双腔或三腔起搏器，心脏移植。

九、预后

预后不良。死亡原因多为心力衰竭、严重心律失常、猝死。症状出现后5年存活率约40%。

第5节 肥厚型心肌病

一、定义

肥厚型心肌病（hypertrophic cardimyopathy，HCM）是以心肌

非对称性肥厚、心室腔变小为特征，以左心室血液充盈受阻，舒张期顺应性降低为基本病理生理改变的心肌病，分梗阻性肥厚型和非梗阻性肥厚型心肌病。

二、病因

一种常染色体显性遗传疾病。有报道致病基因位于 14 号染色体长臂，与心脏肌凝蛋白重链基因紧密相连，也有报道 1 号、11 号及 15 号染色体异常，在不同种族患者心脏 β 肌凝蛋白重链基因存在多种错义突变。儿茶酚胺代谢异常、高血压、高强度运动可作为本病发病促进因子。

三、病理

心肌细胞肥大、形态特异、排列紊乱，左室形态学改变（不均等的心室间隔增厚，亦有心肌均匀肥厚或心尖部肥厚）。

四、病理生理

1. 左室流出道梗阻：收缩期肥厚的心肌使心室流出道狭窄。非梗阻性不明显，梗阻性比较突出。

2. 舒张功能异常：肥厚的心肌顺应性减低，扩张能力差，心室舒张期充盈障碍。

3. 心肌缺血：心肌需氧超过冠状动脉血供，室壁内冠状动脉狭窄，舒张期过长，心室壁内张力增高等引起。

五、临床表现

起病多缓慢。约 1/3 有家族史。症状大多开始于 30 岁以前。男女同样罹患。

（一）主要症状如下。

1. 呼吸困难：多于劳累后出现，由于左心室顺应性减低，舒张末期压升高，继而肺静脉压升高，肺淤血。伴二尖瓣关闭不全可加重肺淤血。

2．心前区痛：似心绞痛，由于肥厚的心肌需氧增加而冠状动脉供血相对不足所致。

3．晕厥：多于活动或情绪激动时发生，交感神经作用使心率加快及肥厚的心肌收缩加强，致原已舒张期充盈欠佳的左心室舒张期进一步缩短，及加重流出道梗阻，心排血量骤减而引起症状。

4．心悸：由于心功能减退或心律失常所致。

5．心力衰竭：多见于晚期患者，心肌顺应性减低，心室舒张末期压显著增高，继而心房压升高，且常合并心房颤动。晚期患者心肌纤维化广泛，心室收缩功能也减弱，易发生心力衰竭与猝死。

(二) 常见体征如下。

1．心浊音界向左扩大。

2．胸骨左缘Ⅲ、Ⅳ肋间可闻及收缩中晚期喷射性杂音，向心尖传导，可伴有收缩期震颤。杂音增强因素有减小左心室(LV) 腔（减少静脉回流)、正性肌力、外周血管扩张、Valsalva 动作（使室腔↓)、突然站立（使室腔↓)；杂音减弱因素有增大LV 腔（增加静脉回流)、负性肌力、蹲踞（增加静脉回流)。

3．第二音可呈反常分裂。

六、辅助检查

1．胸部X线：心影正常大小或轻度增大，内见到球形左心室轮廓。

2．心电图：左室肥大；Ⅰ，aVL，V_5 和 V_6 深Q波；V_1 和 V_2 导联有时呈QS波群；Ⅰ，aVL，V_5 和 V_6 导联ST段压低，T波倒置；Ⅱ，Ⅲ，aVF导联P波宽而有切迹；V_1 和 V_2 导联P波双相；提示左房肥大；期前收缩、传导阻滞、房颤、预激综合征(WPW) 综合征型常见。

3．M 型超声心动图：①室间隔非对称性肥厚；②室间隔与左室后壁比值 > 1.3；③有梗阻的病例可见室间隔流出道部分向左心室内突出，二尖瓣前叶在收缩期前向运动，主动脉收缩期呈半开放状态。对肥厚型心肌病诊断有重要价值，不但对肥厚部位，而且对肥厚严重程度、是否有流出道梗阻等均可作出诊断。

4．心导管检查和心血管造影：左心室内压力阶差；心腔变形。通常仅在考虑外科手术治疗时才用。

5．心肌心内膜活检：心肌细胞肥大、形态特异、排列紊乱、后期心肌细胞死亡，后形成弥漫性纤维化。

6．磁共振成像（MRI）检查：同超声心动图。空间、时间分辨率高，不受胸壁、骨骼和含氧的肺组织的影响，无需造影剂，无电离子辐射，可在心脏任何切面进行三维成像。与超声心动图相比，MRI 可提供更详细的心肌肥厚状态。

七、诊断及鉴别诊断

有猝死家族史、晕厥史、年轻，ECG/Holter 有室性心律失常时提示诊断，进一步行超声心动图（UCG）明确诊断。

鉴别诊断如下：

1．高血压心脏病：有高血压病史，心肌肥厚为对称性，无左室流出道梗阻。

2．冠心病：心绞痛、心电图上 ST－T 改变与异常 Q 波为二者共有，但冠心病无特征性杂音，超声心动图上室间隔不增厚，无左室流出道梗阻，但可能有节段性室壁运动异常。冠心病患者可能有多重危险因素，如高血压、血脂异常、糖尿病、外周血管动脉硬化等，有功能的肥厚型心肌病合并冠心病，进一步行冠状动脉造影可确诊。

3．先天性心脏病：如室间隔缺损，收缩期杂音部位相近，但为全收缩期，超声心动图、心导管检查及心血管造影可以区别。

4．心瓣膜病：①主动脉狭窄：症状和杂音性质相似，但杂音部位较高，并常有主动脉瓣区收缩期喷射音；X线示升主动脉扩张；生理动作或药物作用对杂音影响不大；左心导管检查显示收缩期压力差存在于主动脉瓣前后，超声心动图可以明确病变部位；②风湿性二尖瓣关闭不全：杂音部位不同，二尖瓣关闭不全杂音位于心尖部，向左腋下传导，且为全收缩期。

八、治疗

原则是改善左室舒张功能，减轻左室流出道狭窄和抗室性心律失常。

1．药物治疗：负性肌力药：①β阻滞剂：减慢心率，降低心肌耗氧量；②钙拮抗剂：改善舒张功能。

终末期HCM患者左室收缩功能不全出现心力衰竭时，应停用负性肌力药，用地高辛，利尿剂，扩血管药，降低前后负荷药。

2．房室顺序起搏：适应证为左室流出道梗阻以改善心衰症状，晕厥发作，药物无效；流出道峰值压差＞50 mmHg，起搏后压差下降50%；无二尖瓣结构异常。

3．手术：①室间隔心肌切除术：适于症状持续，药物无效的梗阻性HCM，可改善症状、生活质量和存活，不能预防猝死；②室间隔化学消融治疗；③如有明显二尖瓣关闭不全，也可进行人工瓣膜置换术；④如有充足供心来源，本病中晚期患者也可进行心脏移植术。

九、预后

死亡率与出现症状的年龄呈反比，频发非持续性室性心动过速、晕厥或猝死复苏者死亡率高。年轻患者有猝死家族史、伴室性心律失常者发生猝死常见，通常很少发生慢性心衰。

第6节 高血压病

原发性高血压是以血压升高为重要临床表现的综合征，通常简称为高血压。

一、定义与分类

血压的定义和分类参见《2005年中国高血压的防治指南》见表2-4。

表2-4 血压水平的定义和分类

类别	收缩压（mmHg）	舒张压（mmHg）
正常血压	<120	<80
高血压前期（正常高值）	120~139	80~89
高血压	≥140	≥90
1级高血压（轻度）	140~159	90~99
2级高血压（中度）	160~179	100~109
3级高血压（重度）	≥180	≥110
单纯收缩期高血压	≥140	<90

注：若患者的收缩压（SBP）与舒张压（DBP）分属不同级别时，则以较高的分级为准。

二、临床表现

通常起病缓慢，早期常无症状，可多年自觉良好而偶于体检时发现血压升高，少数患者则在发生心、脑、肾等并发症后才被发现。

三、体格检查

正确测量双上肢血压（必要时测下肢血压），测两次取平均值。

血压监测（最为重要）：动态血压监测是由仪器自动定时测量血压，每隔15～30分钟自动测压，可测定白昼与夜间各时间段血压的平均值和离散度，能较客观的反映实际血压水平。正常人血压呈明显的昼夜波动，夜间血压最低，清晨起床活动后血压迅速升高。

四、辅助检查

为了解靶器官的功能状态并正确选择治疗药物的目的，必需进行下列实验室检查：血、尿常规，心电图，肾功能（BUN，Cr），电解质，24小时尿蛋白定量，肝功，血脂，血尿酸，胸部X线和眼底检查。早期患者上述检查可无特殊异常，后期可出现尿蛋白增多及尿常规异常，肾功能减退，胸部X线可见主动脉弓迂曲延长、左室增大，心电图可见左心室肥大劳损，部分患者可伴有血清总胆固醇、三酰甘油（甘油三酯）、低密度脂蛋白的增高和高密度脂蛋白的降低，亦常伴有血糖和尿酸水平增高。

五、诊断

1．诊断是原发性的还是继发性的高血压。

2．评价患者的高血压危险分层，有无其他的心血管危险因素。

按危险分层，量化的评估预后（表2－5）

表 2-5 量化的评估预后

其他危险因素和病史	1 级 SBP 140~159 或 DBP 90~99	2 级 SBP 160~179 或 DBP 100~109	3 级 SBP ≥180 或 DBP≥110
Ⅰ. 无其他危险因素	低危	中危	高危
Ⅱ. 1~2 个危险因素	中危	中危	极高危
Ⅲ. ≥3 个危险因素或靶器官损坏或糖尿病	高危	高危	极高危
Ⅳ. 并存临床情况	极高危	极高危	极高危

危险因素包括：

(1) 心血管危险因素：①收缩压和舒张压水平（1~3 级）；②男 > 55 岁或女 > 65 岁；③吸烟；④早发心血管病家族史（< 50 岁，一级亲属）。

(2) 血脂异常：①总胆固醇 > 5.7 mmol/L（220 mg/dl）或低密度脂蛋白胆固醇（LDL-C）> 3.6 mmol/L（140 mg/dl）；②高密度脂蛋白（HDL-C）< 1.0 mmol（< 40 mg/dl）；③腹型肥胖：腰围男 ≥85cm；女 ≥80cm 或肥胖：体重指数（BMI）≥28 kg/m^2；④C-反应蛋白 ≥10 mg/L，或高敏 C-反应蛋白 ≥3 mg/L。

(3) 靶器官损害（TOD）：①左室肥厚（心电图或超声心动图）；②颈动脉壁增厚或斑块形成；③血肌酐轻度升高男 115~133 mmol/L（1.3~1.5mg/dl）；女 107~124 mmol/L（1.2~1.4 mg/dl）；④微量蛋白尿：尿蛋白 30~300 mg/24 小时；尿蛋白/肌酐：男 ≥22 mg/g（2.5 mg/mmol）女 ≥31 mg/g（3.5 mg/mmol）。

(4) 糖尿病：空腹血糖 ≥7.0 mmol/L（126 mg/dl）；餐后血糖 ≥11.1 mmol/L（200 mg/dl）。

(5) 临床伴随情况（ACC）：①脑血管病：缺血性卒中；出血性卒中；一过性脑缺血发作；②心脏病：心肌梗死；心绞痛；冠状动脉重建；充血性心衰；③肾脏病：糖尿病肾病；肾功能不

全；血肌酐 男 > 133 mmol/L（1.5 mg/dl）女 > 124 mmol/L（1.4 mg/dl）；尿蛋白 > 300 mg/24 小时；④周围血管病变；⑤眼底病变：出血，渗出，视乳头水肿。

3．评价对靶器官的损害。

六、治疗

1．目标：收缩压/舒张压降至 140/90 mmHg 以下，高血压合并糖尿病或肾脏病变的患者降压目标是 130/80 mmHg 以下。

2．非药物治疗，生活方式改善

（1）超重者减轻体重。

（2）坚持体力活动。

（3）限制饮酒。

（4）合理饮食（水果、蔬菜、低饱和脂肪酸）。

（5）降低饮食钠盐摄入。

（6）增加饮食钾、镁、钙摄入。

（7）戒烟可降低死亡率。

（8）保持健康的心理状态，减少精神压力和抑郁。

（9）由于长期的大样本人群研究提示血压降低伴随心血管病危险的降低，所以对全部病人推荐改善生活方式的治疗。

3．初始治疗的药物选择：利尿剂；血管紧张素转换酶抑制剂（ACEI）；β受体阻滞剂；钙通道阻滞剂（CCB）；血管紧张素Ⅱ受体阻滞剂（ARB）；α_1 受体阻滞剂。

4．药物组合：利尿剂和β受体阻滞剂；利尿剂和 ACEI 或 ARB；钙通道阻滞剂和β受体阻滞剂；钙通道阻滞剂和 ACEI 或 ARB；钙通道阻滞剂和利尿剂；α受体阻滞剂和β受体阻滞剂。

5．存在合并症的药物治疗

（1）合并有心力衰竭者，宜选择 ACEI、利尿剂。

（2）老年人收缩期高血压者，宜选择利尿剂、长效二氢吡啶类钙通道阻滞剂。

(3) 合并糖尿病、蛋白尿或轻、中度肾功能不全者（非肾血管性），可选用 ACEI。心肌梗死后的患者，可选择β受体阻滞剂或 ACEI（尤其伴收缩功能不全者）。对稳定型心绞痛患者，也可选用钙通道阻滞剂。

(4) 对伴有脂质代谢异常的患者可选用α受体阻滞剂，不宜用β受体阻滞剂及利尿剂。

(5) 伴妊娠者，不宜用 ACE 抑制剂、血管紧张素Ⅱ受体阻滞剂。

(6) 对合并支气管哮喘、抑郁症、糖尿病患者不宜用β受体阻滞剂；痛风患者不宜用利尿剂；合并心脏起搏传导障碍者不宜用β受体阻滞剂及非二氢吡啶类钙通道阻滞剂。

继发性高血压

一、病因

较常见的继发性高血压包括以下几种。

1．肾实质改变：包括急、慢性肾小球肾炎，糖尿病肾病，多囊肾。

2．血管性：包括肾动脉狭窄、主动脉狭窄。

3．肾上腺髓质分泌过多：嗜铬细胞瘤。

4．肾上腺皮质分泌过多：原发性醛固酮增多症、Cushing 综合征。

二、临床表现

应注意各原发病的临床表现。

三、体格检查

观察有无 Cushing 面容，甲状腺功能亢进性突眼征，下肢水肿；听诊心脏，颈动脉，腹主动脉，胸主动脉及股动脉有无杂音；检查腹部有无肿块，有无肾脏的扩大，检查四肢动脉搏动；神经系统检查，甲状腺触诊都很重要。

四、诊断

必须熟悉上述各类继发性高血压的特征，尤其对40岁以下出现高血压的患者更应注意鉴别。

五、治疗

在控制血压的同时采取针对病因的治疗。

第7节 缓慢性心律失常

缓慢性心律失常包括病态窦房结综合征（简称病窦综合征，SSS）以及房室传导阻滞（AVB）。

一、病态窦房结综合征

1．定义：由于窦房结及其周围组织的器质性病变，导致窦房结冲动形成障碍或传出障碍，从而引发一系列心律失常和临床症状的综合征。

2．病因：常见的病因有特发性硬化退行性变、冠心病、心肌病、心肌炎、高血压性心脏病、风湿性心脏病、外科手术损伤等，部分为家族性或原因不明，某些浸润性疾病如淀粉样变性、血色病等也可引起病窦综合征。

3．临床表现：起病多隐袭，进展缓慢。以脑、心、肾、肠道等脏器供血不足尤其是脑供血不足的症状为主，如头昏、乏力、失眠、记忆力减退、心悸、食欲不振、夜尿多等，可持续或间歇发作。窦性停搏或高度窦房阻滞时可出现发作性黑蒙、晕厥甚至阿－斯综合征（Adams－Stokes syndrome）。快慢综合征患者的心动过速终止时可引起心室停顿，根据暂停时间长短可伴有或不伴有晕厥发作。偶可发生心绞痛、心力衰竭或休克。

4．体格检查：缓慢的心率是本病最重要的特征。发作时心率35～40 bpm，平时心率50～60 bpm或更高；快慢综合征患者突发室上速时心率＞100bpm，可有房颤律。

5．诊断步骤

（1）心电图诊断标准：①严重而持久的窦性心动过缓：心律≤50 bpm（多为30～40bpm），持续时间≥60秒；②窦性停搏＞3秒，之后才出现房性或房室交界性逸搏心律，逸搏周期＞1.5秒；③非药物引起的Ⅱ度Ⅱ型窦房阻滞；④窦性心动过缓伴短阵房颤、心房扑动、阵发性室上速；⑤由窦性停搏而致的慢性房颤，室率＜60 bpm，提示双结病变；⑥慢性心房颤动在心脏电复律后较长时间不能恢复窦性心律。

（2）窦房结功能测定：①24小时动态心电图（Hollter）监测：适用于间歇发作的患者；②了解心搏总数：最快和最慢心律，平均心率，是否有窦性停搏和窦房阻滞，长R－R间期等；③阿托品试验：静脉注射阿托品2 mg，观察注射时及注射后20分钟内心率，若＜90 bpm或出现窦房阻滞、交界心律等为阳性。

（3）电生理检查：①窦房结恢复时间（SNRT）：包括经食管心房调搏法和经静脉心房调搏法，正常值≤1600 ms。校正窦房结恢复时间（CSNRT）＝SNRT－AA，正常值≤550 ms，AA为患者窦性心率的平均周期长度；②窦房传导时间（SACT）：正常SACT为82±19.2 ms，最高高限为120 ms，＞150ms提示窦房传导障碍。

6．治疗

（1）病因治疗，症状不明显的轻症患者可不治疗。

（2）药物治疗：阿托品（0.3 mg，每日3～4次），异丙肾上腺素（10～20 mg，每日3～4次舌下含服），麻黄碱（30 mg，每日3～4次），氨茶碱（100 mg，每日3次）。

（3）临时起搏指征：急性心肌炎引起的严重窦性心动过缓伴有晕厥或阿－斯综合征；急性心肌梗死伴发严重窦性心动过缓，症状严重而药物疗效不佳；药物中毒（如洋地黄过量、β受体阻滞剂过量或高血钾）引起的严重窦性心动过缓，出现晕厥等症状而药物不能缓解。

（4）永久起搏指征：慢性SSS伴有晕厥或阿－斯综合征；由于心动过缓引发心衰或心绞痛；快慢综合征伴有晕厥或阿－斯综合征先兆；慢性SSS合并Ⅱ度Ⅱ型以上AVB，伴有晕厥或阿－斯综合征先兆。慢性综合征有快速心律失常发作，需用抗心律失常药物控制，快速心律失常发作时应安装永久起搏器。

二、房室传导阻滞（AVB）

1．定义：房室传导阻滞是指冲动从心房至心室的过程异常延迟、传导部分或完全被阻断。

2．病因及病理：常见的病因包括：冠心病、高血压性心脏病、心肌病、心肌炎等器质性心脏病；迷走神经张力过高；药物的毒性作用如奎尼丁类、洋地黄类、维拉帕米、β受体阻滞剂等；先天性房室传导阻滞；结缔组织病、浸润性代谢病等。

3．临床表现、体格检查与辅助检查

（1）Ⅰ度AVB：①多无症状，听诊可发现第一心音减弱；②心电图表现为P－R间期延长＞0.20秒；③希氏束电图可用于鉴别阻滞部位，A－H间期延长提示阻滞部位在房室结，H－V间期延长提示阻滞部位在希氏束－浦肯野纤维。

（2）Ⅱ度Ⅰ型AVB：又称文氏型AVB，多无明显症状，少数可有心悸或心搏暂停感觉。听诊第一心音强度随P－R间期改变而改变，可有心搏脱漏。

心电图表现为在一系列P波中，P－R间期逐渐延长，直至P波完全不能下传到心室而引起一次QRS波脱漏；P－R间期净增量逐渐减少，R－R间距逐渐缩短；心室脱漏后的间歇小于最短的 R－R 间距的 2 倍；最常见的房室传导比率为 3:2 或 5:4。

(3) Ⅱ度Ⅱ型 AVB：又称莫氏Ⅱ型 AVB，常有乏力、头晕、胸闷甚至心源性晕厥表现。听诊时心律是否齐取决于房室传导比例的改变，如呈 2:1、3:1 阻滞时心率缓慢而规则，如呈 3:2、4:3阻滞时可有间歇性心搏脱漏，但第一心音强度恒定。

心电图表现为 P－R 间期固定；P 波规律出现，发生周期性的 QRS 波群脱漏；QRS 波群的脱漏无规律性，可为 1:1、2:1、3:1、3:2、4:3 等。

(4) 固定性 2:1 AVB：不易区分是文氏型或莫氏Ⅱ型 AVB，如 QRS 波正常且同时出现 3:2 阻滞者且有 P－R 顺序延长者可肯定是Ⅰ型，如 QRS 宽大畸形，则需行心电生理检查才可鉴别。

(5) Ⅲ度 AVB：又称完全性 AVB，临床表现取决于心室率缓慢的程度和原发病对心功能的影响。可有脑供血不足症状如头晕、乏力、晕厥甚至阿－斯综合征；可伴有充血性心力衰竭。查体心律规则，心率少于 40 bpm，第一心音强弱不等，有时可呈大炮音；如心房与心室收缩同时发生，颈静脉出现巨大的 a 波。

心电图表现为 P－P 和 R－R 间期都各自维持自己固有的规律性；P 波与 QRS 波无固定关系；P 波的频率较 QRS 波群频率快。

房室阻滞部位位于希氏束分叉之前的和希氏束分叉之后的心电图和临床表现不同。前者心电图为窄 QRS 波，QRS＜0.12 秒，心室率＞40 次/分钟，无阿－斯综合征，后者 QRS 宽大＞0.12 秒，心室率＜40 次/分钟，有阿－斯综合征，需尽快安装临时起搏器，以防止心脏停搏。

4．治疗

(1) 病因治疗：急性感染可给予抗生素，急性心肌炎、心肌梗死等引起的炎症、水肿可给予肾上腺皮质激素，迷走神经张力过高者可给予阿托品，停止应用导致 AVB 的药物等。

Ⅰ度和文氏型 AVB 预后较好，多不必处理，但应避免应用抑制房室传导的药物。

莫氏Ⅱ型 AVB 患者应用阿托品可使心房率加快而导致阻滞加重，应慎用。

Ⅲ度 AVB 患者若心室率大于 40 bpm 且无明显症状，可不予药物治疗。心室率过慢时可用阿托品、麻黄碱或异丙肾上腺素。

(2) 药物治疗：阿托品（0.3 mg，每日 3~4 次），异丙肾上腺素（10~20 mg，每日 3~4 次舌下含服），麻黄碱（30 mg，每日 3~4 次），氨茶碱（100 mg，每日 3 次）。快慢综合征患者快速心律失常时可小剂量应用洋地黄。

(3) 临时起搏指征：急性心肌炎、急性心肌梗死等所致的Ⅱ~Ⅲ度 AVB，如影响血流动力学时可考虑。

(4) 永久起搏指征：高度或Ⅲ度 AVB，如心室率低于 40 bpm，运动或药物无效，伴有心、脑供血不足和心衰等，均应安装永久起搏器。

第 8 节　阵发性室上性心动过速

一、定义

连续≥3 次室上性期前收缩称为阵发性室上性心动过速（paroxysmal supraventricular tachycardia，PSVT）（简称“室上速”），主要指希氏束以上的心脏组织（包括窦房结、心房、房室结、希氏束）参加的心动过速。

二、病因

该病多见于无器质性心脏病的患者，不同性别和年龄均可发生。大部分室上速由折返机制引起，折返可发生在窦房结、房室结与心房。此外，还可利用隐匿性房室旁路逆行传导。房室结内折返性心动过速和利用隐匿性房室旁路的房室折返性心动过速约占90%以上。

三、临床表现

此病具有突发突止的临床特点。发作时可有心悸、焦虑不安、眩晕、心绞痛等不适，少数患者心动过速持续导致心源性休克和心力衰竭。心室率过快时，使心搏出量与脑血流量锐减，心动过速骤然终止窦房结未能及时恢复自律性导致心搏停顿，以上情况均可发生晕厥。

四、体格检查

心尖部第一心音强度恒定，心律绝对规则，少数病人有血压低、肢端凉等休克征象。非发作期心脏查体一般正常。

五、辅助检查

1．心电图表现

(1) 心率150～250次/分钟，节律规则。

(2) QRS波群形态与时限均正常，但发生室内差异性传导或原来存在束支传导阻滞时，QRS波群形态异常。

(3) P波为逆行型（Ⅱ、Ⅲ、aVF导联倒置），常埋藏于QRS波群内或位于其终末部分，P波与QRS波群保持恒定关系。

(4) 起始突然，通常由一个房性期前收缩触发，下传的PR间期显著延长，随之引起心动过速发作。

2．心电生理检查：在大多数患者能证实存在房室结双径：①β（快）路径传导速度快而不应期长；②α（慢）路径传导速度缓慢而不应期短。

六、诊断

突发突止的发作史、典型的心电图表现、兴奋迷走神经可使发作中止应考虑诊断阵发性室上性心动过速。

鉴别诊断应考虑：①窦性心动过速：大多逐渐变快或逐渐减慢，心率常有变动，兴奋迷走神经不能中止发作；②心房扑动：心房扑动大多伴 2:1 房室传导，心室率 140 ~ 160 次/分钟。心房活动在心电图上表现为规则的锯齿波，可被误诊为室上性心动过速。

七、治疗

1. 急性发作期

（1）如果患者血压与心功能良好，可先尝试刺激迷走神经的方法。①颈动脉窦按摩：患者取仰卧位，先行右侧，每次 5 ~ 10 秒，切莫双侧同时按摩；②Valsalva 动作：深吸气后屏气，再用力作呼吸动作；③诱导恶心；④将面部浸没于冰水。

（2）腺苷：6 ~ 12 mg 快速静脉推注，如无效，可于 1 ~ 2 分钟后再给 6 ~ 12 mg。副作用为胸部压迫、呼吸困难、面部潮红、窦性心动过缓、房室传导阻滞。禁忌证：低血压或高度房室传导阻滞。

（3）钙通道阻滞剂：①维拉帕米：5 ~ 10 mg 静脉推注，无效 10 分钟后再注 5 mg。副作用：窦性心动过缓甚至心脏停搏。禁忌证：心功能不全或病窦综合征；②地尔硫䓬：0.25 ~ 0.35 mg/kg。

（4）洋地黄制剂：有器质性心脏病的患者首选。毛花苷丙 0.6 ~ 0.8 mg 静脉注射，2 小时后如无效可再注射 0.2 ~ 0.4 mg，24 小时总量在 1.2 mg 以内。

（5）β 受体阻滞剂：艾司洛尔 250 ~ 500 μg/kg。

（6）升压药物：通过升高血压使迷走神经兴奋。如甲氧明，苯福林等。禁忌证：有器质性心脏病或高血压者。

（7）同步直流电复律：药物治疗无效、出现严重心绞痛、低血压、充血性心力衰竭时，应立即电复律。用洋地黄者不应接受电复律治疗。

（8）食管或右心房超速调搏。

2．预防复发

(1) 症状不严重且无结构性心脏病以及偶然发作的患者，无需长期服药预防。

(2) 症状严重或有结构性心脏病或发作频繁的患者，发作后可选用洋地黄、长效钙通道阻滞剂或β受体阻滞剂。

(3) 频繁发作或药物治疗无效者，电生理检查确定室上速的性质和折返途径部位，采用射频消融，疗效佳，并发症少，复发率低，可作为预防发作的首选方法。

第9节　心房纤颤

一、定义

心房纤颤（简称房颤）是以心房活动不协调，继而影响心脏泵血功能为特点的室上性心律失常。心电图表现为P波消失，而代之以大小、形态及速率均多变的快速颤动波；若房室传导正常，则心室律不规则，通常速率较快。

二、病因

1．急性：心包炎（多为恶性）、肺栓塞和急性心肌梗死。

2．慢性：冠心病、风湿性心脏瓣膜病、慢性肺心病、高血压合并心力衰竭，伴心房明显纤维化。

3．诱因：交感神经兴奋、甲状腺功能亢进、烟、酒、咖啡过多、嗜铬细胞瘤、药物或化学制剂中毒和副交感活性增强。

4．孤立性房颤：找不到明显的心脏器质性病变。

三、临床表现

1．分类

(1) 急性房颤：初次发作的房颤且在48小时以内。

（2）慢性房颤：①阵发性房颤：房颤反复发作，每次发作时间≤7 天（多不超过 48 小时），可以自动转复为窦性心律；②持续性房颤：房颤发作时间 > 7 天，不能自发转为窦性心律，但经过转复处理，可以转为窦性心律；③永久性房颤：慢性房颤经复律与维持窦性心律治疗无效，不可转复。

2．症状：决定于心室率，有无器质性心脏病及心功能状况。

（1）多数有心悸、胸痛、呼吸困难、乏力或头晕。晕厥虽不常见，但出现提示有窦房结功能异常、主动脉瓣狭窄、肥厚型心肌病、脑血管疾病或预激综合征合并房颤，另外要有特殊的临床症状。

（2）无症状性房颤也很常见。

3．体征

（1）心脏听诊：心律绝对不规则，第一心音强弱不等，脉搏短绌（心率快于脉率）。

（2）体检还可以发现瓣膜疾病、心肌疾病或心力衰竭的相关体征。

四、辅助检查

1．心电图：心电图是确诊依据。复习急诊室的记录、Holter 和遥测心电图有助于诊断。

心电图诊断的基本要点：①没有 P 波，代以 f 波；②每分钟 350～600 次的间隔、大小、形状不同的 f 波；③心室律绝对不齐；④QRS 波群形态通常正常。

2．胸部 X 线摄片：有助于评价肺实质、肺血管异常。

3．超声心动图：有助于确定心脏瓣膜病，房室大小和功能，右室峰压（肺动脉高压），左室肥厚，左房血栓（敏感性低），心包疾病。

4．甲状腺功能检查：首次发作的房颤，如果心室律难以控制或转复后的复发难以解释。

5. 选择病例的附加检查：有助于评估风险和疗效。

(1) 运动试验：明确心律控制是否满意；证实运动诱发房颤；在应用Ⅰc类抗心律失常药物治疗前排除心肌缺血。

(2) Holter监测：确定房颤类型；评估心律控制效果。

(3) 经食管超声心动图：证实左房血栓，指导转复。

(4) 电生理检查：鉴别宽QRS波心动过速的发病机制；证实诸如房扑或阵发性室上性心动过速等触发因素；标测根治性消融靶点或行房室传导阻断/改良的部位。

五、治疗

1. 病因治疗：积极寻找房颤的原发疾病和诱发因素，做出相应处理。在治疗房颤发作的同时应治疗基础疾病，通常可消除房颤。

2. 对症治疗

(1) 预防血栓栓塞：非瓣膜病房颤发生血栓栓塞的8个高危因素：年龄≥75岁（尤其女性）、高血压、冠心病、糖尿病、充血性心力衰竭、既往栓塞或一过性脑缺血史者、左房增大（>50 mm）、左心室功能低下（左心室缩短率<25%，LVEF≤40%）。

对<65岁、无高危因素的永久性或持续性非瓣膜病房颤可用阿司匹林，≥1个高危因素则用华法林；65~75岁、无高危因素者，仍应首选华法林，也可用阿司匹林，有高危因素者应用华法林；>75岁，一律用华法林，若不能耐受则用阿司匹林。

调整华法林的剂量，使国际标准化比值（INR）维持在2~3的范围。

对于房颤发作时间<48小时的患者，在无抗凝治疗的情况下接受心脏复律是安全的；对于房颤发作时间>48小时的患者，心脏复律前3周和复律后4周都必须接受充分抗凝治疗。

(2) 心室率控制：有3种情况下的房颤，适于以控制心率为主的治疗方案：一是急性发病心室速率过快，二是药物维持窦性心律失败或未能转复为窦性心律，三是老年无症状的患者。

1）药物控制心室率：①心室率控制要求：静息时60～80次/分钟，日常中等强度体力活动达90～115次/分钟；②Ⅱβ受体阻断剂和Ⅳ类钙通道阻滞剂为一线药物。注意在已有心功能失代偿时可能引发临床心衰症状。

2）射频消融：适于对药物反应不好、有症状者，尤其是因心室率过快出现左室收缩功能降低的患者。

（3）复律治疗

1）电复律：当房颤导致急性心力衰竭、低血压、心绞痛恶化、心室率难以控制（尤其是房颤经房室旁道下传引起的快速心室率）时，应立即实施复律，主要采用电复律。若无紧急复律指征，可先控制心室率，去除病因后再考虑复律。

初发房颤大部分在24～48小时内可自动转复为窦性心律，因此对无器质性心脏病且症状轻的患者，仅休息和镇静，不必急于复律。房颤持续7天以内，尤其是持续时间小于48小时的患者，药物复律非常有效。超过7天，电复律治疗优于药物复律，但需使用镇静剂或麻醉剂。

房颤持续越长，复律成功率越低。超过48小时，应先行抗凝治疗3周以预防血栓栓塞。对不能确定房颤发病时间的患者，应立即开始抗凝治疗。

2）药物复律：常用Ⅰa、Ⅰc和Ⅲ类抗心律失常药，如奎尼丁、普鲁卡因胺、普鲁帕酮和胺碘酮等。除胺碘酮外，这些抗心律失常药物均有致室性心律失常的严重副作用。

器质性心脏病、心功能不全患者首选胺碘酮，无器质性心脏病者首选I类药。

无论药物复律还是电复律，都有发生血栓栓塞或卒中的危险，两者均需抗凝治疗。

六、诊疗流程

1. 房颤处理总流程：对房颤患者的处理，首先要了解其房颤的类型（阵发性、持续性、或永久性），继而决定是复律和维持窦性心律，还是控制心室率，以及是否需要抗凝。

2. 新诊断的或最近发作的房颤：新诊断的或最近发作的房颤处理流程见图2-5。

3. 反复发作的阵发性房颤：对于持续时间短、症状轻微的阵发性房颤反复发作者，避免应用抗心律失常药物是合理的，但症状明显的患者常需要抗心律失常治疗。对这两类患者均需控制心率和预防血栓栓塞。

4. 反复发作的持续性房颤：症状轻微、已给予至少一次复律仍反复发作持续性房颤者，可进行控制心率和预防血栓栓塞治疗。对症状显著欲维持窦性心律者，应在复律前后进行抗心律失常治疗（除控制心率与抗凝外），抗心律失常药物的选用与反复发作阵发性房颤者相同。

5. 永久性房颤：对于此类患者重要的是控制心室率和抗凝治疗。

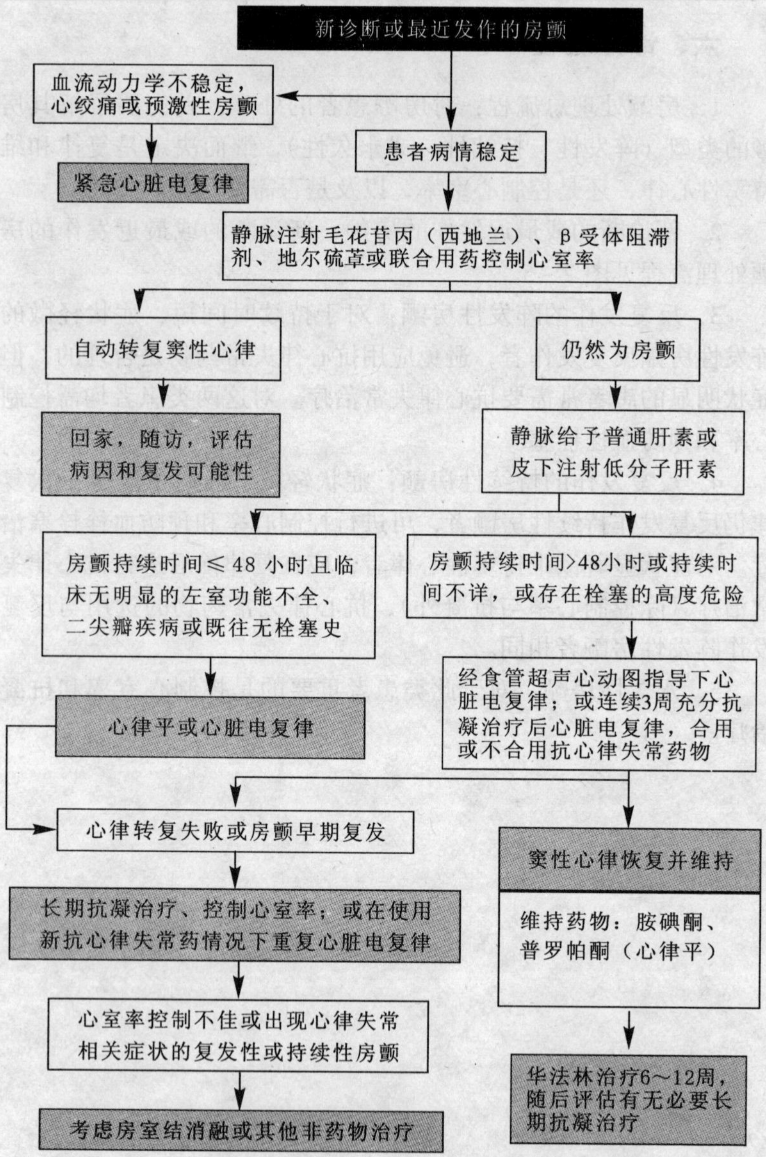

图2-5　新诊断的或最近发作的房颤处理流程示意图

第10节　二尖瓣狭窄和关闭不全

一、二尖瓣狭窄

1．定义

在心脏位置正常、房室关系一致的情况下，左侧房室瓣的狭窄称为二尖瓣狭窄。

2．病因与病理

发病原因可分先天性与后天性。后天性二尖瓣狭窄常见，绝大多数是由于风湿病所致，极少数可能为病毒感染。

3．临床表现

二尖瓣狭窄的患者：活动时呼吸困难是其突出表现；在左心房高压时可出现夜间阵发性呼吸困难、端坐呼吸、肺水肿及咯血；如有肺动脉高压存在，可出现水肿、肝大等右心功能不全的症状。

心功能状况与瓣孔面积大小有一定关系：正常人二尖瓣孔面积为4～6 cm^2，当出现呼吸急促症状，瓣孔面积至少已降至2.0～2.5 cm^2 以下。轻度活动时出现呼吸急促，瓣孔面积为1～2 cm^2。静息时有呼吸急促，瓣孔面积1 cm^2。维持病人生存的瓣孔面积至少0.5 cm^2。

4．体格检查

（1）视诊：二尖瓣面容：由于循环缓慢，以致末梢、颧部组织毛细血管中不饱和氧合血红蛋白增多，引起发绀。

（2）触诊：胸骨左缘可触及抬举性搏动，为右心增大表现。心尖区可触及舒张期震颤，是二尖瓣狭窄最特征性体征。

（3）叩诊：右心增大，心房增大，肺动脉扩张，梨形心即心腰部消失心界左移。

（4）听诊：心尖部可闻及舒张期隆隆样杂音，舒张中期出现，收缩前期加强，不传导。若存在第一心音亢进及开瓣音，提示瓣膜活动良好，至少大瓣叶活动良好。

5．辅助检查

(1) 心电图：心房肥大，P波增宽并有切迹呈双峰，称“二尖瓣型P波”。右心室肥大，可见电轴右偏，右室增大，但无特异性。

(2) 胸部X线：肺淤血，左心房增大，梨形心，双房影，Kerley B线。

(3) 超声心动图：M－型超声：大瓣叶活动呈城垛样改变，二维超声可以反映二尖瓣孔大小，瓣膜、瓣下结构的形态学改变，可依此确诊。

(4) 心导管检查：对确定要行介入治疗者方需此项检查。

6．诊断步骤

(1) 根据临床表现，特别是心脏体征和超声心动图检查，二尖瓣狭窄诊断常无困难。

(2) 鉴别诊断：①主动脉关闭不全：可出现Austin－Flint杂音，但患者有明显主动脉关闭不全体征，超声心动可确诊；②三尖瓣狭窄：舒张期隆隆样杂音也可因右室增大，心脏顺钟转位而在心尖部内侧听到。临床上无二尖瓣狭窄的单纯性三尖瓣狭窄极少见，超声心动图可确诊；③左房黏液瘤：舒张期杂音与二尖瓣狭窄极相似。可通过超声心动图确诊。

7．并发症

(1) 心房颤动（简称房颤）：二尖瓣狭窄最常见最重要的并发症。

(2) 栓塞：二尖瓣狭窄伴房颤患者最常见并发症之一。

(3) 肺部感染。

(4) 心力衰竭：二尖瓣狭窄患者死亡的主要原因。

8．治疗

(1) 内科治疗：无症状者不必限制日常活动，适当锻炼，避免重体力劳动，最重要的是应用青霉素预防链球菌感染和感染性心内膜炎。

有肺静脉淤血者适当限制钠盐摄入，适当应用利尿剂。窦性心律者不用洋地黄，合并房颤者可用洋地黄类减慢心室率及减轻症状。心室率下降不明显可加用β阻滞剂。

大咯血患者首选硝酸甘油静脉滴注降低肺静脉压，并辅以强效利尿剂。

急性肺水肿患者应按急性左心衰紧急处理。但应慎用洋地黄，合并房颤时可应用。

晚期右心衰竭按心力衰竭处理原则处理。

二尖瓣狭窄房颤不能自行转复者，可药物及电转复，但对左房巨大或房颤持续超过1年者复律成功率低，危险性大，复发率高，应慎重治疗。

(2) 经皮穿刺球囊二尖瓣成形术（PBMV）：已基本代替闭式二尖瓣分离术。

(3) 手术治疗：包括闭式二尖瓣分离术，直视二尖瓣分离术，及二尖瓣置换术。

二、二尖瓣关闭不全

1. 定义：在心脏位置正常、房室关系一致的情况下，当左室内血液部分反流到左心房时称之为二尖瓣关闭不全。

2. 病因与病理：绝大多数是由于风湿病所致，但多合并二尖瓣狭窄，单纯二尖瓣关闭不全为二尖瓣脱垂，退行性变性和冠心病引起的乳头肌缺血或坏死为重要原因。

3. 临床表现：轻度二尖瓣关闭不全可终生无症状，中重度关闭不全者早期也可无症状，后期出现心排血量减少所致的疲乏、虚弱、体重减轻等，晚期左室功能失代偿导致肺淤血，可引起不同程度的呼吸困难，但很少有急性肺水肿，长期肺淤血合并肺血管病变和显著肺动脉高压可继发右心衰竭，出现体循环淤血症状。

4．体格检查

(1) 视诊：心尖搏动向左下移位。

(2) 触诊：心尖搏动向左下移位。部分患者可在心尖部触及收缩期震颤。

(3) 叩诊：严重二尖瓣关闭不全时，心界向左下明显增大，心腰消失。

(4) 听诊：心尖部可闻及全收缩期吹风样杂音，向左腋下及左肩胛区传导。第一心音减弱，可有第二心音分离，因主动脉瓣提前关闭所致。

5．辅助检查

(1) 心电图：轻度二尖瓣关闭不全时心电图可正常，中、重度时可见心房增大表现P波增宽有切迹，50%的患者有左室肥大的心电图表现。

(2) 胸部X线：轻度二尖瓣关闭不全时可正常，中、重度时可见心脏明显向左下扩大，左房明显增大。

(3) 超声心动图：Doppler超声对于血液返流的判断十分敏感，对二尖瓣关闭不全有较高的诊断价值。

(4) 心导管检查：对确定要行介入治疗者才需此项检查。

6．诊断步骤

(1) 根据临床表现，特别是心脏体征和超声Doppler检查，二尖瓣关闭不全诊断常无困难。

(2) 鉴别诊断：①功能性收缩期杂音：多在胸骨左缘3～4肋间或心尖部闻及，非全收缩期，1～2级性质柔和杂音，无心脏形态改变；②乳头肌功能不全：多因冠心病乳头肌缺血或乳头肌坏死所致，根据冠心病病史和临床表现可诊断。

7．并发症

(1) 感染性心内膜炎：较二尖瓣狭窄更易发生感染性心内膜炎。

(2) 房颤：较二尖瓣狭窄发生房颤者为少。

8．治疗

(1) 内科治疗：无症状者宜随访观察，适当限制体力活动，预防感染性心内膜炎。心功能不全者可应用洋地黄类药物，利尿剂和扩血管药物提高生活质量。

(2) 手术治疗：包括二尖瓣瓣膜修补和二尖瓣置换术。

第 11 节　主动脉瓣狭窄与关闭不全

主动脉瓣狭窄（AS）

一、病因

1．风湿性心脏病：通常合并主动脉瓣关闭不全（AI）。

2．退行性心脏病（如钙化性狭窄）。

3．先天性心脏病（如主动脉瓣两瓣畸形）。

4．其他：如感染性心内膜炎等大的赘生物阻塞瓣口。

二、病理生理

压力负荷过大→左心室肥厚（LVH）向心性肥厚。

三、临床表现

常在主动脉瓣区面积（AVA）$<1.0\ cm^2$ 时出现：

1．心绞痛：耗 O_2↑（心肌肥厚）+供 O_2↓（心内膜下血管收缩）±冠心病（CAD）。

2．晕厥（多发于运动后）：在心排出量一定情况下外周血管扩张（如骨骼肌血管）→平均动脉压(MAP)↓→大脑供血不足。

3．心力衰竭：严重时可有呼吸困难或肺水肿。

四、体格检查

1. 胸骨右缘第二肋间可闻及高调的收缩期喷射性杂音，向颈部传导，常伴有震颤。

2. 主动脉瓣两瓣畸形患者可闻及喷射性咔哒音。

3. 严重时：A_2 延迟，S_2 逆向分裂或者 A_2 消失，少数儿童晚期可有颈动脉搏动减弱和延迟，左室增大，有时可有 S_4。

五、辅助检查

1. 心电图（ECG）：左心室肥厚（LVH），左心房增大（LAE），左束支传导阻滞（LBBB）。

2. 胸部 X 线片（CXR）：主动脉狭窄后扩张，主动脉瓣钙化，肺淤血。

3. 超声心动图：观察瓣膜形态及有无钙化，估计跨瓣压和射血分数（EF）。

4. 心导管检查：同时测左心室和主动脉收缩期峰压差，由此计算出瓣口面积。

六、诊断

有典型杂音时，较易诊断，确诊有赖于超声心动图。主动脉狭窄分级见表 2-6。

表 2-6 主动脉狭窄分级

等级	平均跨瓣压（mmHg）	AVA（cm^2）	LVEF
正常	0	3.0~4.0	正常
轻度	<25	1.5~2.0	正常
中度	25~50	1.0~1.5	正常
重度，代偿	>50	<1.0	正常
重度，失代偿	可变	<1.0	↓

七、治疗

主动脉瓣狭窄的治疗

1．手术（主动脉瓣置换术）：有症状的 AS；无症状的重度 AS，伴 EF↓、AVA＜ 0.6 cm^2、主动脉射血速度＞4 m/s、或运动后 BP↓；无症状的中、重度 AS，既往有 CABG 史。

2．内科治疗：利尿、控制高血压（ACEI）、地高辛；重度 AS 患者，避免使用血管扩张剂（如硝酸酯类）及负性肌力药物（如β受体阻滞剂、钙通道阻滞剂（CCB））。

3．经皮主动脉瓣成形术（PAV）：50% AVA↑，50% AV 梯度峰值↓，但是 50% 6～12 个月后出现再狭窄，所以在无手术指征前，可作为过渡。

4．主动脉内气囊泵（IABP）：作为手术前过渡。

5．预防心内膜炎，中、重度 AS 患者避免剧烈活动。

八、预后

1．出现症状前，通常缓慢进展。

2．如果可能，每 2 年复查一次超声心动图；AVA 每年约减少 0.1 cm^2。

3．心绞痛→平均生存期 5 年，晕厥→平均生存期 3 年，心力衰竭→平均生存期 2 年。

主动脉瓣关闭不全（AI）

一、病因

1．瓣膜病：①风湿性心脏病（通常 AS/AI 混合，常伴发二尖瓣病变）；②主动脉瓣两瓣畸形：1/3→正常，1/3→AS，1/6→AI，1/6→心内膜炎；③感染性心内膜炎；④结缔组织病（RA、SLE）。

2．主动脉根部病变：①高血压；②主动脉动脉瘤或夹层，主动脉环扩张症，Marfan 综合征；③大血管炎瓣膜炎（巨细胞动脉炎、大动脉炎）；④梅毒。

二、临床表现

1．急性：肺水肿 ± 低血压。

2．慢性：左室扩张时临床无症状→左室失代偿，返流增加→心力衰竭。

三、体格检查

1．胸骨左缘第三肋间可闻及舒张期叹气样杂音（如为主动脉根部病变引起，则在胸骨右缘第二肋间），向胸骨下和心尖部传导，无震颤，前倾和呼气时加重。AI 的严重程度与杂音的轻重成正比（急性期和晚期严重时除外）。

2．Austin－Flint 杂音：心尖部舒张期隆隆样杂音（AI 导致 MV 相对性狭窄）。

3．由于每搏量↑导致脉压↑→许多典型症状（表 2－7）（晚期由于左室功能↓致使脉压↓）。

表 2－7 AI 的典型症状

症 状	描 述
水冲脉（Corrigan 脉）	脉搏骤起骤落，犹如潮水涨落
希尔征（Hill 征）	腘动脉收缩压－肱动脉收缩压 > 60mmHg
Duroziez 征	股动脉处听诊器逐渐加压→收缩期和舒张期双期吹风样杂音
枪击音（Traube 征）	股动脉处与心跳一致短促如射枪的声音
De Musset 征	随心脏搏动点头
Muller 征	腭垂搏动
毛细血管搏动征(Quincke 脉)	指(趾)甲下毛细血管搏动(特异性差)

4. 轻柔 S_1（MV 关闭早期），心尖搏动弥散，后期移位，EF↓时可闻及 S_3。

四、辅助检查

1. 心电图（ECG）：左心室肥大，左心房肥大。
2. 胸部 X 线片（CXR）：心脏增大 ± 主动脉扩张。
3. 超声心动图：根据返流程度和降主动脉中的血液估计 AI 的严重程度，估计左室的大小和功能。

五、诊断

有典型杂音时，较易诊断，确诊有赖于超声心动图。

六、治疗

1. 外科（主动脉瓣置换术）：①有症状的重度 AI；②无症状的重度 AI，伴 EF < 50% 或 LVESD > 55 mm，或 LVEDD > 75mm；③无症状的重度 AI，既往有 CABG 术史。

2. 内科治疗：血管扩张剂硝苯地平（心痛定）、血管紧张素转化酶抑制剂（ACEI）、肼屈嗪（肼苯哒嗪）等：严重 AI、高血压或者无手术指征的患者；利尿剂和地高辛：心衰患者。

3. 急性失代偿（突发心肌缺血和心内膜炎）：减轻后负荷（硝普盐）和正性支持（多巴酚丁胺）± 变时性支持（心率↑→舒张期↓→返流时间↓）；

禁用缩血管药和主动脉内气囊泵（IABP）；急性重度 AI 左室不能耐受者需手术治疗。

4. 预防心内膜炎。

七、预后

1. 病情进展多变，可快可慢，与 AS 不同。
2. 一旦出现失代偿，预后较差。

第12节 主动脉夹层

一、定义

主动脉夹层（aortic dissecting，AD）指主动脉内膜撕裂致血液进入中膜，使中膜分离，并沿主动脉长轴方向扩展，从而造成主动脉真假两腔分离的一种病理改变。

二、病因

1. 高血压动脉粥样硬化。

2. 结缔组织病：马方综合征约占主动脉夹层的1/4。此外有Ehles - Donlas综合征，Erdheim中层坏死或Behcet病。

3. 妊娠：40岁以下女性主动脉夹层患者半数为孕妇，常于7~9个月发病，与妊娠高血压症有关。

4. 先天性心血管疾病：如先天性主动脉缩窄，主动脉瓣二瓣化。

5. 损伤：重体力运动，医源性损伤。

6. 罕见原因：梅毒、心内膜炎、系统性红斑狼疮（SLE）、多发性结节性动脉炎，以及药物。

三、分型

1. DeBakey分型：①Ⅰ型，内膜撕裂位于升主动脉近心端，而扩展累及腹主动脉；②Ⅱ型，内膜撕裂同Ⅰ型，而扩展升主动脉；③Ⅲ型，内膜撕裂位于降主动脉峡部，而扩展累及降主动脉和（或）腹主动脉。

2. Stanford分型：①A型：撕裂口位于升主动脉处，夹层病变累及升主动脉；②B型：撕裂口位于左锁骨下动脉起点部远侧的降主动脉，夹层病变未累及升主动脉。

此分型有重要临床意义，A 型和 B 型的治疗原则和预后不同，一般而言，A 型适合外科治疗，B 型适合于内科药物治疗。

四、临床表现

本病临床表现取决于主动脉夹层的部位、范围、程度、主动脉分支受累情况、有无主动脉瓣关闭不全以及向外破溃等并发症。发病时间 2 周内为急性。

对怀疑 AD 的患者最重要的是尽快明确诊断。在急诊室遇到的典型 AD 患者往往是 60 岁左右的男性，90%具有高血压病史和伴突发剧烈胸背痛史。如果并存主动脉瓣严重返流可迅速出现心衰、心包填塞，导致低血压和晕厥。主动脉分支动脉闭塞可导致相应的脑、肢体、肾脏、腹腔脏器缺血症状，如脑梗死、少尿、截瘫等。主动脉壁损伤导致致热源释放引起发热的发生率并不高，但需要注意和其他炎症性发热相鉴别。另外要注意的是夹层扩大压迫右冠状动脉易误诊为急性下壁心肌梗死；少数发生夹层亦可无疼痛，如 Mafan 综合征或行激素治疗者。

五、体格检查

20%的患者可发生周围动脉搏动消失，左侧喉返神经受压时可出现声带麻痹，在夹层穿透气管和食管时可出现咯血和呕血，夹层压迫上腔静脉出现上腔静脉综合征，压迫气管表现为呼吸困难，压迫颈胸神经节出现 Horner 综合征，压迫肺动脉出现肺栓塞体征，夹层累及肠系膜和肾动脉可引起肠麻痹乃至坏死和肾梗死等体征。在 A 型夹层病人中 50%有舒张期主动脉瓣返流性杂音。胸腔积液也是 AD 的一种常见体征，多出现于左侧。伴有难控性高血压的急性期患者常出现意识改变等高血压脑病的体征。

六、辅助检查

1．实验室检查：只用于除外其他诊断。可因应激致白细胞数增多，或因严重出血及大量血液流入假腔引起的贫血；血沉可增快；肠系膜上动脉受累并累及胰腺时，可致血清淀粉酶增高；肾脏受累时，可出现血尿和肾功能不全；脑卒中时，可出现血性脑脊液。夹层血肿可消耗大量凝血因子，可表现为PT延长及纤维蛋白降解产物增高，血小板减少，甚至发展为弥散性血管内凝血（DIC）。C反应蛋白可作为主动脉夹层组织损伤和愈合的标志及判断病人活动或出院的参考指标。

2．心电图：主动脉夹层本身无特异性心电图改变。冠状动脉受累时，可出现心肌缺血或心肌梗死心电图改变；心包积血时，可出现急性心包炎的心电图改变。

3．胸片：可观察到上纵隔影增宽、主动脉增宽延长、主动脉外形不规则，有局部隆起，在主动脉内膜可见钙化影。特别是发病前后相比较，更具有意义。但胸部平片不具有确诊价值。

4．主动脉超声心电图及彩色多普勒超声：包括经胸主动脉超声（TTE）和经食管超声（TEE）。可定位内膜裂口，显示真、假腔的状态及血流情况，并可显示并发的主动脉瓣关闭不全、心包积液及主动脉弓分支动脉的阻塞。对A型TTE敏感性为70%~100%，特异性可达80%~90%，而TEE的敏感性和特异性均可达到95%以上。对B型AD，超声准确性只有70%。

5．CT主动脉造影：敏感性达90%以上，其特异性接近100%。主要缺点是造影剂产生的副作用和主动脉搏动产生的假影干扰。

6．主动脉磁共振显像（MRA）：准确性和特异性均接近100%，有替代动脉造影成为AD诊断金标准的趋势。其缺点是扫描时间较长，用于循环状态不稳定的急诊患者有一定限制；另外不适用于体内有金属植入物的患者。

7．主动脉数字减影血管造影术（DSA）：DSA仍保持着诊断AD“金标准”的地位。新一代三维DSA造影对准确判断夹层裂口的大小和位置有其他各项检查难以达到的效果。DSA的缺点是其有创操作及应用造影剂均有导致并发症的可能。

七、鉴别诊断

根据典型病史、临床表现和影像学检查可以确诊，不典型者应与急性心肌梗死、急性心包炎、瓣膜病、急性下肢动脉栓塞及急腹症等进行鉴别。见表2-8。

表2-8 主动脉夹层的鉴别诊断

疾病	疼痛程度	牵涉痛	伴随症状	与体位、进食	与劳累	胸触痛	硝酸甘油	ECG	胸片	胸部CT
急性冠脉综合征	严重	有	大汗淋漓、恐惧感	无关	有关	无	缓解	ST段弓背抬高或压低	正常	正常
主动脉夹层	严重	有	晕厥、大汗淋漓、濒死感	无关	无关	无	无	不典型	纵隔增宽	主动脉破口、中膜与外膜有夹层或外膜不完整
肺栓塞	严重	无	晕厥、呼吸困难、大汗淋漓	无关	无关	无	无	Q_{III} T_{IV} S_{I} 电轴右偏 右束支阻滞	肺动脉段增高	肺动脉阻塞
气胸	中等	无	呼吸困难	卧位患侧加重	无关	无	无	正常	肺压缩症	同胸片
食管痉挛	中等	有	烧心、恶心、呕吐	进食时候仰卧加重	加重	无	正常	正常	正常	
心包炎	一般	无	呼吸困难、发热	体位影响疼痛程度	有关	无	无	ST抬高但没有对应导联压低	增大	心包积液
胸膜炎	一般	无	咳嗽、气短、发热	咳嗽加重	无关	无	无	正常	胸腔积液	胸腔积液

续 表

疾病	疼痛程度	牵涉痛	伴随症状	与体位、进食	与劳累	胸触痛	硝酸甘油	ECG	胸片	胸部 CT
胆囊、胰腺炎	一般	有	腹痛(有压痛)、恶心、呕吐、发热	有关	无关	无	无	正常	正常	
肋骨软骨炎	一般	无	无	有关	无关	明显	无	无	无	无
带状疱疹早期	中等	无	皮疹、发热	无	无关	局部异物感	无	正常	正常	正常
抑郁症	一般	不明确	过度换气	无	无关	无	无	正常	正常	正常

八、诊断及治疗步骤

1．急诊初步辅助检查：急诊心电图可鉴别 AD 和心肌梗死，但在 AD 累及冠状动脉开口时可同时存在心肌梗死，约 20%的急性 A 型 AD 心电图检查可出现心肌缺血或心肌梗死的表现，此类患者不宜行溶栓治疗。60%以上的 AD 患者胸部 X 线平片可发现主动脉影增宽。急诊 CT 扫描可发现主动脉“双管征”。

2．急诊初步治疗：对血流动力学稳定的急性 AD 患者，急诊的初步治疗措施主要是控制疼痛和血压。常用硫酸吗啡止痛。理想的控制性降压是将血压控制在 120/70 mmHg，β 受体阻滞剂是 AD 急性期最常用的降压药物。如果单用该类药物血压控制不理想可加用血管扩张剂，最常用的是硝普钠。对于血流动力学不稳定的患者应急诊气管插管，机械通气，立即行经食管超声检查，如果发现有心包填塞应急诊开胸手术。如发现进行性增大并不断外渗的 B 型 AD，可急诊行腔内隔绝术，其诊治流程见

图 2－6。

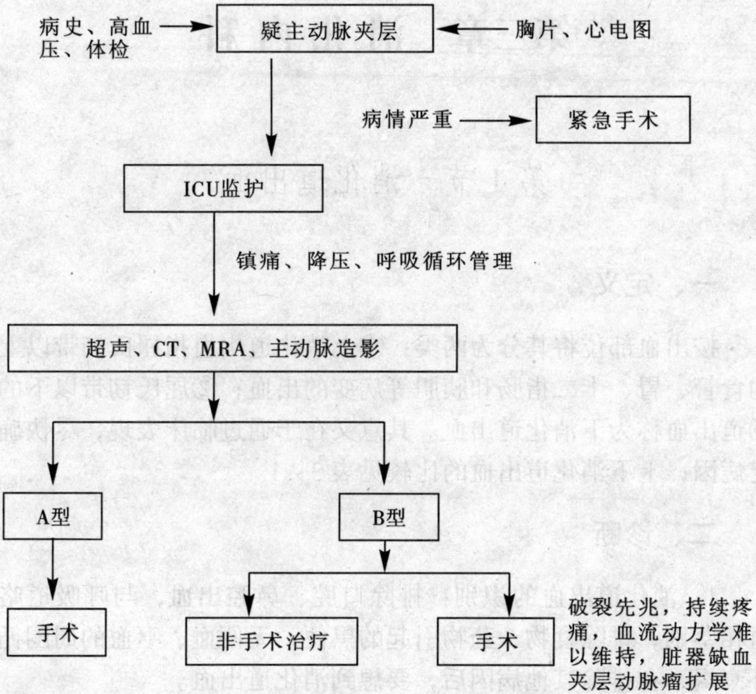

图 2－6　主动脉夹层诊治流程示意图

第三章 消化内科

第1节 消化道出血

一、定义

按出血部位将其分为两类：①上消化道出血指屈氏韧带以上的食管、胃、十二指肠和胰胆等病变的出血；②屈氏韧带以下的肠道出血称为下消化道出血。其意义在于通过临床表现，尽快确定病因；上下消化道出血的比较见表3-1。

二、诊断

1．消化道出血的识别：排除口腔、鼻腔出血，与呼吸道咯血相鉴别；排除食物、药物引起的黑便；无便血、呕血的周围循环衰竭，在排除其他病因后，要想到消化道出血。

2．出血严重程度的估计：每日出血量>5～10 ml时便潜血阳性，出血量>50～100 ml时出现黑便，胃内积血量达250～300 ml时可引起呕血；一次出血量>500 ml且出血较快时患者可有头晕、乏力、心动过速和血压降低等表现。严重出血患者需连续监测其血压、脉搏等生命体征，根据病人血红蛋白（Hb）及血细胞比容（HCT），也可以估计失血程度。

3．出血是否停止的判断：有以下临床表现应认为有继续出血。①反复呕血或呕血转为鲜红色，黑便次数增多，粪便稀薄，伴肠鸣音亢进；②休克症状经积极补液未见好转；③RBC、HGB、HCT持续下降，网织红细胞（RET）比例持续升高；④补液与尿量足够的情况下，血尿素氮（BUN）持续或再次增高。

表 3-1 上、下消化道出血的比较

	上消化道出血为主	下消化道出血为主
最常见症状	呕血（大量急性出血）、黑便或柏油样便	便血（鲜血便、暗红色便）
其他有提示意义的症状	恶心、呕吐、上腹痛等	腹泻、里急后重，下腹痛
最常见病因	消化性溃疡、食管－胃底静脉曲张破裂、急性糜烂性出血性胃炎、胃癌	肛管疾病（痔、肛裂或肛瘘）、大肠癌和大肠息肉
其他少见病因	胃食管疾病（肿瘤、食管贲门黏膜撕裂症、药物性溃疡、食管或胃憩室炎）、胆道疾病（结石、炎症或蛔虫症）、胰腺疾病（胰腺炎、胰腺癌或胰腺脓肿）、全身疾病在胃肠表现出血（血液病、尿毒症、血管炎、急性传染性疾病）等	急性出血坏死性肠炎、肠结核、炎性肠病、肠道血管畸形、感染性肠炎等
有提示意义的检查结果	便潜血阳性 肠源性氮质血症	

4．病史：急性或慢性起病、发作次数、诱因、伴随症状等；需特别注意饮酒史、用药史、手术史、是否正在接受抗凝治疗。

5．查体：首先检查生命体征，判断周围循环状态；一般查体需特别注意皮肤（紫癜、淤斑可提示有出血倾向，肝掌、蜘蛛痣、黄疸提示慢性肝病，毛细血管扩张提示先天性血管畸形等）、腹部（腹壁触诊情况提示溃疡、胃肠炎症或肠梗阻，肝硬化时可有脾大、腹腔积液、脐周静脉曲张，Crohn 病或肿瘤可有腹部包块）；肛门指诊在没有禁忌时不应忽略。

6．实验室检查：初步接诊即应该行以下检查——血常规（注意 RBC、HGB、HCT）、肝功、电解质、凝血功能、血肌酐、BUN、血糖、血型（需要时配血）；进一步检查则针对可能的病因进行。

7．特殊检查：①内镜检查：如无禁忌，应为首选方法；②X 射线钡餐/钡灌肠造影：适用于出血停止病情稳定的患者；③放射性核素显像（Tc－TBC）：可发现 > 0.05 ml/min 的活动性出血部位，可作为初步诊断手段；④血管造影：只有活动性出血 > 0.5 ml/min 时才可发现，适用于下消化道出血，特别对血管畸形的诊断比较可靠；⑤剖腹探查。

三、并发症

1．周围循环障碍→休克。

2．贫血。

3．氮质血症→急性肾衰。

4．发热。

四、治疗

1．一般治疗及对症治疗。

2．抗休克治疗。

3．上消化道急性大出血的止血方法：①胃内降温；②口服止血剂（去甲肾上腺素，老年患者慎用）；③抑酸药：H_2 受体阻滞剂（H_2RA），如西米替丁、法莫替丁，质子泵抑制剂（PPI），如奥美拉唑和胃黏膜保护剂；④内镜下止血；⑤食管静脉曲张破裂的其他非手术治疗：气囊压迫；垂体后叶素 0.2～0.4 U/min，止血后每小时减 0.1 U/min；奥曲肽静脉推注 100μg；止血后适当使用血管扩张剂降低门脉压力；介入栓塞。

4．手术止血和治疗。

5．针对病因的治疗。

急性上、下消化道出血的诊断步骤及处理原则：见图 3 - 1，慢性不明原因出血的诊断及处理见图 3 - 2。

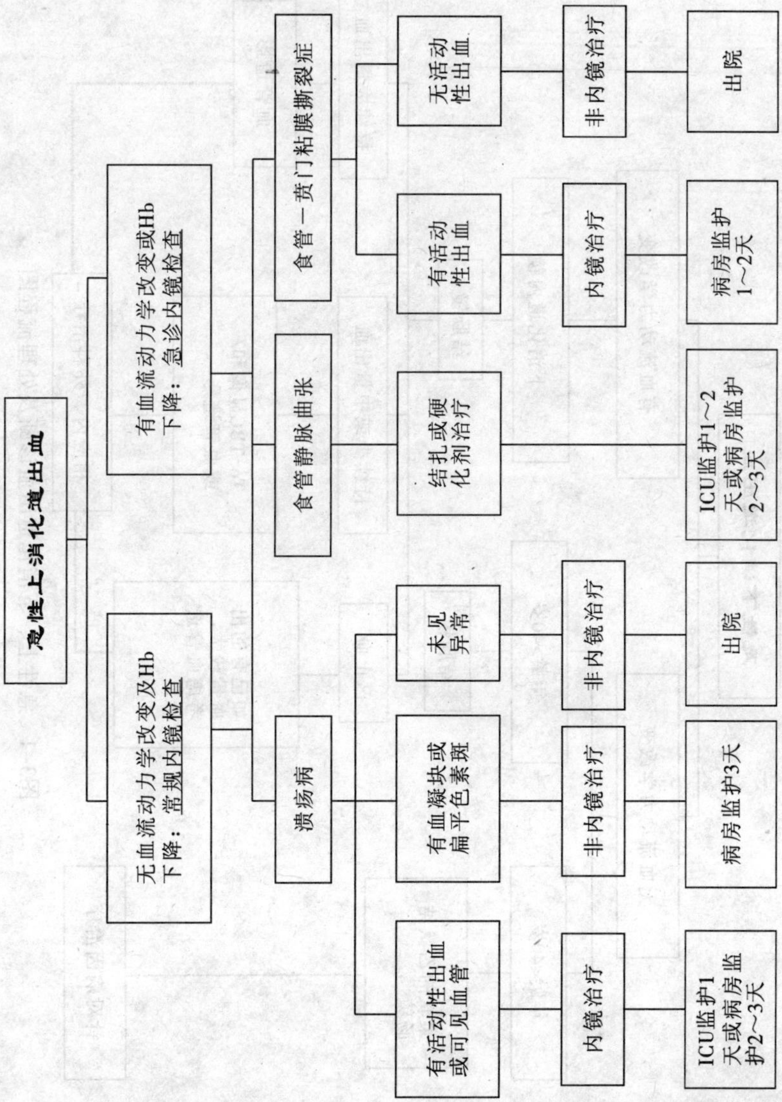

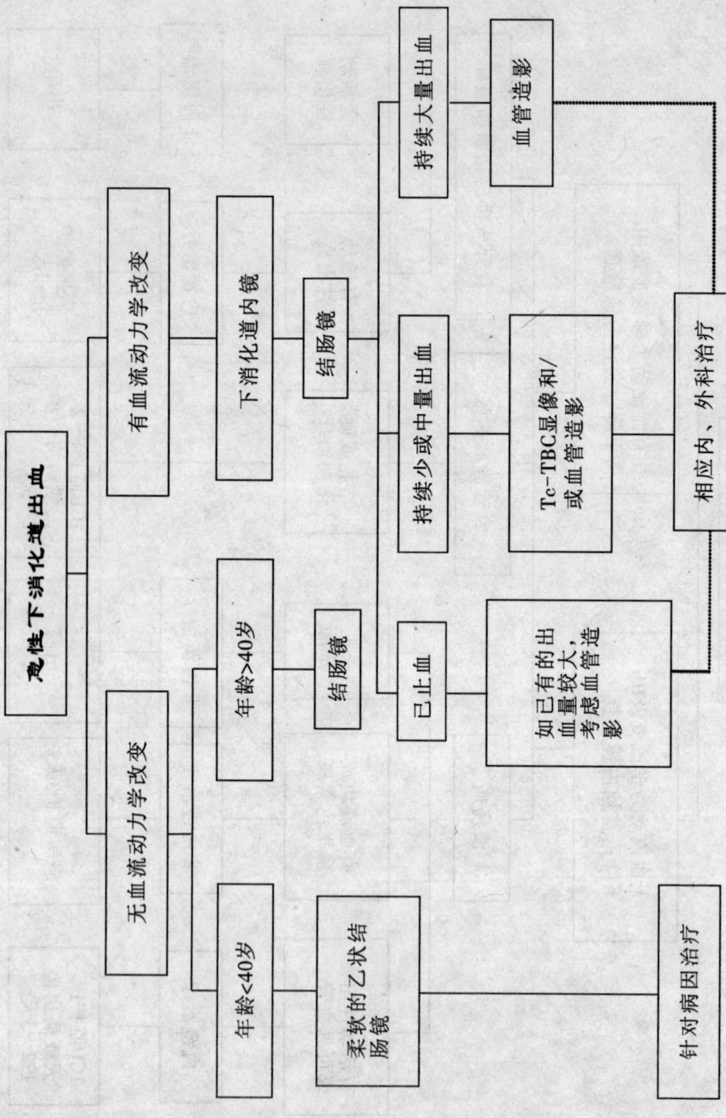

图3-1 急性上、下消化道出血诊断及处理流程图

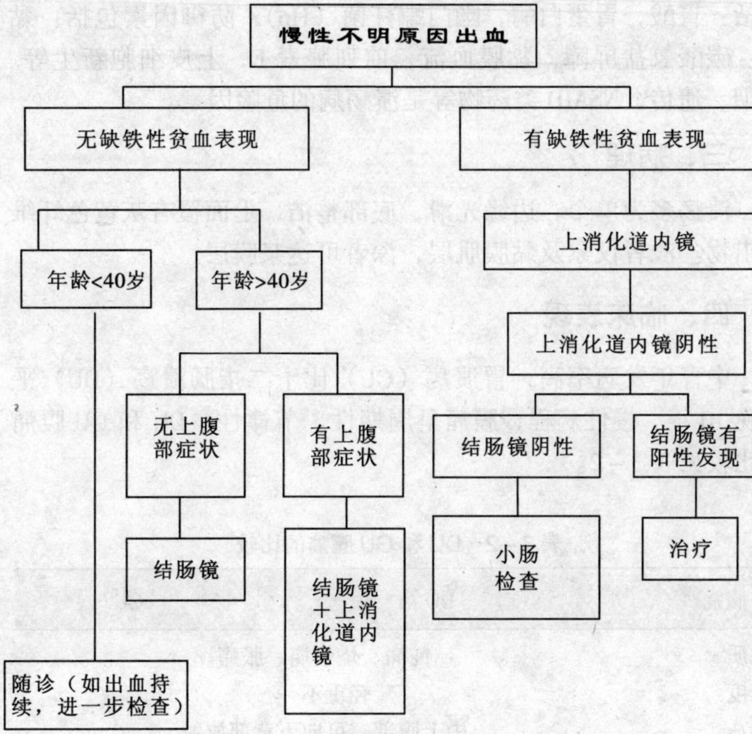

图 3－2　慢性不明原因出血的诊断及处理流程图

第 2 节　胃及十二指肠溃疡

一、定义

穿透至黏膜肌层的胃肠道黏膜的局限性损伤，是一种常见的、慢性胃肠道疾病。

二、病因和发病机制

侵袭因素的增强和自身防御因素的减弱导致溃疡。侵袭因素包括：胃酸，胃蛋白酶，幽门螺杆菌（Hp）；防御因素包括：黏膜－碳酸氢盐屏障，黏膜血流，前列腺素 E，上皮细胞新生等。吸烟、遗传、NSAID 类药物等是溃疡病的危险因素。

三、病理

溃疡多为单个，边缘光滑，底部整洁，上面覆有灰黄色纤维渗出物。浅者仅累及黏膜肌层，深者可达浆膜层。

四、临床表现

中青年发病率高，胃溃疡（GU）比十二指肠溃疡（DU）平均晚 10 年。慢性病程，腹痛呈周期性、节律性。DU 和 GU 腹痛的比较见表 3－2。

表 3－2 DU 和 GU 腹痛的比较

腹痛	DU	GU
性质	钝痛、烧灼痛、胀痛	
程度	轻重不一	
部位	中上腹部，可向下背部放射	
	常偏右	常偏左
节律性	空腹痛：餐前、夜间或凌晨痛	餐后 0.5～1.5 小时
季节性	春季，晚秋初冬	
伴随症状	上腹饱胀、反酸、嗳气等	
诱因	疲劳，焦虑，饮食不当，饮酒，感冒，NSAID 类药物等	
体征	溃疡活动时中上腹固定而局限的压痛点，程度不重，压痛部位与溃疡的位置基本吻合；缓解期无体征	

特殊类型如下：

1．老年性溃疡：症状不典型，首发症状常为食欲不振、贫血、心绞痛样症状。

2．幽门管溃疡：餐后立即出现腹痛，剧烈无节律，病人畏食，好发呕吐，呕吐后症状缓解。

3．球后溃疡：夜间痛和背部放射痛明显；内镜因不易显示可为假阴性。

4．胃、十二指肠复合性溃疡：疼痛顽固，需要和胃泌素瘤相鉴别。

5．难治性溃疡：正规内科治疗无效，反复发作。

五、辅助检查

1．胃镜和黏膜活检是主要的诊断方法，按胃镜表现分为3期。

（1）活动期（A期）：A1：白苔，小出血，炎性水肿；A2：黄白苔，无出血，水肿减轻。

（2）治愈期（H期）：H1：肿胀消失，新生毛细血管；H2：溃疡变浅小，周围黏膜皱褶。

（3）瘢痕期（S期）：S1：白苔消失，新生红色黏膜；S2：红色变为白色。

2．X线钡餐检查

（1）直接征象：龛影。

（2）间接征象：溃疡对侧痉挛性切迹，局部激惹现象和畸形。

3．Hp检测

（1）侵入性检查：快速尿素酶试验，Warthin－Starry染色，黏膜涂片染色镜检，微需氧培养和PCR检测等。

（2）非侵入性检查：^{13}C－UBT或^{14}C－UBT试验，常用于治疗后复查。

4．胃液分析

若基础胃酸排量（BAO）＞15 mmol/h，最大胃酸排量（MAO）＞60 mmol/h，BAO/MAO＞60%提示胃泌素瘤。需要注意的是使用抑酸剂如洛赛克后排酸量减少，可致假阴性。

六、诊断

1．初步诊断：周期性和节律性的中上腹部疼痛的临床表现。

2．确诊：辅助检查如下。

（1）胃镜和黏膜活检。

（2）Hp 检测：快速尿素酶实验和 WS 染色联合诊断。

（3）X 线钡餐检查：发现龛影是惟一的证据，其他征象仅为参考。

3．鉴别诊断

（1）慢性胃炎：无溃疡的疼痛特点。临床表现类似者可行胃镜或 X 线检查明确。

（2）慢性胆囊炎和胆石症：疼痛多位于右上腹，向肩背部放射；与进食油腻物质有关；常伴有黄疸、发热；不典型者需借助 B 超或内镜逆行胰胆管造影（ERCP）鉴别。

（3）胃癌：主要依赖 X 线钡餐和内镜检查鉴别，见表 3－3。

表 3－3　良恶性胃溃疡的鉴别

鉴别要点	良性胃溃疡	恶性胃溃疡
病程	较长，进展慢	较短，进展快
上腹痛	规律	无规律
X 线钡餐		
大小	多 < 2 cm	多 > 2 cm
周围黏膜	向溃疡集中	中断破坏
龛影	凸出胃腔轮廓外	胃腔轮廓内
胃镜		
形态	圆形或椭圆形	不规则
边缘	光滑清楚	不清，结节状隆起
苔底	整洁	污秽

(4) 胃泌素瘤：顽固性多发溃疡，部位不典型，腹泻和消瘦明显；胃液排酸量增加；胃泌素检测有助于诊断。

七、并发症

1. 上消化道出血。

2. 穿孔。

3. 幽门梗阻。

4. 癌变。

一个确诊多年的胃溃疡患者出现疼痛节律改变，正规药物治疗反应差，消瘦，便潜血阳性时应警惕恶变，应行胃镜下活检以明确。

八、治疗

原则：消除病因、解除症状、愈合溃疡、防止复发、避免并发症。

1. 一般治疗

(1) 避免上述危险因素，乐观情绪，规律生活。

(2) 饮食调理：进餐定时，急性期可少食多餐，避免辛咸、浓茶、咖啡。

2. 药物治疗

(1) 抗 Hp 抗生素：甲硝唑、克拉霉素、阿莫西林。

(2) 抑酸药：抗胆碱能药物、H_2 受体阻滞剂（H_2RA）、质子泵抑制剂（PPI）。

(3) 抗酸药：碳酸氢盐、氢氧化铝胶等。

(4) 黏膜保护剂：胶体铋剂、硫糖铝、前列腺素、谷氨酰胺类等。

(5) 促动力药：胃复安、吗丁啉等。

诊断明确的溃疡病患者治疗原则如图 3 - 3。

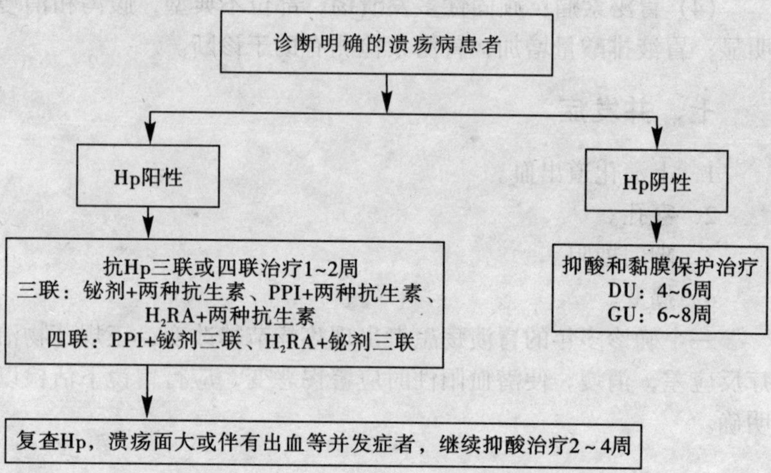

图 3－3　溃疡病治疗原则示意图

3．根治的标准：症状缓解、胃镜检查阴性、Hp 阴性。

4．溃疡复发的防治：正规足量、足疗程治疗，消除或减少危险因素。

5．外科治疗

适应证：①急性溃疡穿孔；②穿透性溃疡；③大量或反复出血，内科治疗无效；④器质性幽门梗阻；⑤溃疡癌变或可疑癌变；⑥顽固性或难治性溃疡。

常用方法：胃大部切除术（毕Ⅰ、毕Ⅱ式），胃空肠吻合术。

第 3 节　消化道恶性肿瘤

消化道恶性肿瘤常见的有胃癌、原发性肝癌、大肠癌、食管癌。

一、胃癌

消化道最常见和死亡率最高的恶性肿瘤，中老年发病率高，与幽门螺旋杆菌（Hp）、饮食中的致癌物质、遗传因素、癌前病变状态（包括慢性萎缩性胃炎、胃息肉、残胃、胃体严重萎缩、少数胃溃疡）及癌前病变（不典型增生）等因素有关。

1．好发部位：胃窦常见，其次为贲门、胃体。

2．病理

(1) 早期：占50%，局限于黏膜及黏膜下层，可有淋巴结转移。分为Ⅰ型（息肉型）、Ⅱ型（浅表型）、Ⅲ型（溃疡型），其中Ⅱ型占75%。

中晚期(进展期胃癌)：Borrmann分型：Ⅰ型(息肉型)、Ⅱ型(溃疡型)、Ⅲ型(溃疡浸润型)、Ⅳ型(弥漫浸润型)。其中Ⅲ型最常见。Ⅳ型少见，主要累及胃窦，若累及整个胃称皮革胃。

(2) 组织病理：高中低分化腺癌。

3．转移方式：直接蔓延、淋巴转移、血行转移、腹腔内种植。

4．临床表现：早期多无症状和体征。进展期最早出现上腹痛，饱胀不适，食欲不振及体重下降。可有吞咽困难、恶心、呕吐、呕血及黑便。转移到肺、肝、腹膜、胰腺、骨骼出现相应的症状。某些患者可出现伴癌综合征，包括血栓性静脉炎、黑棘皮病、皮肌炎、膜性肾病及弥散性血管内凝血（DIC）等。

5．体征：上腹偏右（胃窦部）可触及坚硬而移动的肿块，转移时可触及Virchow淋巴结，腹腔积液征，可能于直肠膀胱凹陷、脐孔处扪到结节，并发Krukenberg瘤时阴道检查可触及卵巢包块并有阴道流血。

6．辅助检查：贫血（50%），为缺铁性及巨细胞性，便潜血OB（+），胃液分析及血清癌胚抗原（CEA）对诊断意义不大。X线钡餐：广基充盈缺损，龛影（多为腔内、边缘不规则、黏膜中断、环堤征），胃壁僵硬。胃镜检查：早期不易辨认时内镜下喷0.5%亚甲蓝病变处着色；镜下见肿物，表面不平滑、溃烂、渗血及病变处无蠕动。

7．诊断：主要依赖胃镜检查及活检病理。

8．治疗

（1）早期癌：首选胃部分切除，当有淋巴结转移时行清扫；也可内镜下治疗。不必化疗。

（2）进展期癌：没有远处转移时行胃癌根治术或扩大根治术，术后化疗氟尿嘧啶(5－FU)、MMC或(FT－207)；远处转移者行姑息性手术，未能根治性切除者行联合化疗。免疫及中医疗法。

9．预后：进展期癌任其发展从出现症状到死亡平均1年。早期癌术后5年生存率80%～95%，进展期癌0～60%。

二、原发性肝癌

肝细胞或肝内胆管细胞来源，我国的消化道肿瘤第3位，40～49岁多见，男性多于女性。与病毒性肝炎、肝硬化、黄曲霉毒素、饮用水污染等有关。

1．病理：大体分为块状型（多见）、结节型、弥漫型、小癌型；细胞分型分为肝细胞型（90%）、胆管细胞型、混合型。

2．转移途径：血行(发生早、常见)、淋巴、种植(少)转移。

3．临床表现

（1）早期多无症状，中晚期出现肝区疼痛、肝进行性增大、黄疸、肝硬化征象及恶性肿瘤的全身表现，少数出现伴癌综合征(包括自发性低血糖、红细胞增多症等)，转移到肺、骨、胸腔、脑产生相应症状。

（2）并发症：肝性脑病、上消化道出血、肝癌结节破裂出血、继发感染。

（3）临床分型：单纯型、硬化型、炎症型。

(4) 临床分期：Ⅰ期（亚临床期）、Ⅱ期、Ⅲ期（黄疸、腹腔积液、远处转移或恶病质）。

4．辅助检查

(1) 肿瘤标记物：①甲胎蛋白（AFP）（阳性率 70% ~ 90%）：排除妊娠及生殖腺胚胎瘤后，AFP > 500μl，持续 4 周；或者 AFP 从低浓度逐渐升高不降；或者 AFP > 200μl 持续 8 周，可以诊断肝细胞癌；②GGT2（与 AFP 不相关的肿瘤标记物，阳性率 90%）；③异常凝血酶原（AP）（67%）；④α－L－岩藻糖苷酶（AFU）（75%）。

(2) B 超（可显示实性或液化暗区，结合血流分析判定良恶性）、CT（增强显示为快进快出型）、血管造影、MRI、肝穿刺活检、剖腹探查。

5．诊断：肝脏占位，AFP 升高，有致病因素。高危人群进行 AFP 结合 B 超检测是发现早期肝癌的基本措施。

6．鉴别：继发肝癌、肝硬化、活动型肝炎、肝脓肿、肝血管瘤、包虫病等。

7．治疗：肝癌Ⅰ、Ⅱ期局限于半肝且凝血酶原时间不低于正常一半者行手术治疗，保留 30% 以上肝组织（中度肝硬化保留 50% 以上），术后综合治疗包括定位放疗、肝动脉栓塞化疗（阿霉素、顺铂、替加氟）。中晚期癌综合治疗。对复发和转移灶积极再手术。肝癌结节破裂时行肝动脉结扎、栓塞、大网膜包裹。

8．预后：复发率高。瘤体 < 5 cm、早期手术、包膜完整无癌栓者预后好，合并肝硬化、丙氨酸转氨酶（ALT）升高者预后差。

三、大肠癌

包括结肠癌与直肠癌，是常见的恶性肿瘤。其发病与饮食方式、遗传因素、腺瘤性息肉、炎性肠病、血吸虫病等因素有关。

1．病理：我国资料示发病率依次为直肠、乙状结肠、盲肠、升结肠、降结肠、横结肠。近年右半结肠癌发病率增高。从形态学分早期、进展期。组织学分类绝大多数为腺癌。临床使用Dukes分期。转移途径包括直接蔓延、淋巴转移、血行播散。

2. 临床表现：起病隐匿，早期仅见便潜血阳性。右侧大肠癌表现：腹钝痛，粪便糊状，潜血阳性，右腹肿块。左侧大肠癌表现：肠梗阻，腹绞痛，粪便形状变细，血便或脓血便，直肠肿块。低热、贫血等全身症状。

3. 体格检查：右侧大肠癌或可及右腹肿块，盲肠、升结肠、结肠肝曲癌的肿块分别位于右下、右中、右上腹，横结肠癌肿可在脐周扪及，肿块表面呈结节状，可推动，后期固定。合并感染者可有压痛。直肠癌患者指检可及直肠肿块，肠腔狭窄。

4. 辅助检查：粪便潜血、结肠镜（确诊的最好方法）、钡灌肠、CT、CEA（用于术后效果的判断与术后复发的监视）。

5. 诊断：力求早期诊断，对有症状就诊者不漏诊；对有高危因素者长期随访，可定期肠镜检查。右侧大肠癌应与肠阿米巴病、肠结核、血吸虫病、阑尾病变、Crohn病等鉴别。左侧大肠癌则需和痔、功能性便秘、慢性细菌性痢疾、血吸虫病、溃疡性结肠炎、Crohn病、直肠结肠息肉、憩室炎等鉴别。

6. 治疗：大肠癌的惟一根治方法是癌的早期切除。已有转移者行姑息手术改善生活质量。结肠腺瘤癌变和黏膜内早期癌可经结肠镜高频电凝切除。化疗为辅助疗法，常用MOF方案。放疗可用于术前、术后和姑息治疗。术后的结肠镜随访，首次在术后3~6个月。

四、食管癌

1. 定义：食管癌（carcinoma of esophagus）是食管上皮的恶性肿瘤，进行性咽下困难为其最典型的临床症状。

2. 病因：确切病因不明。重要的致病因素有亚硝胺类化合物和真菌毒素、食管损伤、营养不良和微量元素缺乏、遗传因素。

3. 病理：中段最多，下段次之，上段最少。上、中段癌肿绝大多数为鳞状细胞癌，食管下段癌肿则多为腺癌。食管癌的临床病理分期见表 3-4。

表 3-4　食管癌的临床病理分期

分期	病变长度	病变范围	转移情况
0	不规定	限于黏膜层	无转移
1	<3cm	侵入黏膜下层	无转移
2	3~5cm	侵入部分肌层	无转移
3	>5cm	侵透肌层或外层	局部淋巴结转移
4	>5cm	有明显外侵	远处淋巴结或器官转移

扩散和转移方式：食管壁内扩散，直接浸润邻近器官，淋巴转移，血行转移。

4. 临床表现：早期表现为胸骨后和剑突下疼痛、食物滞留感和异物感、咽下哽噎感及咽喉部干燥和紧缩感，也可有胸骨后闷胀不适、背痛和嗳气等症状。后期表现为进行性咽下困难、食物反流及压迫症状。患者持续消瘦、脱水、无力。

5. 辅助检查

(1) 食管黏膜脱落细胞检查：阳性率可达 90% 以上，常能发现一些早期病例。

(2) 食管 X 线检查：早期征象有：黏膜皱襞增粗，迂曲，或食管边缘毛刺状；小充盈缺损；小溃疡龛影；局限性管壁僵硬或有钡剂滞留。中晚期病例可见病变处管腔不规则狭窄、充盈缺损、管壁蠕动消失、黏膜紊乱、软组织影以及腔内型的巨大充盈缺损而管腔变宽的矛盾现象，其近端有轻至中度的扩张和钡剂潴留。

（3）食管 CT 扫描检查：可清晰显示食管与邻近纵隔器官的关系。如食管厚度 > 5 mm，与周围器官分界模糊，表示有食管病变存在。CT 扫描可充分显示食管癌病灶大小，肿瘤外侵范围及程度。

（4）内镜检查：可直接观察病灶的形态，并可在直视下做活组织病理学检查，以确定诊断。

6．诊断及鉴别诊断：凡遇有上述临床症状者，须考虑食管癌之可能。病史和辅助检查可确诊。与下列疾病鉴别。

（1）食管贲门失弛缓症：多见于年轻患者，病程长，症状时轻时重，钡餐检查可见食管下端呈光滑的漏斗型狭窄。

（2）胃食管反流：胃内容物反流入食管引起，表现为反酸、胃灼热，吞咽性疼痛和吞咽困难。内镜可见黏膜炎症、糜烂或溃疡，无肿瘤证据。

（3）食管良性狭窄：可由误吞腐蚀剂、食管灼伤、异物损伤、慢性溃疡等引起的瘢痕所致，病史、X 线钡餐和病理检查可以鉴别。

（4）食管良性肿瘤：主要为少见的平滑肌瘤，病程较长，咽下困难多为间歇性。X 线钡餐检查可显示食管有圆形、卵圆形或分叶状的充盈缺损，边缘整齐，周围黏膜正常。

（5）癔球症：多见于青年女性，时有咽部球样异物感，进食时消失，常由精神因素诱发。无器质性食管病变。

7．治疗

（1）手术治疗：手术切除是治疗本病的主要方法，早期切除常可达到根治效果。

（2）放射治疗：食管癌放射治疗包括根治性和姑息性两大类。照射方法包括外放射和腔内放射、术前放射和术后放射。根据病变部位、范围、食管梗阻程度和患者的全身状况选择治疗方案。

（3）药物治疗：常用博来霉素（BLM）、丝裂霉素 C

(MMC)、阿霉素（ADM)、氟尿嘧啶（5－FU)、甲氨蝶呤(MTX)、长春地辛（长春花碱酰胺）（VDS)、及顺铂（顺氯氨铂）(DDP）等二联或四联等组合。

第4节　炎症性肠病

一、定义

炎症性肠病（inflammatory bowel disease）系病因尚未明确的亚急性及慢性肠道炎症性疾病；通常是指溃疡性结肠炎（ulcerative colitis）和克罗恩病（Crohn disease)。

二、病因与发病机制

1．免疫：患者的体液免疫和细胞免疫均有异常，可能和黏膜屏障缺陷、自身免疫反应、免疫调节缺陷和异常抗原的存在有关。

2．感染：持续性感染可能起一定作用。

3．遗传：本病有明显的种族差异和家族聚集性。

三、病理

炎性肠病的病理改变见表3－5。

表 3-5 溃疡性结肠炎和克罗恩病的病理

	溃疡性结肠炎	克罗恩病
病变部位	结肠和直肠，以直肠和乙状结肠多发，偶累及小肠末端	全胃肠，但以远端回肠和右半结肠多发
病变累及	黏膜与黏膜下层炎症	贯穿肠壁各层
病变分布	连续性	节段性、跳跃征
病变特点	急性期：黏膜充血、水肿、糜烂，形成浅表溃疡和隐窝脓肿；炎症细胞（中性粒细胞为主）浸润 慢性期：结肠变短，结肠袋消失，肉芽组织增生，假息肉形成，腺上皮萎缩，杯状细胞减少。	急性期：肠壁充血、水肿、炎症细胞（淋巴细胞和浆细胞为主）浸润全壁 慢性期：肠壁增厚、僵硬，其上端肠管扩张。裂隙状纵行溃疡，可深达肌层；鹅卵石样改变；瘘道和脓肿形成；非干酪性肉芽肿形成

四、临床表现

炎性肠病的临床表现见表 3-6。

表 3-6 溃疡性结肠炎和克罗恩病的临床表现

	溃疡性结肠炎	克罗恩病
腹痛	50%～90%。一般轻度至中度腹痛，左下腹或下腹常见，排气排便后缓解。	50%～90%。右下腹或者脐周常见，进餐后加重，排气排便后缓解
腹泻	70%～95%。黏液血便是本病活动的重要表现。大便次数、便血程度反映病情轻重	70%～95%。间歇性或持续性，一般不带有脓血。病变累及下段直肠者，可有黏液血便和里急后重

续　表

	溃疡性结肠炎	克罗恩病
腹块	较少见	10%～20%。多位于右下腹和脐周
全身症状	发热、消瘦、贫血、低蛋白血症等	发热、消瘦、贫血、低蛋白血症等
肠外表现	25%，结节性红斑，坏疽性脓皮病，口腔复发性溃疡，外周关节炎，前葡萄膜炎等	与溃疡性结肠炎相似，再加上胆囊结石、肾结石
实验室检查	白蛋白（Alb）降低，血沉（ESR）增快，血细胞比容（HCT）降低	白蛋白（Alb）降低，血沉（ESR）增快，血细胞比容（HCT）降低
血清学检查	60%～70%血中外周型抗中性粒细胞胞浆抗体 p－ANCA 阳性	60%～70%抗酿酒酵母抗体（ASCA）
结肠镜检查	表浅的溃疡，大小形态多样；黏膜粗糙呈颗粒状；假息肉（或称炎性息肉）形成；活检见炎症性反应，可有糜烂、溃疡、隐窝脓肿、腺体排列异常、杯状细胞减少及上皮变化	孤立分散的溃疡，鹅卵石样改变，肠腔狭窄，炎性息肉，病变肠段之间黏膜外观正常。深部活检病理发现非干酪坏死性肉芽肿或大量淋巴细胞聚集
钡灌肠检查	肠管变细，结肠袋消失，呈铅管状；管壁边缘毛糙呈毛刺样；肠腔内溃疡形成小龛影，或条状存钡区	黏膜皱襞粗乱，纵行溃疡或裂沟，鹅卵石征，多发性狭窄，瘘管形成，病变节段性分布；跳跃征、线样征

五、临床诊断

1. 诊断思路

（1）根据病史、临床症状和体征排除缺血性结肠炎、放射性结肠炎、慢性血吸虫病、肠结核、肠道肿瘤等。

（2）多次粪便培养、涂片，排除细菌性痢疾，阿米巴病、感染性结肠炎等。

（3）结肠镜检查和黏膜活检。

（4）钡灌肠。

2．诊断

根据临床表现、结肠镜检查、钡灌肠影像和病理学结果诊断本病，但必须先排除各种肠道感染性疾病、非感染性炎症疾病及肠道肿瘤。

3．溃疡性结肠炎的类型

（1）初发型：指无既往史而首次发作。

（2）慢性复发型：发作期与缓解期交替，临床常见。

（3）慢性持续型：症状持续，间以症状加重的急性发作。

（4）暴发型：症状严重，伴全身中毒症状，常伴中毒性结肠扩张、肠穿孔、败血症等并发症。

4．溃疡性结肠炎的病情严重程度：见表3－7。

表3－7　溃疡性结肠炎的程度

	轻度	中度	重度
腹泻（/日）	<4	4～6	>6
脉搏（/分钟）	<90	90～100	>100
血细胞比容（%）	正常	30～40	<30
体重降低（%）	无	1～10	>10
体温（℃）	正常	37.2～38	>38
血沉（mm/h）	正常	20～30	>30
ALB（g/L）	正常	30～35	<30

5．鉴别诊断

（1）炎症性肠病与其他疾病的鉴别诊断见表3－8。

表3－8　炎性肠病的鉴别诊断

溃疡性结肠炎	克罗恩病
慢性细菌性痢疾、阿米巴肠炎、血吸虫病：病史、粪便检查可找到病原菌，抗菌治疗有效	肠结核：结核病史，其他结核灶，活检见到TB菌或干酪样病变可确诊肠结核，必要时抗结核试验治疗
大肠癌：多见于中年以后，直肠指检多可以摸到肿块	小肠淋巴瘤：X线可见指压痕，周期性发热和浅表淋巴结肿大支持淋巴瘤，淋巴结或肝活检有助于确诊
肠易激综合征：粪便有黏液但无脓血，结肠镜检查无器质性病变	急性阑尾炎：腹泻少见，常有转移性下腹痛，麦氏点压痛，白细胞计数增高更明显

（2）结肠克罗恩病和溃疡性结肠炎的鉴别诊断：见表3－9。

表3－9　克罗恩病与溃疡性结肠炎的鉴别诊断

项　目	溃疡性结肠炎	结肠克罗恩病
起病	缓渐或突然	缓渐隐匿
症状	脓血便多见	有腹泻，但脓血便少见
病变分布	病变连续	呈节段性
直肠受累	绝大多数受累	少见
末端回肠受侵	少见（约10%）	较多见
瘘管形成	罕见	多见
内镜表现	溃疡浅，充血出血明显，黏膜脆、可有假息肉	孤立分散的溃疡，有鹅卵石样改变
病理改变	主要在黏膜层，有浅溃疡隐窝脓肿、杯状细胞减少等	节段性全壁炎，有裂隙状溃疡、肉芽肿等

六、治疗

1．一般治疗：高糖、高蛋白、高维生素（三高），低脂少渣（二低）。中重度的病人应注意电解质紊乱，特别是低血钾。

2．药物治疗

（1）水杨酸类：柳氮磺胺吡啶（SASP）、5－氨基水杨酸（5－ASA），适用于轻型、中型或重型经糖皮质激素治疗已有缓解者。服药期间需要定期复查血象。

（2）肾上腺皮质激素：适用于中重度的炎症性肠病活动期，控制病情活动最有效的药物，足量、足疗程、个体化治疗。

（3）免疫抑制剂：硫唑嘌呤、6－巯基嘌呤（6－MP）、环孢素，起效较慢，常用于激素依赖或不耐受的病例，撤药困难者以及激素的辅助用药。

（4）抗生素：甲硝唑，可能具有免疫调节功能。

3．外科手术治疗：克罗恩病手术后复发率高。

（1）紧急手术指征：完全性肠梗阻、瘘管与脓肿形成、急性穿孔或不能控制的大量出血等。

（2）择期手术指征：癌变或慢性活动性病变内科治疗效果不理想而严重影响生活质量，或可以控制病情但副作用太大不能耐受者。

第5节　急性胰腺炎

一、定义

急性胰腺炎（acute pancreatitis，AP）是胰酶在胰腺内被激活后引起的胰腺组织自身消化的化学炎症。

二、病因

最常见的病因——酗酒、胆石症。其他病因：①机械性（胆道或胰管梗阻、十二指肠反流、肿瘤、手术损伤等）；②代谢性（甲状旁腺功能亢进、高脂血症）；③感染性（病毒感染）；④低血容量性（包括血管原因致胰腺局部缺血）；⑤药物性（糖皮质激素、口服避孕药、血管紧张素转化酶抑制剂（ACEI）、利尿剂、磺胺类）。

三、病理

急性水肿型（约90%）；急性出血坏死型（约10%）。

四、临床表现

1．病史：需特别注意酗酒史、胆道结石史。

2．症状

（1）腹痛：持续性、刀割样，上腹多见，可向左背部放射，卷曲或前倾位疼痛可有所减轻；由酗酒引起的AP一般在酒后12～36小时出现症状。

（2）发热。

（3）恶心、呕吐：呕吐后病人无舒适感。

（4）黄疸：梗阻性或肝细胞破坏所致，程度和持续时间与病情轻重不一定相关。

3．体征

（1）腹部触痛：症状较轻者可能只有腹部深压痛；重者可出现明显压痛、肌紧张、反跳痛等；压痛可局限在左上腹，也可累及全腹。

（2）皮肤表现：Grey－Tuner征（两胁部青紫）、Cullen征（脐部青紫），提示重症AP，预后不良。

（3）肠梗阻表现：假性肠梗阻。

（4）腹部包块：10%～20%的患者会出现，一般于起病4周或之后，为胰腺假性囊肿或胰周脓肿。

（5）其他并发症表现。

五、并发症

（1）局部并发症：急性液体聚集、胰腺坏死、胰腺假性囊肿或胰腺脓肿。

（2）低血压、休克，多脏器受累甚至多器官功能衰竭。

（3）细菌及真菌感染。

（4）慢性胰腺炎、糖尿病、低钙血症和胰性脑病。

六、实验室检查

（1）血淀粉酶：起病6小时后血淀粉酶>500 U/L，或12小时后>1000 U/L提示急性胰腺炎可能。同时，胰腺型淀粉酶同工酶的升高、腹腔积液穿刺液中淀粉酶明显升高均支持诊断。

（2）血脂肪酶：敏感性和特异性均比血淀粉酶好。ALT与脂肪酶同步升高提示胆石症引起的胰腺炎。

（3）血钙：血钙降低明显时提示胰腺广泛的脂肪坏死。

（4）血常规：WBC，血细胞比容（HCT）（注意血容量问题），RBC。

（5）肝、肾功能：谷氨酸转移酶（ALT），总胆红素（TBIL），血清肌酸酐（SCr）（警惕急性肾小管坏死），血尿素氮（BUN），谷氨酰胺（GLU）（后期亦可升高）。

（6）其他实验室检查：C反应蛋白（CRP），血清弹力酶（提示重症AP），血清胰蛋白酶原，便潜血可能（+）。

七、影像学检查

1．CT：诊断和鉴别诊断、病情严重程度判断的最好工具，见表3－10。

表 3-10　急性胰腺炎的 CT 表现

CT 分级	CT 下表现
A 级	胰腺正常或轻度病变
B 级	腺体：局部或弥漫性增大，边缘变不规则，有不均匀减淡影 胰周：无明显炎症
C 级	腺体：B 级；胰周：出现少量积液
D 级	腺体：C 级；胰周：出现包裹性积液
E 级	腺体：D 级；腺体内、胰周或腹膜后：有大于两处的包裹性积液或病灶内出现积气

在病情严重、CT 下可明显看到积液以及临床有明确感染症状时，可行 CT 引导下穿刺，积液引留并局部灌洗。

2．腹部 B 超：①有无胆道结石；②有无胰周积液及积液的量；③有无胰腺假囊肿。

3．腹部 X 射线检查：①有无肠梗阻表现；②有无胰腺钙化(与慢性胰腺炎鉴别)。

八、病情严重程度判断

Ranson 评分

入院时：①年龄 > 55 岁；②白细胞数 $> 16 \times 10^9$/L；③血糖 > 11.2 mmol/L；④血清乳酸脱氢酶 LDH > 350 IU/L；⑤血清谷草转氨酶（GOT） > 250 IU/L。

入院后 48 小时以内：①血细胞比容下降 > 10%；②BUN 升高 > 1.79 mmol/L；③血清钙 < 2 mmol/L；④动脉血 PO_2 < 8 kPa；⑤碱缺乏 > 4 mmol/L；⑥估计体液丢失 > 6000 ml。

3 个以下指标阳性为轻症；≥3 个为病重；≥5 个为预后差。

九、治疗

1．生命体征不稳定者抗休克治疗。

2．应用广谱高效抗生素抗菌治疗。

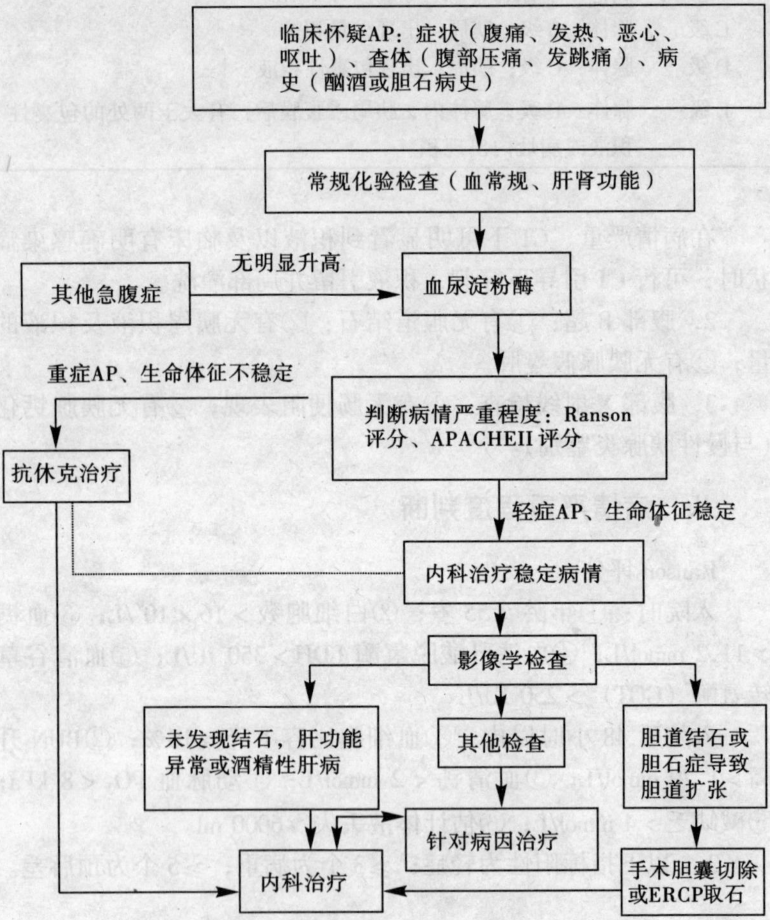

图 3－4　急性胰腺炎诊疗流程示意图

3．抑制胰酶分泌或减少其活性：①禁食及胃肠减压；②胆碱能受体阻断剂（山莨菪碱）；③抑酸药（H_2RA，如西米替丁、法莫替丁；质子泵抑制剂（PPI），如奥美拉唑）；④生长抑素及其类似物（奥曲肽等）；⑤抑肽酶（尽早使用，剂量宜大，第1天，50 000 U/h，随后10 000～20 000 U/h，疗程1～2周）；⑥加贝脂［100 mg加入250 ml液内，1～2 mg/（kg·h），q8h×3天，症状减轻后可qd，疗程7～10天］。

（4）镇痛、纠正水电解质平衡。

（5）中药：大黄。

（6）手术（包括ERCP）治疗适应证：①胆道梗阻，且病程<3天；②急性病情稳定，生命体征已经平稳；③胰腺脓肿或加脓肿；④诊断未定，疑有穿孔或肠坏死。

急性胰腺炎的诊疗程序简图：见图3-4。

第6节　肝　硬　化

一、定义

多种病因引起的肝组织不可逆损伤，组织学上以弥漫纤维化、再生结节、假小叶形成为特征。

二、病因

1．病毒性肝炎：主要是乙型、丙型、丁型肝炎。

2．慢性酒精中毒。

3．胆汁淤积：原发性胆汁性肝硬化（PBC），继发性胆汁性肝硬化（结石、肿瘤、狭窄、闭锁等致肝外胆道梗阻），原发性硬化性胆管炎（PSC）。

4．慢性淤血：慢性右心衰竭，缩窄性心包炎，Budd-Chiari综合征。

5．药物和毒物：双醋酚汀，甲基多巴，四环素，四氯化碳，磷，砷。

6．遗传代谢性疾病：肝豆状核变性，血色病，α1－抗胰蛋白酶缺乏症，半乳糖血症。

7．营养缺乏。

8．自身免疫性肝炎。

9．血吸虫病。

10．隐源性肝硬化：肝硬化原因未明，部分可能来自非酒精性脂肪肝。

三、临床表现

1．代偿期：食欲减退、乏力、腹胀、腹泻等非特异性症状。

2．失代偿期：主要是肝功能减退、门静脉高压症和并发症的临床表现。

(1) 肝功能减退的表现为①全身症状：乏力，精神不振，体重减轻，可有低热；②消化道症状：食欲不振，消化不良，腹痛，腹泻，黄疸；③出血倾向和贫血；④内分泌紊乱：男性性功能减退，女性闭经、不孕，色素沉着，高血糖，低血糖。

(2) 门静脉高压症的表现为腹水，脾大及脾功能亢进，侧支循环建立。

四、体格检查

1．慢性病容，面色晦暗，精神不振，肝病性口臭。

2．皮肤、巩膜黄染，蜘蛛痣，毛细血管扩张，肝掌，皮肤色素沉着。

3．蛙状腹，脐疝，腹壁静脉曲张，海蛇头，移动性浊音（＋），液波振颤（＋）。

4．肝脏触诊：早期肝大，质硬，边钝，可触及结节或颗粒感，通常无压痛，晚期缩小，肋下不易触及。

5．脾大。

6．水肿。

7．男性乳房发育，毛发脱落，睾丸萎缩。

五、辅助检查

1．血常规：失代偿期可有贫血，脾功能亢进时可有三系（白细胞、血小板和血红蛋白）减低。

2．尿常规：黄疸时可有尿胆红素（+）。

3．便常规：并发上消化道出血时可有柏油样便，便潜血（+）。

4．肝功能：代偿期多正常，失代偿期 ALT、AST、ALP、GGT升高，总胆红素（TBil）升高，白蛋白（Alb）降低，胆碱酯酶降低，胆固醇降低。

5．PT+A：失代偿期 PT、INR 延长。

6．肝纤维化血清学指标：PⅢP、Ⅳ型胶原、透明质酸、层黏连蛋白升高。

7．蛋白电泳：白蛋白降低，γ球蛋白升高。

8．病因筛查：病毒性感染指标（乙肝五项，HCV 抗体），抗核抗体、抗平滑肌抗体（自身免疫性肝病），抗线粒体抗体（PBC），血清铜蓝蛋白（肝豆状核变性）。

9．腹腔积液检查：漏出液，并发自发性细菌性腹膜炎时可为渗出性。

10．腹部 B 超：可显示肝的大小、外形，肝内占位，胆道情况，脾大小，肝门静脉主干、脾静脉内径，腹腔积液，彩超可显示肝门静脉血流方向、速度、血流量。

11．上消化道造影：可发现食管胃底静脉曲张征象。

12．CT：提供信息与 B 超类似。

13．胃镜：直接看见食管胃底静脉曲张程度。

14．肝脏穿刺活检病理：肝细胞广泛变性坏死，残存肝细胞增生形成再生结节，纤维组织弥漫增生，包绕再生结节或者将残存小叶分割，形成假小叶，假小叶形成是进入肝硬化的标志，可确诊。

六、诊断步骤

1．临床诊断：根据上述临床表现（肝功能减退和门脉高压症的表现）、典型体征（肝脏触诊、蜘蛛痣、肝掌、腹腔积液等）和辅助检查（肝功能异常、凝血酶原时间延长、B超示门脉增宽、上消化道造影或胃镜示食管胃底静脉曲张），以及明确的病因如肝炎病史、长期饮酒史等。

2．病理诊断：肝脏活检见到假小叶可确诊。

3．病因诊断：病史中有无肝炎病史、长期饮酒史、药物史、输血史、毒物、疫水接触史、家族性遗传性疾病史；辅助检查：病毒性感染指标、抗核抗体、抗平滑肌抗体、抗线粒体抗体、血清铜蓝蛋白等。

4．肝功能诊断：判断预后可采用 Child－Pugh 分级，见表3－11。

表3－11　肝硬化的 Child－Pugh 分级

项　目	分　数		
	1	2	3
肝性脑病（期）	无	Ⅰ～Ⅱ	Ⅲ～Ⅳ
腹腔积液	无	易消退	难消退
胆红素（μmol/L）	<34	34～51	>51
白蛋白（g/L）	>35	28～35	<28
凝血酶原时间（s）	≤14	15～17	≥18

A级：5～8分；B级：9～11分；C级：12～15分。

5．鉴别诊断

（1）肝脾大鉴别：原发性肝癌、慢性肝炎、血液病、其他代谢性疾病。

（2）腹腔积液鉴别：结核性腹膜炎、缩窄性心包炎、慢性肾小球肾炎、腹腔肿瘤。

七、并发症和处理

1．上消化道出血：主要是食管胃底曲张静脉破裂出血、门脉高压性胃病。

（1）临床表现：呕血、黑便，严重者休克。

（2）处理：①禁食、静卧、保持呼吸道通畅、加强监护；②积极补充血容量；③药物止血：垂体后叶素+硝酸甘油，生长抑素类似物；④三腔二囊管压迫止血；⑤内镜治疗：注射硬化剂或者套扎；⑥经颈静脉肝内门体静脉分流术（TIPS）或者外科手术。

2．肝性脑病：肝脏解毒功能降低和门腔静脉之间侧支分流，使毒性物质大量透过血脑屏障进入脑部，引起大脑功能紊乱。

（1）诱因：上消化道出血、大量排钾利尿、放腹腔积液、高蛋白饮食、催眠镇静药、麻醉药、便秘、尿毒症、外科手术、感染。

（2）临床表现：精神紊乱、意识障碍，扑翼样震颤，血氨升高，脑电图异常。

（3）处理：①预防并消除诱因：如限制蛋白饮食、慎用镇静药、慎重利尿放腹水、清除肠道积血等；②减少肠道氨的生成和吸收：乳果糖、新霉素口服；③促进体内氨的代谢：精氨酸、谷氨酸盐静脉用药；④阻滞假神经递质：支链氨基酸。

3．自发性细菌性腹膜炎

（1）临床表现：腹痛、发热，短期内腹腔积液增加，查体腹部压痛、腹膜刺激征，外周血、腹腔积液白细胞数升高（$>0.5\times10^9/L$）或中性粒细胞升高（$>0.25\times10^9/L$），腹腔积液细菌培养或血培养阳性。

(2) 处理：多为革兰阴性杆菌，先留取腹腔积液细菌培养。首选三代头孢如头孢噻肟，治疗 48 小时，再根据培养结果调整用药。

4．肝肾综合征：大量腹腔积液时，有效循环血容量不足及肾内血流重分布，导致功能性肾功能衰竭。

(1) 诱因：感染、上消化道出血、强烈利尿、单纯大量放腹腔积液、服用损伤肾功能药物。

(2) 临床表现：自发性少尿、无尿，氮质血症，低钠血症，低尿钠。

(3) 处理：①预防并消除诱因；②输注右旋糖酐、白蛋白或浓缩腹腔积液回输，提高循环血量，在扩容基础上应用利尿药；③血管活性药物：如多巴胺；④奥曲肽和米多君（midodrine)；⑤血液透析；⑥颈静脉肝内门体分流术（TIPS）和肝移植。

5．肝肺综合征：肝硬化时血管活性物质增加，肺内毛细血管扩张，肺动静脉分流，通气/血流比例失调。

(1) 临床表现：呼吸困难、低氧血症。

(2) 处理：内科治疗多无效，吸氧可改善症状，需肝移植。

6．原发性肝癌

(1) 临床表现：短期内肝脏迅速增大，肝区疼痛，血性腹腔积液，不明原因发热等，AFP 升高，B 超和 CT 发现肝内占位。

(2) 处理：见肝癌章节。

八、治疗：无特效治疗，早期针对病因和一般治疗，缓解病情，延长代偿期，失代偿期主要是对症治疗、改善肝功能及并发症治疗。

1．一般治疗：休息，高热量、高蛋白质和维生素丰富易消化的食物（肝性脑病时限蛋白)，禁酒，避免粗糙、坚硬食物。

2．药物治疗：补充多种维生素，秋水仙碱、中药抗纤维化治疗。

3．腹腔积液的治疗

(1) 限制钠、水摄入。

(2) 利尿药：首选醛固酮阻滞剂如螺内酯，可联合应用呋塞米。

(3) 放腹腔积液加输注白蛋白：放腹腔积液易诱发肝性脑病、肝肾综合征，主要适应证包括：大量腹腔积液影响心肺功能、并发自发性腹膜炎、压迫肾血管影响肾功能。

(4) 提高血浆胶体渗透压：低蛋白血症者每周定期输注血浆、白蛋白。

(5) 腹腔积液浓缩回输。

(6) 腹腔颈静脉引流。

(7) TIPS 和肝移植。

4．门脉高压症的外科治疗：分流、断流术，脾切除术。

5．肝移植手术。

第 7 节　胃食管反流病

一、定义

胃食管反流病（gastroesophageal reflux disease，GERD）是胃、十二指肠内容物反流入食管引起相关症状，伴或不伴食管的黏膜损伤。

二、病因

1．与频繁的下食管括约肌（LES）瞬间松弛（TLESRs）及其他 LES 压力降低有关。由此导致胃酸、胆汁、胃蛋白酶、胰酶、以及胃十二指肠内容物的反流。

2．其他：食管裂孔疝、食管清除能力差、胃排空延迟、黏膜防御因素削弱。

三、临床表现

1．典型症状：胃灼热，反酸、反食，消化不良。

2．不典型症状（食管外表现）：慢性或夜间咳嗽、哮喘、声嘶、咽炎等。

3．警戒症状：吞咽困难、饮食习惯改变等。

4．诱导因子（precipitants）：饱食、仰卧位、油食、咖啡因、酒精、吸烟、钙通道阻滞剂（CCB）等。

四、辅助检查

1．内镜。

2．X线检查。

3．反流检查：①24小时食管 pH 监测；②食管胆汁反流监测；③胃食管反流的核素检查。

4．食管测压。

五、诊断步骤

1．症状评估

(1) 症状典型者，特别是既往服用抗酸或抑酸药物有效者，首先考虑 GERD。

(2) 若存在胸痛，则须先排除心肌梗死、肺栓塞等非胃肠道（GI）病因。

(3) 有不典型症状或警戒症状、以及表现不特异（无胃灼热症状）者，应做进一步检查。

2．药物诊断试验：临床考虑 GERD 者在接受质子泵抑制剂（PPI）治疗 1～2 周后症状明显改善，则支持诊断。

3．内镜

(1) 有选择的应用于临床提示严重反流或存在其他问题的胃灼热症状患者。如合并警戒症状，经规律内科治疗症状持续，存在食管外症状，或怀疑有占位、狭窄、溃疡，及合并上消化道出血者。

(2) 可区分非糜烂性反流病（NERD）和反流性食管炎（RE），结合病理活检明确是否存在 Barrett 上皮和食管癌。

4．X 线检查（上消钡餐）

(1) 有利于其他病因的排除，如消化性溃疡。有警戒症状者，对发现食管狭窄或肿瘤有一定价值。食管炎漏诊率较高（约 40%）。

(2) 可用于不愿或不能耐受内镜检查者。

5．反流检查

(1) 24 小时食管 pH 监测：①GERD 确诊试验，但对症状典型、疗效理想者，无法提供更多信息；②可用于内镜阴性者的症状评估，经正规内科治疗症状持续者的治疗反应评估，以及抗反流手术术前的食管酸暴露评估。

(2) 食管胆汁反流检测：主要用于食管 pH 监测阴性的患者，对 GERD 的诊断起补充作用。

6．食管测压

(1) 平均 LES 压下降（<10mm Hg）高度提示 GERD；但约 60%患者 LES 压正常。

(2) 对内科治疗无效者，主要用于排除贲门失弛缓、硬皮病等其他食管动力障碍。

GERD 的诊疗见图 3－5。

六、并发症和处理

1．食管狭窄：内镜下食管扩张术＋术后长程 PPI 治疗。

2．Barrett 食管*

---

* 许多学者认为，从发病机制、疗效及潜在并发症等方面，NERD、RE 和 Barrett 食管是 GERD 自然病程中完全不同的 3 种疾病，应屏弃 GERD 作为递进性疾病谱（NERD、RE、Barrett 食管 食管腺癌）的概念。

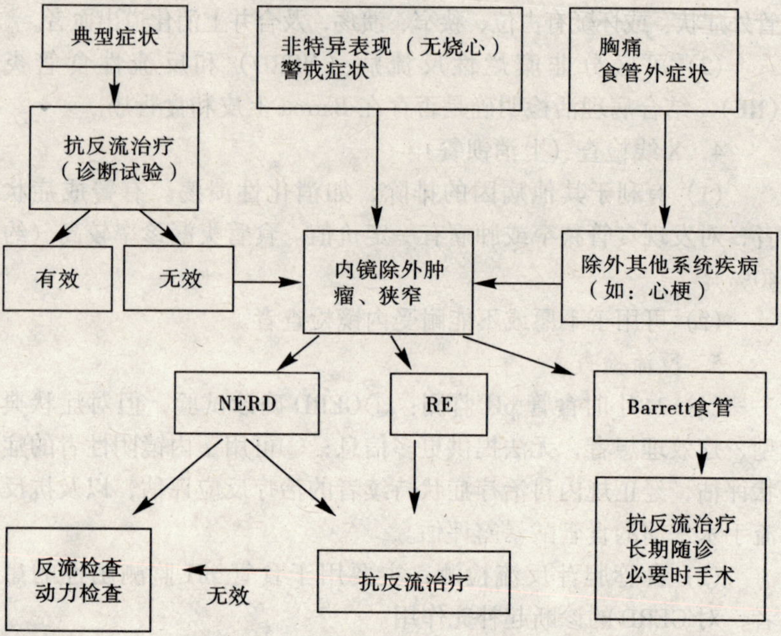

图 3－5 GERD 诊疗流程衅

（1）长程 PPI 治疗：通常需 2 倍于常规剂量，即使在低剂量的情况下无症状。

（2）长期内镜随诊，发现重度异常增生及时手术。

七、治疗

主要目标：缓解症状、预防复发、治愈糜烂性食管炎以及阻止食管炎并发症的发生。

1．改进生活方式：如避免诱导因子、抬高床头、餐后 3 小时避免卧床。

2．药物治疗。

（1）抑酸剂：GERD 治疗的主要手段

步进（step－up）法：先选用 H_2 受体拮抗剂（H_2RA）治疗 8 周，无改善则转为长期 PPI 治疗。

步下（step－down）法：先选用 PPI 治疗，后改为最低有效药物类型或剂量。

RE 患者首选 PPI 治疗 8～12 周，症状缓解后维持治疗。

(2) 促动力剂（prokinetic agent）：辅助用药①不作为 GERD 的理想单一用药；②常用药物：多潘立酮。

(3) 维持治疗：①GERD 是一种慢性病，许多患者需长期、甚至终身治疗。②无论哪种药物，能够控制症状的剂量即为应用剂量，包括足量甚至加量。

3．抗反流手术：症状反复、药物治疗难以控制、特别是有夜间反酸的患者，可望从中获益。

4．内镜治疗

(1) 目前有 3 组方法：LES 区域射频技术；LES 区域注射技术；内镜下缝合技术。

(2) 对于确诊 GERD 并对 PPI 治疗有效的患者，目前尚不支持应用。

第四章　血 液 内 科

第 1 节　急性白血病

一、定义

血细胞中，主要以白细胞某一系列的细胞异常肿瘤性增殖，并在体内组织、器官广泛浸润。其中骨髓（BM）中原始细胞20%为急性白血病。依细胞祖系不同，可分为急性淋巴细胞白血病（ALL，简称急淋）和急性髓系白血病（AML）。

二、病因

病因不详，遗传及环境因素（包括生物、物理、化学因素）都有关系。

三、临床表现

发热、出血、贫血及白血病脏器浸润为急性白血病 4 大临床特征。

1．全身症状：贫血；发热及继发感染；出血，急性早幼粒白血病可发生弥散性血管内凝血（DIC）。

2．髓外浸润：淋巴结及肝脾大，骨关节疼痛，多见于急淋，中枢系统白血病，表现为脑膜炎症状，尤其是急淋儿童患者；睾丸大，多为单侧无痛性，多见于儿童或青年的急淋。绿色瘤引起的突眼、复视，见于急性粒细胞白血病（急粒）；牙龈增生及皮肤丘疹或肉瘤，见于急性单核细胞白血病（急单）或急粒－单，但亦可见于急淋。

4. 体格检查：出血及贫血的体征，胸骨下段压痛、突眼、肝脾及淋巴结大，睾丸、牙龈等髓外部位的浸润等，是白血病乃至其他血液系统疾病的诊断中值得注意的内容，值得一提的是，虽然某些髓外浸润如睾丸浸润主要见于急淋，牙龈浸润主要见于 M_4 或 M_5，大部分体征还是缺乏疾病特异性的，因此，急性白血病的诊断，很大程度上依赖于实验室检查，尤其是骨髓的相关检查。

五、辅助检查

血常规及血涂片，肝肾全，骨髓涂片（具体见诊断标准），细菌学检查（咽、肛拭子）等，详见诊断。

六、诊断标准

MIC（morphology，immunotype，cytogenetics），是目前比较流行的白血病诊断标准。我院骨髓形态室目前仍采用 FAB 形态学分型，细胞遗传学及免疫分型需要在申请单上标明。

由于血液病的诊断主要依赖于实验室检查，在此简单介绍一下分型的标准，由于各种新技术的应用，分型并非一成不变，应与时俱进，不断自我完善。

急性髓系白血病的诊断见表 4－1。

表 4－1 急性髓系白血病的诊断

	骨髓形态学(FAB)	免疫表型	遗传学标志
M_0	原始细胞形态，无髓系分化	CD34、CD117、HLA－DR	无特异
M_1	原始细胞占非红系细胞(NEC)90%及以上。	CD33、CD13、CD15	无特异

续　表

	骨髓形态学(FAB)	免疫表型	遗传学标志
M_2	原始细胞占 NEC 20% ~ 89%，单核细胞 < 20%，分化的粒细胞 > 10%	CD33、CD13、CD15	t(8; 21)，ETO/AML1，提示预后较好
M_3	早幼粒细胞增生为主，在 NEC 中 > 30%。	CD33、CD13、CD15 但 HLA - DR 及 CD34应阴性	t(15; 17)，PML/RARα
M_4	NEC 的原始细胞 > 30%，原粒及以下各阶段占30% ~ 79%，各阶段单核细胞 > 20%。 M_4EO，嗜酸细胞 > NEC 的5%。	CD33、CD13、CD15、CD14	11q23或16受累，提示预后不良
M_5	包括 M_5a 及 M_5b；前者原始单核细胞 > 或 = 80%，后者则 < 80%，原始 + 幼稚单核 > 30%	CD33、CD13、CD15、CD14	11q23或16受累，提示预后不良
M_6	原始细胞占 NEC 的20%及以上，红系占有核细胞总数的50%及以上	CD33、CD13。此外，CD71(转铁蛋白受体)、血型糖蛋白 A 及红细胞膜收缩蛋白也阳性	5及7号染色体受累，提示预后较差
M_7	原始巨核细胞≥30%。	CD41、CD42、CD61、VWF	inv(3)(q21q26)伴血小板增多；inv(12p)合并纵隔肿瘤；t(1;22)伴腹部肿瘤，预后较差

急性淋巴细胞白血病，目前 WHO 分类多作为淋巴瘤的亚型，与以往的 FAB 分型不同，而目前的免疫分型多基于前者，见表 4－2 和表 4－3。

表 4－2　急性淋巴细胞白血病 FAB 分型

FAB 分型	形态特征
L_1	胞体小，较一致；胞质少；核型规则、核仁小而不清楚，少见或不见
L_2	胞体大，不均一；胞质常较多；核型不规则，常呈凹陷、折叠；核仁清楚，一个或多个
L_3	胞体大，均一；胞质多，深蓝色，有较多空泡，呈蜂窝状；核型规则；核仁清楚，一个或多个

表 4－3　急性淋巴细胞白血病免疫分型

ALL	免疫分型
裸型	HLA－DR（+），其他 CD 大多（－）
普通型	CD10，CD19
前 B 细胞型	CD19，CD20，CD22
B 细胞型	CD19，CD20，CD22，SmIg
前 T 细胞型	CD7，CD5，CD2
T 细胞型	CD7，CD5，CD2、CD3、CD4、CD8

急性淋巴细胞白血病细胞遗传学特征往往提示着预后，如累及 8 号染色体的 C－MYC 基因、t（1；19）（q23；p13.3）、t（4；11）多提示预后不良。

此外，细胞化学染色也是形态学中鉴别细胞来源的主要方法，包括：过氧化物酶染色（POX）、苏丹黑染色（SSB）；脂酶染色：α萘酚醋酸脂酶（α－NAE）、萘酚 AS－D 氯醋酸酶（NAS－D－CAE）、脂酶双重染色、α丁酸萘酚脂酶（α－NBE）；糖原染色（PAS 反应）；酸性磷酸酶（ACP）染色；血小板过氧化物酶染色等，限于篇幅，不再详述。

七、合并症和并发症

感染、出血、中枢系统白血病是常见的急性白血病的并发症，在治疗基础病的同时，应予以预防及对症处理，具体方法包括加强护理、应用抗生素（三代头孢＋氨基糖苷）、输注血小板、鞘内注射化疗药物（甲氨蝶呤（MTX）、阿糖胞苷（Ara－C））等。

八、治疗

白血病的治疗主要包括化疗、造血干细胞移植（HSCT）及研究中的一些靶向治疗和基因治疗，在此仅介绍一些基本方法。

1．化疗

（1）诱导缓解治疗

1）AML：标准方案：DA 方案（DNR 和 Ara－C；对 M_3，全反式维甲酸（ATRA）。

2）ALL：标准方案：VDLP 方案（长春新碱、泼尼松、蒽环类药物和左旋门冬酰胺酶）。

（2）巩固强化治疗：骨髓达 CR（完全缓解）标准后 2 周开始共进行 9 个疗程的治疗，每疗程间隔 2～3 周，每疗程前行 1 次骨髓检查。M_3 也同样进行，但治疗间歇期仍用 ATRA。

1）AML：方案：DA；HE；MD－Ara－C，共 3 个循环。

2）ALL：方案：VDLP 或 VDCP；EA；高剂量－甲氨蝶呤（HD－MTX），共 3 个循环。

（3）维持治疗：经巩固强化治疗后仍 CR 者，应继续治疗 2

年，称为维持治疗，第1年每2月1次联合化疗，第2年每3月1次联合化疗。

1）AML：方案以DA－HE交替为原则。

2）ALL：方案2VDCP组成同诱导缓解治疗，但时间缩短为2周1EA和VDCP。上述两方案交替进行。

2．HSCT：CR1 6个月后进行，异基因为首选，但由于供体及受体自身因素，也可采用自体移植。在预后较好的AML中可以于复发时采用，对其他类型AML尚有争议。对ALL，HSCT的适应证包括：高危［费城染色体（Ph）＋、高WBC、30天未CR］的CR1；所有患者的CR2或CR3后。

较高和较早的复发，是常见的自体移植失败的原因。

附：CR标准：中性粒$\geqslant 1.5\times 10^9$/L，Plt$\geqslant 100\times 10^9$/L，Hb$\geqslant$100 g/L，无髓外浸润，骨髓增生程度正常原始细胞$<5\%$。

第2节 慢性白血症

慢性白血病分为慢性粒细胞白血病及慢性淋巴细胞白血病。

一、慢性粒细胞白血病

（一）定义

起源于多能造血干细胞，以中晚幼粒系增生为主的恶性增殖性疾病，分为慢性期、加速期和急性变期。

（二）发病机制

遗传学异常：Ph染色体最常见，即t（9；22）（q34；q11），位于9号染色体的C－abl原癌基因易位至22号染色体长臂的断裂点集中区（bcr），形成bcr/abl融合基因，编码具有增强酪氨酸激酶活性的蛋白P210，干扰细胞信号传导，导致粒细胞转化增殖。

（三）流行病学

见于各年龄组，中老年多见，男性略多。占所有白血病的15%，儿童白血病的3%。

（四）临床表现

1．慢性期

(1) 早期：常无自觉症状，约30%患者查血常规时偶然发现。随病情发展出现以下症状。

(2) 代谢增高症候群：乏力、低热、盗汗和体重减轻。

(3) 脾大或巨脾：左上腹胀满、食欲不振。脾梗死：突然出现的与呼吸一致的左上腹疼痛。

(4) 白细胞淤滞症：白细胞 $>200\times10^9/L$，呼吸窘迫、头晕、言语障碍、视力模糊、耳鸣、中枢神经系统出血、阴茎异常勃起。

2．加速期：脾进行性大，逐渐出现胸骨和骨骼疼痛、贫血、出血。

3．急性变期：临床表现与急性白血病相似，预后差，常很快死亡。

（五）体格检查

1．脾大：最为突出，就医时常达脐或脐以下，甚至进入盆腔呈巨脾，质韧、平滑、无压痛；脾梗死时压痛明显，脾区可闻摩擦音。约半数患者肝大。

2．胸骨中下段压痛。

3．贫血；皮肤黏膜苍白；出血倾向：皮肤黏膜出血点、淤斑、紫癜、外伤后出血难止、甚至颅内和内脏出血。

4．眼底：高白细胞时可见静脉扩张、视网膜出血、视乳头水肿。

（六）辅助检查

1．血象：WBC $>10\times10^9/L$，中、晚幼和杆状核中性粒细胞为主，原始细胞（原+早）$<10\%$，嗜酸、嗜碱性粒细胞增多，可见少量有核红细胞，急变期血小板、血红蛋白下降。

2．骨髓象：增生明显至极度活跃，粒系增生为主，主要为中、晚幼和杆状粒细胞，原始细胞≤10%急变期原始细胞≥20%。

3．中性粒细胞碱性磷酸酶积分（NAP）明显减低。

4．Ph染色体或bcr/abl融合基因阳性。

（七）鉴别诊断

1．类白血病反应：以原发病（感染、肿瘤）为主要表现，外周血以成熟粒细胞为主，可见中毒颗粒，无嗜酸、嗜碱性粒细胞升高，NAP显著升高，Ph染色体阴性。

2．骨髓纤维化：外周血中可见幼稚红细胞与泪滴状红细胞，白细胞升高不及慢性粒细胞白血病（慢粒）显著，骨穿常呈“干抽”，骨髓活检可见大量网状纤维，NAP升高，Ph染色体阴性。

3．引起明显脾大的疾病：慢性疟疾、黑热病、血吸虫病、肝硬化等，原发病的临床表现和相关实验室检查以资鉴别。

（八）病程演变

慢性期平均持续1~3年，转入加速期和急性变期。

1．加速期：具下列2项或以上，排除其他原因。

（1）不明原因的发热、贫血、出血倾向、骨痛。

（2）脾进行性肿大。

（3）血小板异常降低或增高。

（4）血或骨髓中原粒（Ⅰ+Ⅱ型）>10%，但<20%。

（5）外周血嗜碱粒细胞>20%。

（6）骨髓中胶原纤维显著增生。

（7）出现Ph以外的其他染色体异常。

（8）对常用的治疗药物无反应。

（9）CFU-GM集落减少，集簇增加。

2．急变期：具下列之一者可诊断。

（1）骨髓中原粒（Ⅰ+Ⅱ型）或原淋+幼淋≥20%，或原单+幼单等在外周血或骨髓中≥30%。

(2) 外周血中原粒 + 早幼粒≥30%。

(3) 有髓外原粒细胞浸润。

(九) 治疗

1. 一般治疗：别嘌醇治疗高尿酸血症，碱化尿液。

2. 白细胞淤滞症：白细胞单采。

3. 脾切除与脾区放射：用于缓解严重腹痛，不延长生存。

4. 化疗：羟基脲：首选，1 ~ 3 g/d 口服，白细胞降至 10×10^9/L 时小剂量 0.5 ~ 1.0 g/d 维持。小剂量阿糖胞苷，10 ~ 20 mg/m^2 皮下注射 d1 ~ 10，可与 INF - α 合用。

5. 干扰素：INF - α 3 ~ 9 MU，qd 或 qod 皮下注射，疗程 > 6 个月，可与化疗合用或在控制白细胞数后单用。

6. Gleevec：治疗慢粒的新型药物，通过阻断 ATP 结合位点抑制变异的酪氨酸激酶活性，使 Ph 阴转，改善遗传学异常，延长寿命。300 ~ 600 mg/d 口服。

7. 造血干细胞移植：可以根治本病的方法，< 45 岁，有条件者，争取在诊断后第 1 年内进行。

8. 加速期与急性变期：按急性白血病处理。

疗效标准

1. 完全缓解

(1) 血白细胞计数 $< 10 \times 10^9$/L，分类正常，无幼稚粒细胞。

(2) 血小板计数正常或不超过 450×10^9/L。

(3) 临床症状、体征消失。

(4) 骨髓正常。

2. 部分缓解

(1) 白细胞计数降至治疗前 50% 以上，及至少 $< 20 \times 10^9$/L。

(2) 白细胞计数正常，但仍存在幼稚细胞和（或）脾大。

3. 无效：未达部分缓解。

(十) 预后

中位生存期 39 ~ 47 个月。脾大明显、血中原始细胞数和嗜碱、嗜酸性粒细胞数高、Ph 染色体阴性者预后不良。

二、慢性淋巴细胞白血病

（一）定义

慢性淋巴细胞白血病，CLL；简称慢淋，是成熟的小淋巴细胞在骨髓、血液、淋巴组织和其他器官克隆性增殖的恶性疾病。分 B 细胞和 T 细胞性。

（二）发病机制

常见染色体异常：13 号染色体长臂缺失，+12、14q+、inv（14）等。

（三）流行病学

该病多于老年发病，男性多于女性。是西方最常见的成年患者白血病，东方人少见。

（四）临床表现

1．起病缓慢，患者早期常无自觉症状，因其他疾病就诊时偶然发现。病情发展可出现以下症状。

2．淋巴结肿大压迫：梗阻性黄疸、肾盂积液、肠梗阻（腹腔），呼吸困难（纵隔）。

3．晚期骨髓浸润：贫血、出血、反复感染。

4．其他：8%患者并发自身免疫性溶血性贫血、ITP；T 细胞慢淋可出现皮肤症状，如红皮病、皮肤增厚，皮肤结节等，并发巨球蛋白血症时可有高黏滞综合征。

（五）体格检查

1．淋巴结肿大：最突出，常最先引起患者注意，常见部位有颈部、腋下、腹股沟，无压痛、质韧，可移动，后期可融合。

2．半数患者有轻－中度脾大，晚期出现肝大。

3．晚期骨髓受侵：贫血，皮肤黏膜苍白；出血倾向：皮肤黏膜出血点、淤斑、紫癜。

4．并发症：自身免疫性溶血性贫血：皮肤巩膜黄染；皮肤表现：皮肤增厚、皮肤结节、红皮病；巨球蛋白血症：眼底静脉迂曲。

（六）辅助检查

1．血象：WBC > 10×10^9/L，成熟淋巴细胞绝对值 ≥ 5×10^9/L，淋巴细胞持续增高时间 ≥ 3 个月。可见少量幼淋或异淋巴细胞。溶血性贫血时网织红细胞升高。粒细胞比值下降，晚期血红蛋白、血小板降低。

2．骨髓象：增生明显活跃及以上，成熟淋巴细胞 ≥ 40%，活检淋巴细胞浸润型或可分 3 种类型：结节型、间质型、弥漫型。髓系减少。溶血性贫血时幼红代偿性增生。

3．免疫分型

（1）B－CLL：SMIg 弱阳性，呈 κ 或 λ 单克隆轻链型，CD5、CD19、CD20 阳性，CD10、CD22 阴性。

（2）T－CLL：CD2、CD3、CD8 阳性，CD5 阴性。

4．溶血性贫血：血胆红素升高，间接胆红素为主，Coombs 试验阳性；巨球蛋白血症：血清 IgM 升高，免疫电泳出现 IgM 异常沉淀弧，尿中出现单一轻链。

（七）鉴别诊断

1．淋巴瘤转化白血病：常有淋巴瘤病史，病理活检及免疫分型有助诊断，为原发病晚期，一般情况差，预后不佳。

2．幼淋巴细胞白血病：老年常见，病程急、脾大明显，外周血白细胞计数很高，血与骨髓片可见较多幼淋巴细胞。

3．病毒感染：外周血异型淋巴细胞增多，为多克隆性，骨髓片基本正常，病程自限，感染控制后血像、血涂片自行恢复正常。

（八）Binet 临床分期标准：见表 4－4。

表 4-4　Binet 临床分期标准

分期	标　准	中数存活期(年)
A 期	少于 3 个区域的淋巴受累，Hb≥150 g/L，Plt≥100×10^9/L	>7
B 期	3 个或 3 个以上区域的淋巴受累，Hb≥150 g/L，Plt≥100×10^9/L	<5
C 期	Hb<100 g/L，和（或）血小板减少<100×10^9/L，（无论累及淋巴区多少）	<2

一侧或双侧颈、腋下、腹股沟淋巴结各为一个区域，肝、脾各为一个区域，共计 5 个区域。

（九）治疗

A 期：无明显症状和体征，WBC<20×10^9/L，长期稳定，可仅观察不予治疗。B～C 期应治疗

1．苯丁酸氮芥（瘤可宁）：2～8 mg/m^2，1～3 天内分次服用，每 4 周用 1 次。

2．泼尼松（强的松）：40～60 mg/d，对 CLL 合并溶贫及血小板减少者有效。

3．环磷酰胺（CTX）：50 mg bid 或 tid，至 WBC 下降时减量维持。

4．联合化疗 CVP：CTX 600～1000 mg iv d1；长春新碱（VCR）2 mg iv d1；泼尼松龙（Pred）40～60 mg/d，d1～5；每 4 周 1 次。还可用 COP、CHOP 等方案。

5．氟达拉滨（Fludarabine）：25～30 mg/（m^2·d），iv d1～3，每 4 周 1 次，有效率 80%以上，或与 CTX 组成 FC 方案。

6．抗 CD20 单抗（美罗华）：可试用，或与 Fludarabine 合用组成 FR 方案，仅用于 B-CLL。

疗效判定

1．完全缓解：症状消失，受累淋巴结和肝脾缩至正常，外周血 WBC $\leqslant 10 \times 10^9$/L，成熟淋巴细胞 $< 4 \times 10^9$/L，血红蛋白及血小板正常。

2．部分缓解：症状减轻，累及淋巴结、肝脾区域数和（或）肿大体积较治疗前减少 50% 以上且无新的累及区域出现。血白细胞、淋巴细胞绝对值和骨髓中淋巴细胞比例降至治疗前 50% 以下，血红蛋白及血小板较治疗前增加 50% 以上。

3．无效：未达部分缓解或恶化。

（十）预后

生存期平均 3～4 年，主要死因为骨髓衰竭导致严重贫血、出血、严重感染或转化为其他恶性程度高的白血病。

第 3 节　淋　巴　瘤

一、定义

淋巴瘤（lymphoma）起源于淋巴结和淋巴组织的免疫系统的恶性肿瘤，其发生大多与免疫应答过程中淋巴细胞增殖分化产生的某种免疫细胞恶变有关。

二、病因（多种因素综合）

1．病毒学说：EB 病毒与 Burkitt 淋巴瘤，HTLV－I 与成年患者 T 细胞白血病或淋巴瘤。

2．免疫学说。

3．基因重排、染色体畸变。

三、病理及分型

（一）霍奇金病（HD）

1．诊断标准

(1) 组织病理：多种正常细胞的背景上，见 Reed – Sternberg 细胞或其变异型。

(2) 除外淋巴结反应性增生及服用苯妥英钠等药物的可能。

(3) 免疫病理示：CD15 (Leu – M1)$^+$，CD25$^+$，CD30 (Ki – 1)$^+$，CD45 (LCA)$^-$。

2. 分型 (Rye 会议，1966)

(1) 淋巴细胞为主型。

(2) 结节硬化型。

(3) 混合细胞型。

(4) 淋巴细胞消减型。

(二) 非霍奇金淋巴瘤 (NHL)

1. 诊断标准：淋巴结正常结构破坏；细胞成分单一，即肿瘤细胞增殖、浸润。

2. 分型 (NCI 工作方案，1982)

(1) 低度恶性：①小淋巴细胞性（包括黏膜相关淋巴组织型，即 MALT 型）；②滤泡性、小裂细胞性；③滤泡性、小裂细胞和大细胞混合性

(2) 中度恶性：①滤泡性、大细胞为主；②弥漫性、小裂细胞性（包括帽带细胞型）；③弥漫性、小细胞和大细胞混合性（含有上皮成分者又称 Lennert）；④弥漫性、大细胞性（包括血管中心型）。

(3) 高度恶性：①大细胞、免疫母细胞性（包括间变性大细胞淋巴瘤）；②淋巴母细胞性（核折叠或不折叠）；③小无裂细胞性（Burkitt 淋巴瘤）。

其他：样霉菌病、组织细胞性、髓外浆细胞瘤、不可分类型

四、临床表现

1. 淋巴结肿大：无痛性，进行性肿大。①浅表：颈部最常见；依次为腋下，腹股沟，滑车上；②深部：纵隔，肺门，咽淋

巴环，肠系膜，腹主动脉旁。

2．病变传播途径：直接浸润，沿淋巴管传播，血行传播。

3．结外病变：脾、肝、胃肠道、胸腔内、肾、生殖系统、神经系统、骨髓、骨骼、皮肤。

4．周身症状：发热、乏力、盗汗、消瘦、皮肤瘙痒。

五、体格检查

重点为扁桃体、淋巴结、皮肤、肝、脾和神经系统。

六、辅助检查

1．一般常规：血常规、尿常规、粪便常规 + OB、PT + A、ECG、胸片（正侧位）。

2．血液学：白细胞分类（DC）、嗜酸性粒细胞计数、血型、骨髓涂片（免疫表型）。

3．血生化：肝肾功能（包括 LDH、ALP、尿酸）、血糖、ESR、IgG、A、M。

4．血清学：乙肝五项、EBV 抗体、HIV 抗体（必要时）。

5．影像学

(1) 腹部 B 超（包括腹腔淋巴结）。

(2) 胸、腹 CT。

(3) 全胃肠钡餐造影。

(4) 淋巴管造影、PET（必要时）。

6．活检（诊断未明确时进行）：淋巴结、结外受累组织。

7．腰穿（必要时）。

七、诊断步骤

1．明确诊断：病理学

无痛性，进行性淋巴结肿大——淋巴结活检

疑皮肤病变——皮肤活检

疑骨髓，骨骼病变——骨髓涂片或活检

高度可疑，诊断不明——剖腹活检

2．分类分型诊断：病理学、免疫分型。

3．分期诊断：（Ann Arbor 1971，Costwold 1989 修订）影像学。

（1）Ⅰ期：侵犯单个淋巴结区域（Ⅰ）或单个结外器官或部位（ⅠE）。

（2）Ⅱ期：侵犯膈肌同侧两个以上淋巴结区域（Ⅱ），或局部侵犯单个结外器官或部位伴膈肌同侧一个或多个淋巴结区域（ⅡE）；应指明受累解剖部位数（如Ⅱ4）。

（3）Ⅲ期：侵犯膈肌两侧淋巴结区域（Ⅲ），可伴有单个结外器官或部位侵犯（ⅢE），或脾侵犯（ⅢS），或两者均受侵犯（ⅢSE）；脾门、腹腔或门脉旁淋巴结受累（Ⅲ1）或腹主动脉旁、髂动脉或肠系膜动脉旁淋巴结受累（Ⅲ2）。

（4）Ⅳ期：广泛侵犯一个或多个结外器官或组织，伴有或不伴有淋巴结的侵犯。肝或骨髓受累为Ⅳ期。

（5）各期进一步分组如下。

A：无全身症状。

B：有全身症状（不明原因的发热 38℃以上连续 3 天以上，盗汗，6 个月体重下降 10%以上）。

E：由 1 个淋巴结部位局部扩散引起的单一结外部位受累。

X：巨块型：在 $T_6 \sim T_7$ 水平纵隔宽度大于胸腔直径的 1/3，或肿块最大直径大于 10cm。

4．鉴别诊断

淋巴结炎、淋巴结结核，嗜酸淋巴肉芽肿，巨大淋巴结病（Castleman diease），血管性原免疫细胞淋巴结病，结节病，慢性淋巴细胞白血病，恶性组织细胞病，淋巴结转移癌、败血症、免疫病等相鉴别。

八、治疗

霍奇金病（HD）

早期病例（自Ⅰ至Ⅱ AE）：适于放疗，MOPP 或 ABVD 2～3 个疗程再放疗。

晚期病例（自Ⅱ B至Ⅳ），适于联合化疗。

1．常用诱导缓解化疗方案

（1）MOPP

M　氮芥　6 mg/m^2　iv d1，d8

O　长春新碱　1.4 mg/m^2　iv d1，d8

P　甲基苄肼　100 mg/m^2　pod1～d14

P　泼尼松（强的松）40 mg/m^2　po d1～d14。

每 28 天重复 1 次，最少 6 个疗程或 CR 后巩固 2 个疗程。

（2）ABVD

A　阿霉素　25 mg/m^2　iv d1，d15

B　平阳霉素　10 mg/m^2　iv d1，d15

V　长春新碱　1.4 mg/m^2　iv d1，d15

D　达卡巴嗪（氮烯咪胺）375 mg/m^2　iv d1，d15

每 28 天重复 1 次。

2．复发时的化疗方案

BEAM

B　卡莫司汀（卡氮芥）　300 mg/（m^2·d）　iv d1

E　足叶乙苷　100～200 mg/（m^2·d）　iv d2～5

A　阿糖胞苷　100～200 mg/m^2　2/d　iv d2～5

M　马法兰　140 mg/m^2　po　d6

需输注造血干细胞

非霍奇金淋巴瘤（NHL）

1．常用诱导缓解化疗方案

（1）CHOP

C　环磷酰胺　　　　750 mg/m² 　iv d1

H　阿霉素　　　　　50 mg/m² 　iv d1

O　长春新碱　　　　1.4 mg/m² 　iv d1

P　泼尼松（强的松）100mg/d　po d1 ~ 5

每 21 天重复 1 次。

（2）ProMACE – CytoBOM

环磷酰胺　　　　650 mg/m² 　iv d1

阿霉素　　　　　25 mg/m² 　iv d1

足叶乙苷　　　　120 mg/m² 　iv d1

泼尼松（强的松）60mg/m² po d1 ~ 14

阿糖胞苷　　　　300 mg/m² 　iv d8

平阳霉素　　　　5 mg/m² 　im d8

长春新碱　　　　1.4 mg/m² 　iv d8

甲氨蝶呤　　　　120 mg/m² 　iv d8

四氢叶酸钙　15mg im　氨甲蝶呤后 24 小时，q6h 共四次

每 21 天重复 1 次。

（3）CE

C　卡铂　　　400 mg　iv d1

E　足叶乙苷　100 mg　iv d1 ~ 5

每 21 天重复 1 次。

（4）ESHAP

顺铂　　　25 mg/m²　24 小时持续泵入　d1 ~ 4

依托泊苷　60 mg/m²　iv drip　d1 ~ 4

甲强龙　　500 mg　静脉滴注　d1 ~ 4

阿糖胞苷　2g/m²　2 小时静脉滴注　d5

（5）MINE

异环磷酰胺　2 g/d iv drip　d1 ~ 3

米托蒽醌　　8 mg/m²　iv d1

依托泊苷　　100 mg d1 ~ 3 iv

美斯钠　400mg iv 3/d d1～3（异环磷酰胺 0、4、8 小时）

其他治疗方法：①单克隆抗体：CD20 单抗（美罗华）——B 细胞。干扰素、抗幽门螺杆菌药物（MALT）；②手术治疗；③骨髓移植。

九、疗效标准及预后

1．完全缓解（CR）：可见的肿瘤完全消失超过 1 个月。

2．部分缓解（PR）：病灶的最大直径及其最大垂直直径的乘积减少 50%以上，其他病灶无增大，持续超过 1 个月。

3．稳定（NR）：病灶的最大直径及其最大垂直直径的乘积减少不足 50%或增大不超过 25%，持续超过 1 个月。

4．进展（PD）：病灶的最大直径及最大垂直直径的乘积增大超过 25%以上。

疗程：完全缓解者 6～8 化疗疗程。

不缓解者或复发者，疗程数及方案视具体情况而定。

预后分析见表 4－5。

表 4－5　淋巴瘤预后分析

预后因素	预后较好	预后较差
（1）年龄	＜60	＞60
（2）分期	Ⅰ，Ⅱ	Ⅲ，Ⅳ
（3）结外病变	0，1	＞1
（4）一般状况	0，1 级	2，3，4 级
（5）血清 LDH	正常	升高

第4节 多发性骨髓瘤

一、定义：多发性骨髓瘤（mutiple myeloma）是一种通常可合成单克隆免疫球蛋白或免疫球蛋白成分（M蛋白）的恶性浆细胞病。占血液系统肿瘤的13%。发病年龄（中数）：欧美为65岁；中国（PUMCH资料）为57岁。全部病例>30岁；95%病例>40岁。

二、病因：

电离辐射、慢性抗原刺激、病毒感染、遗传因素和基因突变。

三、临床表现

1. 骨痛为早期主要症状，多在骶部，其次为胸廓和肢体。
2. 贫血及出血倾向。
3. 反复感染。
4. 肾脏损害：由于本周蛋白、高尿酸、高血钙、淀粉样变性，肿瘤细胞浸润。
5. 高黏滞血综合征。
6. 高钙血症。
7. 高尿酸血症。
8. 神经系统损害。
9. 淀粉样变性：多见于IgD型。

四、体格检查

贫血貌，可有出血点，骨痛多见，典型病例可有特征性骨改变：胸、肋、锁骨连接处发生串珠结节。可以有肝、脾大；可有舌体肥大。

五、实验室检查

1．血象：贫血，白细胞和血小板数正常或减少。

2．血涂片：红细胞呈缗钱样排列。

3．骨髓象：出现骨髓瘤细胞。

4．血液生化：血 Ca↑、尿酸↑、β_2－MG↑、C 反应蛋白（CRP）↑、肌酐（Cr）↑、血尿素氮（BUN）↑。

5．M 蛋白：血清蛋白电泳，免疫电泳。如下情况应警惕 M 蛋白：若 IgG、IgA 都很低，应想到 IgD、IgE、轻链 κ/λ 一般为 2，若 κλ 值正常而比例倒置。

6．尿：单克隆轻链增多（Bence－Jones 蛋白）。

7．影像学检查

X 线、CT、MRI：广泛骨质疏松；多发性溶骨病变（穿凿样溶骨病变，压缩性骨折）。

γ－骨显像：多发性射线浓集区。

六、诊断

1．骨髓中出现骨髓瘤细胞 > 15%。

2．血和（或）尿中出现 M 蛋白或其轻链。血 IgG > 35 g/L、IgA > 20 g/L、IgM > 15 g/L、IgD > 2 g/L、IgE > 2 g/L；尿轻链 > 1 g/24 小时。

3．溶骨性病变或广泛骨质疏松

分型如下：

- IgG 型（γ 重链，轻链 κ 或 λ）——最常见
- IgA 型（α 重链，轻链 κ 或 λ）——其次常见
- IgD 型（δ 重链，轻链 κ 或 λ）
- IgE 型（ε 重链，轻链 κ 或 λ）
- 轻链型（κ 或 λ）——预后不好，骨破坏严重
- IgM 型（μ 重链，轻链 κ 或 λ）

- 不分泌型
- 双克隆或多克隆型

分期见表 4－6。

表 4－6　多发性骨髓瘤分期

分期	标　准	瘤细胞数/m^2
Ⅰ期	符合下列各项 1．Hb＞100 g/L 2．血钙正常 3．X线正常或只有孤立的溶骨性病 4．M成分合成率低 IgG＜50 g/L，IgA＜30 g/L，24小时尿轻链定量＜4 g/24小时	0.6×10^{12}
Ⅱ期	介于Ⅰ期和Ⅲ期两者之间	$(0.6\sim1.2)\times10^{12}$
Ⅲ期	符合下列至少一项 1．Hb＜85 g/L 2．血钙＞2.98 mmol/L 3．X线多处进行性溶骨性损害 4．M成分合成率高 IgG＞70 g/L，IgA＞50 g/L，24小时尿轻链定量＞12 g/24小时	$>1.2\times10^{12}$

亚型　A组：肾功能正常，B组：肾功能损害。

4．鉴别诊断

（1）反应性浆细胞增多：一般为浆细胞不超过 15%。

（2）巨球蛋白血症：骨髓中淋巴样浆细胞增多，骨破坏少见。单克隆 IgM 增高。临床主要表现为高黏滞综合征。

（3）骨病需要与骨转移瘤、老年性骨质疏松、肾小管酸中毒及甲状旁腺功能亢进鉴别。

七、治疗

1．支持治疗：适当活动，预防骨折，改善贫血，纠正高钙、高尿酸血症，保护肾功能，防治感染。

2．化疗：①MP 方案（兹法仑、泼尼松）；②M2 方案（卡莫司汀、环磷酰胺、兹法仑、泼尼松和长春新碱）；③VAD 方案（长春新碱、阿霉素和地塞米松）－不含烷化剂，用于希望骨髓移植的患者。

3．其他治疗：①Thalidomide（反应停）；②干扰素－α；③抗 CD20 单抗（美罗华，Mebthera）。

4．造血干细胞移植：①异基因造血干细胞移植；②自体造血干细胞移植。

八、预后

1．不治疗：～6 个月。

2．化疗：～3 年 注意：化疗不改善生存期，只改善生活质量。

3．干细胞移植：～5 年。

4．预后因素：临床分期、分型、肾功能、β_2－微球蛋白（更能反应瘤负荷）、乳酸脱氢酶（LDH）、PCL 等。

随诊更关注 M 蛋白成分，所以每次复查 M 蛋白相关的检查，而不用每个疗程都复查骨穿。

第 5 节　溶血性贫血

一、定义

溶血指红细胞非自然衰老而提前遭受破坏的过程，当溶血程度超过造血代偿能力时，才发生溶血性贫血。黄疸的有无除决定于溶血的程度外，还和肝细胞处理胆红素的能力有关，因此溶血性贫血不一定有黄疸。

二、病因

依发病机制分为红细胞内异常及红细胞外异常，风表 4－7。

表 4－7　溶血性贫血发病机制

红细胞内异常	红细胞外异常
1.红细胞膜异常 HS(遗传性球形细胞增多症) HE(遗传性椭圆形细胞增多症) PNH(阵发性睡眠性血红蛋白尿)	1.免疫因素:①新生儿溶血性贫血;②血型不符的输血反应;③自身免疫性溶血性贫血(温抗体或冷抗体);药物性(PG,奎尼丁)
2.红细胞内酶缺陷:①PK 缺乏;②葡萄糖－6－磷酸脱氢酶(G－6PD)缺乏	2.感染因素 疟疾、传染性单核细胞增多症、支原体
3.珠蛋白的异常:①肽链量的异常－珠蛋白生成障碍性贫血;②肽链质的异常－HbS	3.化学因素 砷化氢、苯肼、蛇毒
	4.物理和机械因素 烧伤、血栓性血小板减少性紫癜(TTP)、人造瓣膜

三、临床表现

1．急性溶血：起病急骤，腰痛，头痛，呕吐、寒战，发热，血红蛋白尿，黄疸，急性肾衰，再障危象。

2．慢性溶血：起病缓慢，症状轻微，贫血，黄疸，肝脾大，胆石症，肝功能损害。

四、辅助检查

1．提示红细胞破坏的实验室检查

（1）血管外溶血

高胆红素血症：血清间接胆红素增高为主，结合胆红素/总胆红素<15%，血清总胆红素的高低和肝功能密切相关。粪胆原排出增多。尿胆原排出增多：急性大量溶血，尿胆原排出量可明显增加，慢性溶血患者尿胆原量并不增多，仅在肝功能减退时才增多。

（2）血管内溶血：①血浆游离血红蛋白升高；②血清结合珠蛋白降低；③血红蛋白尿；④含铁血黄素尿。

2．提示骨髓幼红细胞代偿性增生的实验室检查

（1）网织红细胞增多。

（2）外周血中出现幼红细胞。

（3）骨髓幼红细胞增生。

3．提示红细胞寿命缩短的实验室检查

（1）红细胞的形态改变 血片中可见畸形红细胞增多。

（2）吞噬红细胞及自身凝集反应。

（3）海因小体。

（4）红细胞渗透脆性增加。

（5）红细胞寿命缩短是溶血最可靠的指标。

五、诊断和鉴别诊断

（1）诊断：贫血患者如有溶血性贫血的临床表现，实验室检查提示有红细胞破坏。骨髓中幼红细胞代偿性增生及红细胞寿命缩短的证据，可肯定诊断。

（2）鉴别诊断：①有贫血及网织红细胞增多者；②有贫血及非胆红素尿性黄疸者；③患有非胆红素尿性黄疸而无贫血者；④有铁粒－幼红细胞性贫血、成熟红细胞畸形、轻度网织红细胞增多。

六、诊断步骤

1. 肯定溶血证据：见表4－8。

2. 确定溶血部位：见表4－9。

表4－8　肯定溶血的证据

RBC破坏增加证据	RBC代偿增生的证据
游离胆红素↑	网织红细胞（RET）
尿胆原、粪胆原↑	血中出现幼红细胞
血清结合珠蛋白↓	血中大红细胞增多
血浆游离血红蛋白↑	骨髓幼红细胞增生
红细胞畸形，红细胞寿命↓	

表4－9　确立溶血的部位

检查项目	血管内溶血	血管外溶血
血清间接胆红素	↑	N/↑
尿胆原	↑	N/↑
血浆游离血红蛋白	↑	N
血清结合珠蛋白	↓	N
血红蛋白尿	↑	N
高铁血红素白蛋白血症	↑	N
含铁血黄素尿	阳性	N

3. 确定溶血病因（应注意地区、年龄）

（1）有肯定的化学物理因素或感染史。

（2）直接抗人球蛋白试验阳性：免疫性溶血性贫血。

（3）直接抗人球蛋白实验阴性：①血DC发现大量球形细胞？遗传性球形细胞增多症（HS)?? RBC渗透脆性试验，亲属检查血 DC 发现特殊红细胞畸形：椭圆形 HE，RBC 碎片，微血管病性溶血，靶形 RBC，珠蛋白生成障碍性贫血；②血 DC 正常，Coombs 试验阴性：血红蛋白电泳除外异常血红蛋白病；热变性试验除外不稳定血红蛋白；G－6PD 酶水平测定除外 G－6PD 缺陷症；③血 DC 正常，Coombs 试验阴性：（伴血管内溶血）Ham（＋），糖水试验（＋），CD55、CD59 阴性细胞计数 > 10% 阵发性睡眠性血红蛋白尿（PNH）。

七、治疗

1．去除病因。

2．药物治疗：糖皮质激素及免疫抑制剂可用于自身免疫性溶血性贫血，糖皮质激素可用于阵发性睡眠性血红蛋白尿症急性溶血期。

3．输血：指征宜从严掌握，可暂时改善患者的贫血症状，但可能加重自身免疫性溶血性贫血或诱发阵发性睡眠性血红蛋白尿症发作。

4．脾切除术：对遗传性球形细胞增多症最有价值。

第 6 节　再生障碍性贫血

一、定义

再生障碍性贫血（AA）是多种发病机制引起骨髓造血功能衰竭，以造血干细胞损伤、骨髓脂肪化、外周血全血细胞减少为特征的疾病。

二、病因

1．先天性：Fanconi 贫血等。

2．获得性：①特发性（idiopathic）“再障”：病因不明；②继发性再障：药物（抗肿瘤药物、抗生素、解热止痛药、抗甲状腺药、抗糖尿病药、镇静药）、化学毒物、射线、病毒感染、妊娠。

3．发病机制：①造血干细胞损伤（种子学说）；②造血微环境缺陷（土壤学说）；③免疫系统异常（虫子学说）。

三、临床表现

1．贫血、出血、感染。

2．重型再障：起病急，进展迅速（未治疗者，中位生存期3~6个月）。

3．轻型再障：贫血首发。

四、体格检查

苍白、出血（皮肤、黏膜为主，重者有深部出血：便血、尿血、颅内出血）。

脾大者多不是“再障”。

五、实验室检查

1．血常规：三系减低；网织红细胞计数：绝对值减少。

2．骨髓涂片：主要诊断依据：①增生低下；②粒、红、巨核造血细胞明显减少；③无肿瘤细胞；④可见非造血细胞团（再障群：由巨噬细胞、肥大细胞、浆细胞等组成）。

3．骨髓活检：是确诊依据。多部位造血组织增生低下，脂肪细胞为主。

六、诊断

1．诊断标准：（中国）

(1) 全血细胞减少，网织红细胞（RET）绝对值减少。

(2) 无肝、脾大。

(3) 骨髓至少1个部位增生减低。

（4）能除外其他引起全血细胞减少的疾病。

（5）一般抗贫血治疗无效。

2．根据血细胞减少程度分类

（1）轻型再生障碍性贫血（AA）。

（2）重型再生障碍性贫血（SAA、SAAⅠ型、SAAⅡ型）。

重型再障的诊断标准：①临床表现：发病急，贫血进行性加重，常伴有严重感染及出血倾向。②实验室检查：血红蛋白下降速度快。网织红细胞 $<1\%$，绝对计数 $<15\times10^9/L$。中性粒细胞绝对值 $<0.5\times10^9/L$；血小板 $<20\times10^9/L$；骨髓增生重度减低。

（3）纯红细胞再生障碍性贫血：①临床上仅有贫血症状，无感染或出血倾向。②血象：红系减少。Ret 减少。白细胞和血小板正常。③骨髓象：红系各阶段均减少，无病态造血。

3．鉴别诊断

（1）阵发性睡眠性血红蛋白尿（PNH）：查酸化血清溶血试验、糖水试验、蛇毒因子溶血试验、尿潜血或尿 ROUS 试验、以 CD59 单抗加流式细胞仪直接检测体内 CD59 细胞数量。

（2）原发性骨髓纤维化：脾大，骨髓活检示非均有一致的纤维组织增生（本质属于骨髓增生性疾病）。

（3）低增生性白血病。

（4）急性造血功能停滞：有自限性。

（5）骨髓增生异常综合征（MDS）：病态造血为特征。

七、治疗

1．重型再生障碍性贫血

（1）骨髓移植：有条件者应行异基因造血干细胞移植。

（2）免疫抑制剂：ATG（抗胸腺细胞球蛋白）、CsA（环孢素A）早期用，疗程要足够长。

（3）重组细胞因子：粒系集落刺激因子（G－CSF）。

（4）对症、支持治疗。

2. 慢性再生障碍性贫血

(1) 雄激素或加免疫抑制剂：司坦唑醇（康力龙）、环孢菌素 A。

(2) 对症、支持治疗。

(3) 监测血清铁和肝功能。

八、疗效

1. 基本治愈：症状消失，血常规正常，>1 年无复发。

2. 缓解：症状消失，血红蛋白、WBC 基本正常，>3 个月稳定。

3. 明显进步：症状好转，3 个月不输血，血红蛋白增加 >30 g/L，并维持 3 个月以上。

4. 无效：经充分治疗后，症状、血象未明显改善。

第 7 节　血小板减少症

一、定义

血小板计数小于 $100 \times 10^9/L$ 为血小板减少病（thrombocytopenia）。血小板计数与危险性见表 4－10。

表 4－10　血小板计数与危险性

血小板计数（$\times 10^9/L$）	危　险　性
50～100	严重外伤时出血多于正常
20～50	轻度外伤可出血，自发出血少见
<20	可有自发性出血
<10	有严重出血的高度危险

二、病因

血小板减少症的产生可有三种机制：①骨髓生成减少，②脾滞留增加或血小板破坏增多和③血小板分布异常。

图 4-1 显示了通过临床表现与实验室检查对血小板减少症患者进行的分类。

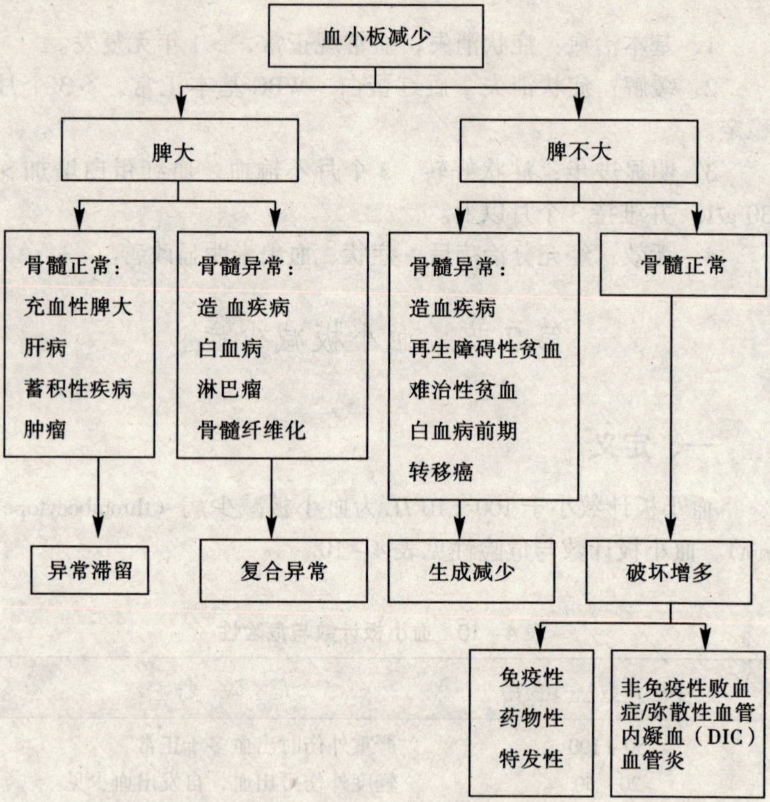

图 4-1　血小板减少症患者的分类

三、临床表现

各种病因引起的血小板减少，除了有原发病的表现外，常合并有出血倾向。

免疫性血小板减少性紫癜（immune thrombocytopenic purpura，ITP）是临床所见单纯血小板减少最常见的原因之一。下面重点予以介绍。

根据患者临床病程分为两型，病程在6个月内称急性型，6个月以上者称为慢性型。

急性ITP一般起病急骤，出现全身性皮肤、黏膜出血。起病时常首先出现肢体皮肤淤斑，病情严重者部分淤斑可融合成片或形成血疱。口腔黏膜也常发生出血或血疱，也常出现牙龈和鼻腔黏膜出血。少数患者有消化道和泌尿道出血或视网膜出血。

慢性ITP约30%～40%患者在诊断时无任何症状。一般起病缓慢或隐袭，常表现为不同程度的皮肤与黏膜出血，出血症状常呈持续性或反复发作。皮肤紫癜与淤斑以下肢远端多见，尤其在搔抓皮肤或外伤后易于出现皮肤紫癜和淤斑。黏膜出血以口腔黏膜、牙龈、鼻黏膜出血和女性月经过多多见。

四、体格检查

皮肤的出血点、紫癜、淤点、淤斑，尤其下肢远端，易搔抓和常产生摩擦的部位。口腔黏膜的出血，血疱。鼻腔的黏膜。

ITP患者一般无脾大。

五、实验室检查

1．血象：血小板数量减少。血涂片可见血小板形态异常，如体积增大、形态特殊、颗粒减少、染色过深。除非大量出血，一般无明显贫血和白细胞减少。

2．骨髓象：巨核细胞数量增多为主或正常，但胞质中颗粒减少、嗜碱性较强，产板型巨核细胞减少或缺乏。

3. 出凝血检查：出血时间延长，毛细血管脆性试验阳性，血块回缩时间（CRT）延长，有的患者可有血小板聚集功能及黏附功能低下。

4. 抗血小板抗体测定：PAIg（包括 PAIgG、PAIgM）升高。

六、诊断标准

ITP 的主要诊断依据是临床出血征象，血小板减少、脾无肿大、骨髓巨核细胞有成熟障碍及血小板抗体等。

诊断标准

1. 多次化验血小板数量 $< 100 \times 10^9/L$。

2. 骨髓检查巨核细胞增多或正常，有成熟障碍。

3. 脾不大或轻度增大。

4. 下列 5 点中具备任何一点：①泼泥松（强的松）治疗有效；②PAIgG 增多；③PAC3 增多；④切脾有效；⑤血小板寿命测定缩短。

5. 可排除继发性血小板减少症。

七、鉴别诊断

ITP 是一种除外性诊断，常需要与其他引起血小板减少的疾病相鉴别。

1. 假性血小板减少：常见于 EDTA 抗凝剂引起的血小板体外聚集，导致细胞计数仪错误识别。用枸橼酸抗凝血复查核实(用 PT + A 蓝头管抽血送血常规)。

2. 慢性肝病等伴有脾功能亢进：有肝脏疾病基础、脾肿大等。

3. 再生障碍性贫血：多部位骨髓穿刺可以发现骨髓增生低下、有非造血细胞团等再生障碍性贫血的诊断依据。

4. 骨髓增生异常综合征（MDS）：骨髓检查发现多系造血细

胞的病态造血。

5．慢性 DIC：患者常存在有某种基础疾病，活化部分凝血激酶时间（APTT）、PT、纤维蛋白原、D－Dimer 等 DIC 实验检查的异常。

6．药物诱发的血小板减少：肝素、喹尼丁、解热镇痛药等可以引起急性血小板减少。应仔细询问用药史，一般停药后血小板能够较快回升。

八、治疗

儿童 ITP 多自限性。成人 ITP 原则上血小板在（30～50）×10^9/L 以上时，可以不予治疗，观察随诊。如血小板＜30×10^9/L 并伴明显出血，则需紧急适当处理。

1．糖皮质激素：是治疗 ITP 的首选药物。泼泥松（强的松）1 mg/(kg·d)，3～6 周之后逐渐减量直至维持血小板达到安全水平的最低剂量。症状严重者可用氢化可的松或甲泼尼龙短期静脉滴注。

2．达那唑：常用于泼尼松（强的松）治疗奏效、但减量后血小板下降的患者。与激素合用有协同作用。200 mg，2～4 次/日，疗程 2 个月以上。主要副作用是肝功能损害。

3．脾切除：被认为是仅次于皮质激素的主要治疗方式。适用于药物不能稳定病情、出血持续存在并威胁生命者，但 18 岁以下患者一般暂不切脾，因可能发生反复感染。

4．静脉注射 IgG：可作为泼尼松（强的松）或脾切除无效，或脾切除术后复发，严重出血的一种急救措施，0.4 g/(kg·d)，连用 3～5 天。

5．免疫抑制剂：慢性 ITP 经皮质激素或切脾后疗效不佳者，或不宜使用皮质激素而又不适于脾切除的患者，可给予免疫抑制剂治疗。常用药物有长春新碱、环磷酰胺、硫唑嘌呤和环孢素 A。

6．近来对难治性 ITP 有应用抗 CD20 单抗（美罗华）治疗有效的报道。

第 8 节 弥散性血管内凝血

一、定义

弥散性血管内凝血 是一种发生在许多疾病基础上，一组由于凝血机制被弥散性激活，体内凝血酶和纤溶酶并存，以出血、血栓微循环功能障碍为特征的临床病理综合征。

二、病因

1. 感染性疾病（最多见）。
2. 恶性肿瘤。
3. 病理产科。
4. 手术及创伤。
5. 医源性疾病。
6. 全身各系统疾病等。

三、临床表现

1. 出血倾向。
2. 休克或微循环衰竭。
3. 微血管栓塞。
4. 微血管病性溶血。
5. 原发病的临床表现。

临床可分为急性和慢性两型。急性以出血为主，慢性以栓塞为主，可无明显大量出血。

特别要注意：突然出现在原发病基础上难以解释的大量或广泛的出血、血液凝固障碍、难以纠正的顽固性休克，血管内栓塞及器官功能衰竭。

四、体格检查

涉及全身各系统，重点在于生命体征（体温、血压、心率、呼吸及尿量、神志）、皮肤黏膜、内脏（心、肺、肝、肾、肾上腺、胃肠道）和颅内，注意出血、栓塞和脏器衰竭之表现，以及原发疾病累及的器官系统。

五、辅助检查

1．血常规、出凝血时间。

2．尿常规、肝、肾功能。

3．DIC 初筛：活化部分凝血活酶时间（APTT)、凝血酶凝固时间（TT)、纤维蛋白原半定量、3P 试验、优球蛋白溶解时间、纤维蛋白原降解产物（FDP）半定量测定或 D－二聚体水平。

4．必要时查 FVⅢ：C、FV、AT－Ⅲ等特殊检查。

正常值：Hb120～165 g/L（男）110～150 g/L（女）；PLT 100～350 g/L；APTT 28～35 秒；TT12～19 秒；PT 10～12 秒；Fbg200～400 mg/dl；3P 试验（－)；优球蛋白溶解时间＞90 分；FDP＜5 μg/ml；D－dimer ＜0.2 mg/L；FVⅢ：C 50%～150%；AT－Ⅲ 80%～120%。

六、诊断步骤

临床表现＋实验室指标。

（一）DIC 的一般诊断标准

1．临床表现

（1）存在易引起 DIC 的基础疾病。

（2）有下列 2 项以上的临床表现：①多发性出血倾向；②不易用原发病解释的微循环衰竭或休克；③多发性微血管栓塞的症状、体征，如皮肤、皮下、黏膜栓塞坏死及早期出现的肾、肺、脑等脏器功能不全；④抗凝治疗有效。

2．实验室指标

（1）主要诊断标准同时有以下3项以上异常：①血小板<100×10^9/L和（或）进行性下降；②血浆纤维蛋白原含量<1.5 g/L（白血病和其他恶性肿瘤<1.8 g/L，肝病<1.0 g/L）或进行性下降；③3P试验阳性或血浆FDP>20 mg/L（肝病FDP>60 mg/L），或D－二聚体水平升高（阳性）；④凝血酶原时间缩短或延长3秒以上或呈动态变化（肝病时凝血酶原时间延长5秒以上）；⑤纤溶酶原含量及活性降低；⑥AT－Ⅲ含量及活性降低（不适用于肝病）；⑦ 血浆因子Ⅷ∶C活性<50%（肝病必须具备）。

（2）疑难病例有下列一项以上异常：①Ⅷ∶C降低，vWF∶Ag升高，Ⅷ∶C/vWF∶Ag比值降低；②血浆凝血酶－抗凝血酶复合物（ATA）浓度增高，或凝血酶原碎片1+2（F1+2）水平增高；③血浆纤溶酶与纤溶酶抑制复合物（PIC）浓度升高；④尿纤维蛋白肽A（FPA）水平增高。

（二）白血病合并DIC的试验室诊断标准

血小板计数低于50×10^9/L或进行性下降，其它同上，或有2项以上血浆血小板活化产物升高。

（三）肝病合并DIC的实验室诊断标准

1．血小板<50×10^9/L或有二项以上血浆血小板活化产物升高：TG；PF4；TXB2；GMP－140。

2．血浆纤维蛋白原含量<1.0 g/L。

3．血浆因子Ⅷ∶C活性<50%。

4．凝血酶原时间延长5秒以上或呈动态变化。

5．3P试验阳性或血浆FDP>60 mg/L，或D－二聚体水平升高（阳性）。

（四）DIC实验室诊断最低参考标准：同时有下列三项以上异常。

1．血小板<100×10^9/L和（或）进行性下降。

2．血浆纤维蛋白原含量<1.5 g/L或进行性下降。

3．3P 试验阳性或血浆 FDP＞20 mg/L。

4．凝血酶原时间缩短或延长 3 秒以上或呈动态变化。

5．周围血破碎红细胞＞2%

七、鉴别诊断

主要依靠实验室指标，见表 4－11。

表 4－11　DIC 的鉴别诊断

疾　病	FDP 或 D－二聚体(↑)	PT (↑)	血小板数 (↓)	纤维蛋白原水平(↓)	ATⅢ或抗纤溶酶水平 (↓)	F1、2或 TAT 水平 (↑)	可溶性纤维蛋白单体或3P(＋)
DIC	＋	－/＋	＋	－/＋	－/＋	＋	＋
感染性血小板减少	－	－	＋	－	－	－	－
维生素 K 缺乏症	－	＋	－	－	－	－	－
肝病	－/＋	＋	＋	＋	＋	－/＋	－
局部性凝血	＋	偶有	偶有	偶有	偶有	＋	偶有
微血管病	－/＋	－	＋	－	－	－/＋	－
狼疮抗凝物阳性	－	－/＋	－/＋	－	－	－/＋	－
血液稀释	－	＋	＋	＋	＋	－	－

八、治疗

包括：①原发病的治疗；②替代治疗；③抗凝治疗；④支持治疗；⑤其他。

原则

1．积极治疗原发病及替代治疗是治疗 DIC 最基本措施。

2．原则上肝素适用于早期、以高凝为主的患者；肝素抗凝同时积极替代性输注，适用于危及生命或进行性严重出血症，或DIC并发血栓者。

3．纤溶抑制剂慎用：纤溶抑制剂阻断DIC代偿功能，妨碍组织灌注恢复。某些易伴纤溶亢进的疾病（如AML－M3、羊水栓塞、前列腺癌）伴严重出血者可在肝素抗凝基础上给予小剂量止血环酸。

4．肝素治疗过程中若凝血酶时间超过30秒以上，一般状况恶化、出血增加，则应停用肝素给予鱼精蛋白中和体内肝素。鱼精蛋白1 mg可中和肝素1 mg。应稀释后输注。

DIC分期、实验室检查及治疗总结见表4－12。

表4－12 DIC分期、实验室检查及治疗总结

临床分期	出血	栓塞	实验室检查	治疗
1.高凝期	（－）	（＋）	3P(＋＋) Fg－/ Plt－/ ELT(－) FDP/D－D －/	1.原发病 2.肝素
2.消耗性低凝期	（＋）	（±）	3P(＋) Fg Plt ELT－/ FDP/D－D	1.原发病 2.肝素 3.补充血小板和凝血因子
3.纤溶亢进期	（＋）	（－）	3P＋/－ Fg Plt ELT FDP/D－D	1.原发病 2.补充Plt和凝血因子 3.纤溶抑制剂

第五章　肾　内　科

第 1 节　原发性肾小球病

肾小球病系指一组有相似的临床表现，但病因、发病机制、病理改变、病程和预后不尽相同，病变主要累及双肾肾小球的疾病。根据病因不同可分为继发性肾小球病及病因未明的原发性肾小球病。

原发性肾小球病的临床分型：

1. 急性肾小球肾炎。
2. 急进性肾小球肾炎。
3. 慢性肾小球肾炎。
4. 隐匿性肾小球肾炎。
5. 肾病综合征。

急性肾小球肾炎

一、定义

急性肾小球肾炎简称急性肾炎（AGN）是以急性肾炎综合征为主要表现的一组疾病。其临床特点为急性起病、血尿、蛋白尿、水肿、高血压，可伴一过性氮质血症等。

二、病因病理

β－溶血性链球菌感染（如上呼吸道感染、皮肤感染等）→免疫反应→循环免疫复合物（CIC）或原位肾小球内免疫复合物

(IC)→补体激活，炎性细胞浸润→肾脏体积增大，光镜下肾小球内皮细胞及系膜细胞增生，肾间质水肿及灶性炎性细胞浸润。免疫病理见IgG、C3呈粗颗粒状沿毛细血管壁及系膜区浸润，电镜见肾小球上皮细胞下驼峰状大块电子致密物沉积。

三、临床表现

1．临床特点：急性起病，多见于儿童，男>女；多有前驱感染史（1~3周，平均10天）；多预后良好，数月内自愈。

2．主要表现

(1) 尿异常：几乎全出现血尿（约40%为肉眼血尿）伴程度不等的蛋白尿（20%左右大量）。

(2) 水肿：最初表现为晨起眼睑水肿并逐渐加重出现下肢凹陷性水肿，严重者波及全身。

(3) 高血压：80%可出现一过性轻中度高血压（水钠潴留所致），少数出现重度高血压。

(4) 肾功能异常：多因肾小球滤过率下降，水钠潴留而出现尿量减少或无尿，肾功能轻度受损，出现轻度氮质血症。1~2周后尿量逐渐增加，肾功能恢复正常。

四、体格检查

重点：血压；眼睑有无水肿，咽及扁桃体；双肾触诊，肾区有无叩痛；双下肢周径，有无可凹性水肿。

五、辅助检查

1．尿常规：血尿、蛋白尿，尿镜检可见WBC及上皮细胞增多，并可出现颗粒管型及红细胞管型。

2．血生化：血肌酐、尿素氮轻度增高。

3．免疫学检查：C3及总补体下降，血清ASO滴度增高，CIC及血清冷球蛋白可阳性。

六、诊断步骤

1．链球菌感染后 1～3 周出现急性肾炎综合征表现伴 C3 下降，8 周内逐渐减轻或恢复正常，即可诊断。若肾小球滤过率（GFR）进行性降低或病情 1～2 个月尚未见全面好转者及时肾活检以确诊。

2．诊断思路：①确定是否为急性肾炎综合征；②除外其他导致急性肾炎综合征的继发性或原发性肾小球肾炎；③确定为急性肾小球肾炎后，除外其他病原体所致者。

3．鉴别诊断：见表 5－1。

表 5－1　肾炎的鉴别诊断

		起病方式	病情轻重	血清 C3	肾功能	其他特点	预　后
以急性肾炎综合征起病的肾小球疾病	病毒感染后急性肾炎	感染极期或感染后 3～5天	较轻	正常	正常	血清病毒滴度增高	有自限性
	系膜毛细血管性肾小球肾炎	70% 有前驱感染，起病急，部分隐匿起病	持续进展，常伴肾病综合征	持续降低	损害早	贫血出现早	病变进展快，10年后50%进展至CRF
	系膜增生性肾小球肾炎	50%有前驱感染，潜伏期短，数小时至数日	轻重均有，反复发作	正常	与病理改变轻重有关	可有血清IgA增高	轻度增生者较好，重度增生者常进展者肾衰竭

续　表

	起病方式	病情轻重	血清C3	肾功能	其他特点	预　后
急进性肾小球肾炎	可有前驱感染,起病急,急骤进展	较重	Ⅱ型可有降低	急剧恶化	多有贫血	早期出现少尿性急性肾衰竭(AFR),缓解者多进展至慢性肾衰竭(CFR)
全身系统性疾病肾脏受累[主要是系统性红斑狼疮(SLE)及过敏性紫癜(HSP)]	多有原发病,如SLE的多系统受累表现,肾型HSP多在紫癜出现后1周	SLE多逐渐加重,HSP一般较轻	SLE降低,HSP正常	SLE逐渐受损,HSP一般正常	SLE的自身抗体阳性,HSP有典型皮肤紫癜	SLE晚期发生尿毒症,肾型HSP多在3～4周内恢复,少数可转为慢性肾炎或肾病综合征

七、治疗

1．一般治疗

（1）以休息及对症治疗为主，待肉眼血尿消失及水肿消退、血压恢复正常后逐渐增加活动量。

（2）禁用激素及细胞毒药物。

（3）限盐（每日3g以下），氮质血症时限制蛋白摄入并以优质动物蛋白为主，尿量明显减少时应限制液体输入量。

2．治疗感染灶：反复发作的扁桃体炎应在病情稳定后将扁桃体摘除，并于手术前后两周使用青霉素治疗。

3．对症处理：利尿消肿、降血压、预防心脑合并症。

4．透析治疗：少数发生ARF而有透析指征者，助其度过急性期，不需长期透析。

5．中药治疗。

急进性肾小球肾炎

一、定义

起病似急性肾炎，以持续少尿或无尿，短期内出现进行性肾功能减退及迅速发展的贫血，可在发病后数周至数月内进入尿毒症期为特征的一组肾小球疾病，又称新月体肾炎。

二、病因病理

1．其病因较多：继发性，原发性。

2．原发性急进性肾小球肾炎根据免疫病理可分三型，发病机制各不相同。

Ⅰ型——又称抗肾小球基底膜（GBM）型GN，由GBM抗体与抗原结合激活补体而致病。

Ⅱ型——又称免疫复合物型，因CIC、IC沉积激活补体而致病。

Ⅲ型——非免疫复合物型，现认为是肾微血管炎所致。抗中性粒细胞胞浆抗体（ANCA）阳性。Ⅰ型中1/3ANCA阳性为Ⅳ型，Ⅲ型中ANCA阴性为Ⅴ型。

三、临床表现

1．临床特点：我国Ⅱ型多见，Ⅰ型多发于青中年，Ⅱ、Ⅲ型多发于中老年男性；多有呼吸道前驱症状，起病较急，病情进展急骤；较快出现尿毒症表现。

2．主要表现

(1) 表现类似急性肾炎综合征。

(2) 呈进行性少尿或无尿、数周内可发展到尿毒症期如出现恶心、呕吐、呃逆甚至消化道出血等胃肠道症状；也可出现代谢性酸中毒、高血钾或严重的高血压、肺水肿等。

(3) 多伴有中等度贫血。

(4) Ⅱ型多伴肾病综合征表现，Ⅲ型多伴有发热、乏力、关节痛、咯血等血管炎表现。

四、体格检查

重点：体温，血压；有无贫血貌，眼睑有无水肿，咽及扁桃体；双肺呼吸音，心音，腹围，腹部触诊及听诊；双肾触诊，肾区有无叩痛；双下肢周径，有无可凹性水肿及四肢关节痛。

五、辅助检查

1．尿常规：中度或大量非选择性蛋白尿及尿纤维蛋白降解产物（FDP）升高、血尿、红细胞管型或颗粒管型。

2．血生化：血肌酐、尿素氮迅速增高，肾小球滤过率进行性下降。

3．Ⅰ型抗 GBM 抗体阳性，Ⅲ型 ANCA 阳性，Ⅱ型 CIC 阳性及冷球蛋白阳性伴 C3 降低。

4．B 超示双肾增大或双肾大小正常轮廓整齐而皮髓质交界不清。

5．Goodpasture 综合征病人 X 线可见范围广、变化不定的肺间质绒毛状阴影等。

六、诊断步骤

1．凡有急性肾炎综合征症状而肾功能急剧恶化者，无论是否已经出现少尿性 ARF，都应疑及本病并及时行肾活检。若病理证实为新月体肾小球肾炎，又能除外系统性疾病即可诊断。

2．原发性急进性肾小球肾炎的诊断思路

(1) 确定是否为急进性肾炎综合征。

(2) 除外引起急进性肾炎综合征的其他疾病：①引起少尿性

ARF 的非肾小球疾病：如急性肾小管坏死、急性间质性肾炎、梗阻性肾病、血栓性血小板减少性紫癜（TTP）、溶血性尿毒症综合征（HUS）等。②引起急进性肾炎综合征的其他肾小球病：继发性（如 SLE）；原发性（如较重的急性肾小球肾炎、膜增生肾小球肾炎）。

(3) 确定原发性急进性肾小球肾炎的病理类型。

3. 鉴别诊断：见表 5-2。

表 5-2 急进性肾小球肾炎的鉴别诊断

		病因	好发年龄	辅助检查	肾功能	其他特点	预后
引起少尿性 AFR 的非肾小球疾病	急性肾小管坏死	中毒、休克、挤压伤或异型输血史	无特殊	尿比重低，尿钠增加，较多肾小管上皮细胞	急剧恶化	多有原发病的各种表现	主要死于原发病和并发症
	急性间质性肾炎	药物过敏史或用药史	无特殊	肾性糖尿、低比重尿、无菌性白细胞尿	可出现 AFR	全身过敏三联征（发热、皮疹、外周血 ESO 增高）	去除过敏原后多可缓解
引起急进性肾炎综合征的其他肾小球病	继发性（如 SLE）	原发病史	青年多见	相应自身抗体阳性	可出现 AFR	多有原发病的多系统受累表现多	多于晚期发生尿毒症
	原发性（如急性肾炎）	有前驱感染	儿童多见	C3 及总补体下降，血清 ASO 滴度增高，CIC 及血清冷球蛋白阳性。	正常或轻度受损	链感的相应临床表现	较好

七、治疗

对急进性肾炎的治疗主要分为两部分，一是针对肾小球炎性损伤的特殊治疗，一是针对急进性肾功能不全时病理生理变化及其并发症的一般治疗。

1．强化疗法

(1) 强化血浆置换疗法：该疗法需配合糖皮质激素及细胞毒药物，以防止在机体大量丢失免疫球蛋白后大量合成而造成反跳。主要适用于Ⅰ型，Goodpasture 综合征及Ⅲ型伴严重肺出血时首选。

(2) 甲泼尼龙冲击 + CTX 治疗，主要适用于Ⅱ、Ⅲ型。

2．替代治疗

(1) 血液透析。

(2) 肾移植治疗。

(3) 水肿、高血压、感染：对症处理。

八、预后

Ⅲ型较好，Ⅰ型较差，Ⅱ型居中。

慢性肾小球肾炎

一、定义

以蛋白尿、血尿、高血压、水肿为基本表现，病情迁延、缓慢进展，最终发展为慢性肾衰竭的一组肾小球病。

二、病因病理

1．病因尚不清楚（少数由急性肾炎转化而来）现多认为起病因素多为免疫介导的炎症，非免疫非炎症因素占有重要作用。

2．多种病理类型引起→晚期肾脏体积变小、皮质变薄，转为硬化性肾小球肾炎（固缩肾）。

三、临床表现

1．临床特点：青中年男性居多；起病缓慢、隐袭，诊断时可能已出现 CRF。

2．主要表现

(1) 乏力、腰部酸痛、食欲不振。

(2) 多有不同程度的贫血，这与肾分泌促红细胞生成素减少有关。

(3) 高血压：多为轻中度，可加速肾功能恶化，使高血压更难控制。

(4) 水肿：轻重不一，时有时无，多为眼睑和（或）下肢水肿，为基本表现。

四、体格检查

重点：血压；有无贫血貌，眼睑有无水肿，必要时可查眼底，咽及扁桃体；心肺及腹部检查；双肾触诊，肾区有无叩痛；双下肢周径，有无可凹性水肿。

五、辅助检查

1．尿常规：表现为蛋白尿及血尿，尿沉渣镜检红细胞增多，可见管型。

2．肾功能检查：尿浓缩功能减退（多尿、夜尿增多）；肌酐清除率下降；血肌酐、尿素氮增高等。

3．血常规：可见程度不等的贫血。

4．B 超示双肾缩小，皮质变薄。

六、诊断步骤

1．凡出现尿检异常伴水肿、高血压病史 1 年以上，不论有无肾功能损害即可考虑本病，在排除继发性或遗传性肾小球肾炎后即可诊断。

2．诊断思路

(1) 除外继发性及遗传性肾小球肾炎。

(2) 除外其他原发性肾小球肾炎。

(3) 有高血压者除外良性小动脉性肾硬化症。

3．鉴别诊断：见表5-3。

表5-3　慢性肾小球肾炎的鉴别诊断

	病史	好发人群	其他特点
Alport综合征	性连锁显性遗传的阳性家族史	多在10岁前	眼(球形晶状体)、耳(神经性耳聋)、肾异常
继发性(如SLE)	原发病史	青年多见	多系统受累表现及特异性的自身抗体阳性
感染后急性肾炎	前驱感染史	儿童多见	血清C3及总补体下降,ASO滴度增高,CIC及血清冷球蛋白阳性。
原发性高血压肾损害	长期高血压史	中年以上	肾小管损害早于肾小球,先有夜尿增多、尿浓缩功能减退等
慢性肾盂肾炎	尿路感染史	女性	尿沉渣及尿液细菌培养有感染证据,肾小管损害早于小球,影像学检查示双肾损害不对称,大小不一,肾盂改变等

七、治疗

1．治疗目标

以防止或延缓肾功能恶化、改善或缓解临床症状，防止合并症发生为主要目标，不以消除尿蛋白及红细胞为目标，不使用激素及细胞毒性药物。

2．治疗措施

（1）一般治疗：注意休息、避免剧烈运动及限盐；饮食上应注意低蛋白饮食（以优质动物蛋白为主，并给予必需氨基酸补充）、低磷饮食、高热量饮食等。

（2）积极控制高血压

原则：①控制血压达到理想水平：尿蛋白≥1 g/d，血压125/75 mmHg以下；尿蛋白＜1 g/d，血压可放宽到130/80 mmHg以下。②选择具有保护肾功能及延缓肾功能恶化的药物。

方法：①限盐＜3 g/d；②对容量依赖性高血压首选利尿剂；③对肾素依赖性高血压首选ACEI或血管紧张素Ⅱ拮抗剂；④钙通道阻滞剂；⑤β－受体阻滞剂及血管扩张剂等也可使用；⑥对顽固性高血压可采用不同类型的降压药物联合使用。

（3）抗血小板凝集。

（4）去除诱因。

第2节　肾病综合征

一、定义

由肾小球疾病引起的以大量蛋白尿（＞3.5 g/d）、低白蛋白血症（＜30 g/L）、水肿、高脂血症为主要表现的临床综合征，其中，大量蛋白尿和低白蛋白血症是必须的。

二、病因和病理

原发性肾小球疾病的病理表现分微小病变（MCD）、局灶节段硬化（FSGS）、膜性（MN）、膜性增生性（MPGN）、系膜增生性（MePG）肾小球肾炎等各型，其继发病因见表5－4。

表 5-4　肾病综合征的继发病因

病理类型	主要继发病因
MCD	感染：病毒（包括 HIV）、寄生虫；药物：非类固醇抗炎药（NSAID）、金制剂、锂、干扰素、氨苄西林、利福平、三甲双酮及硫普罗宁；肿瘤：Hodgkin 淋巴瘤和淋巴细胞性白血病，实体瘤；过敏：食物、尘、蜂、花粉、野葛等；疱疹样皮炎等
MN	感染：HBV、HCV、梅毒；自身免疫性疾病：SLE、类风湿关节炎（RA）、干燥综合征；肿瘤：乳腺、肺、结肠癌；药物：金、青霉胺、血管紧张素转化酶抑制剂（ACEI），NSAID 等
FSGS	持续肾脏高灌注：孤立肾、先天性肾单位减少症伴代偿肥大、肾脏切除术后、糖尿病（DM）、HIV、静脉吸毒、肥胖、镰状细胞贫血、紫绀性先心病、缺氧性肺疾病、返流性间质性肾炎、锂等
MePG	过敏性紫癜、HIV、弓形虫病、血清阴性脊柱关节病、克隆病、肝脏疾病、Reiter 综合征、原发性血小板减少性紫癜（ITP）等
MPGN	感染：HBV、HCV、HIV、脓肿、感染性心血膜炎（IE）、分流性肾炎、血吸虫感染；风湿性疾病：SLE、硬皮病、干燥综合征。冷球蛋白血症；肿瘤：肉瘤、淋巴瘤、白血病

三、临床表现

常有乏力、怠倦等非特异全身症状。

水肿：早期常在踝部和眶周，为可凹性，严重时引起全身性水肿。

尿的改变：尿中泡沫增多，部分病人存在肉眼血尿、少尿。

气急、胸闷、腹胀：严重低蛋白血症引起大量腹腔积液、胸腔积液等多浆膜腔积液时引起。

循环血量不足的表现：脉搏细弱、体位性低血压、口渴、脉压差小。

高血压：部分病人存在。

恶心、呕吐、食欲下降：胃肠道水肿和肾功能不全引起。

继发性肾综的原发病的表现。

四、体格检查

1. 水肿：特点见临床表现部分。因为双下肢水肿常是体内水钠储留程度的体现，临床中要密切观测水肿的变化，严重水肿时可测膝关节上下 10 cm 处腿围并做好标记，以观察治疗过程中利尿消肿的实际效果。在某些患者中（特别是膜性肾病），也可以通过测量腿围监视下肢深静脉血栓的形成。

2. 全身皮肤与淋巴结：因为 SLE 等结缔组织病、血管炎、DM、过敏性紫癜等是引起肾病综合征的常见继发原因，因此查体时要注意蝶形红斑、盘状红斑、紫癜样皮疹、结节样红斑、雷诺现象、环形红斑、网状青斑等皮肤改变。淋巴瘤（青少年）和实体瘤（老年人）也是引起肾病综合征常见原因，查体时要注意淋巴结肿大。贫血见于慢性消耗性疾病和慢性肾功能不全。

3. 头颈部：口腔溃疡常见于 SLE、白塞氏病等，腮腺肿大常见于干燥综合征。

4. 心肺：严重低蛋白血症会引起胸腔积液、心包积液，注意相关体征。SLE、RA、多肌炎和皮肌炎（PM/DM）等结缔组织病以及 Wegner 肉芽肿等血管炎常有肺部的相关表现，其中胸膜炎（SLE）和肺间质病变（RA、血管炎、PM/DM，干燥综合征）是常见的肺部表现，注意胸膜摩擦音、爆裂音等体征。SLE 病人心包炎（心包摩擦音）也较多见。

5. 腹部：严重低蛋白血症引起腹腔积液，注意移动性浊音。

肝脾大可见于血液系统肿瘤、成人 Still 病、青少年类风湿性关节炎（JRA）、亚急性细菌心内膜炎（SBE）、淀粉样变等疾病。肾动脉狭窄时可闻及血管杂音，存在肾盂肾炎时可存在肾区叩击痛。

6．脊柱四肢：自身免疫病常有关节炎等表现，因此注意关节红、肿、热、痛，血液系统肿瘤、晚期实体肿瘤累及脊柱时会存在脊柱压、叩痛。

五、辅助检查

除三大常规、肝肾功能、感染指标筛查、胸部 X 线片（CXR）、腹部 B 超以外，尚需注意以下检查。尿沉渣镜检、24 小时尿蛋白定量和尿蛋白电泳、肾脏（肾脏大小、皮质情况（病变、厚薄））及肾血管 B 型超声（BUS）、凝血酶原时间（PT）+ APTT、血型 + Rh 因子、肾脏穿刺组织活检（明确病变的性质、程度，指导治疗、预后）。考虑继发性因素时作相关检查（详见具体章节）。

六、诊断步骤

诊断思路主要是根据年龄、性别、体格检查以及常规检查，除外继发因素。儿童需除外遗传性、感染性疾病及过敏性紫癜；中青年需除外结缔组织病、感染、药物引起；老年人需除外肿瘤、DM 等代谢性疾病。肾穿能够明确原发性肾小球疾病的病理类型，对于某些全身性疾病，肾穿也能为原发病的诊断提供线索。其诊断要点见表 5－5。

表 5-5　肾病综合征诊断要点

病理类型	主要特点 肾病	肾炎	起病特征	肾功受损	激素敏感	其　他
MCD	++++	－	急	少	很	儿童、老年人高发
MN	++++	+	隐匿	早期无	不	肉眼血尿罕见，最易血栓
FSGS	+++	++	隐匿	常见	不	镜下血尿常见，易血栓
MePG	++	++	急	与病理改变轻重相关		大部分为 IgA 肾病，常在呼吸道感染后数天内出现血尿（肉眼常见）
MPG	++	+++	隐匿	出现早	很不	尿蛋白和血尿均很突出，C3 下降常见于Ⅱ型病人

七、并发症

肾病综合征的并发症及其处理见表 5-6。

表 5-6　肾病综合征的并发症及处理一览表

并发症	病　因	处　理
感染	营养不良，免疫球蛋白低下，激素治疗	积极寻找病原学证据并抗感染。
血栓、栓塞	血液浓缩、抗凝、纤溶异常、血小板计算增加、高脂血症	利尿不可过急，血栓形成后予制动、低分子肝素抗凝。不明原因肾功恶化应怀疑肾静脉血栓，宜尽早手术取栓。
营养不良	蛋白尿丢失、肾小管以及全身分解代谢增加，胃肠道水肿，钙磷代谢紊乱	见治疗部分
急性肾功能不全	有效血容量不足，水钠储留导致肾间质水肿，严重蛋白尿导致肾小管坏死	利尿要适度，过渡时适当补液，严重时透析
动脉硬化	高 LDL 胆固醇血症	他汀类降脂治疗

八、治疗

1．一般治疗：卧床休息；高热量［（30～35 kcal/(kg·d)］，低蛋白0.8g/(kg·d)限钠限水，水入量1000～1200ml，不超1500 ml；钠2～3 g/d（注意病人实际入量）。

2．利尿消肿：每天体重减轻0.5～1kg（一定要密切监测体重变化），不能太迅速（血栓，ARF）；速尿（有效时间6小时）量宜大，分多次静脉给药，效果不佳可强迫利尿或与噻嗪类合用。

3．ACEI：减少蛋白尿、改善预后。

4．MN和FSGS应积极抗凝治疗。

5．低蛋白血症：可补酮酸或必需氨基酸，IV白蛋白只用于严重低蛋白血症和强迫利尿。

6．补充钙、VitD、B等。

7．病因治疗：肾病综合征的治疗强度要综合24小时尿蛋白、肾功能、病理三者。以病理为主要依据。肾功正常者一般需积极治疗，轻度肾功能下降者要积极“抢救”肾功，尤其是肾脏病理检查提示存在活动性病变（可逆）的，则应更积极。重度肾功能下降，一般按慢性肾衰处理，但考虑急性加重或肾脏病理提示有活动性病变的，仍应积极治疗。

8．肾病综合征激素治疗总的原则是：起始治疗剂量足够大；治疗剂量使用时间足够长（至少一年，否则易复发）；减量足够慢；维持时间足够长；难治或复发的可用甲强龙冲击和/或加用免疫抑制剂，见表5－7。

表 5-7　肾病综合征激素治疗原则

病理类型	治疗方法
MCD	足量激素［1 mg/（kg·d），<80 mg/d］，至 24 小时尿蛋白正常后 6 周，逐渐减量，总疗程 1 年以上。
MN	抗凝治疗。约 1/4（多位原发性）对激素敏感。激素+甲泼尼龙冲击或激素+CTX 疗效比单用激素好。
FSGS	一般用激素+CTX 和/或甲强龙冲击，但有研究认为 CsA 比 CTX 更有效（但复发率高）。
MePG	足量激素，如有肾功下降，则加 CTX 或硫唑嘌呤
MPG	Ⅱ型没有有效治疗方法。Ⅰ型可用甲强龙冲击+CTX+潘生丁

注：激素治疗指足量激素［1mg/（kg·d），<80 mg/d］，不敏感的病理类型治疗时间宜更长，减量宜更慢。

第 3 节　间质性肾炎

肾间质为肾小球、肾小管之间含有细胞、淋巴管、血管和神经的纤维结缔组织。间质性肾炎是以肾间质炎症为主要病变的临床综合征；肾间质病变常伴有肾小管功能或结构异常，且病变非均为炎症所致，故又称小管—间质性肾病。

一、急性间质性肾炎（AIN）

1. 病因（常见）

(1) 药物：抗生素（如：青霉素等）、非甾类抗炎药、利尿剂（如呋塞米、噻嗪类）、其他（如卡托普利）。

(2) 感染：细菌（如链球菌、葡萄球菌等）、病毒（汉坦病毒、单纯性疱疹病毒等）、其他（如支原体等）。

(3) 特发性：抗肾小管基底膜性疾病、小管间质性肾炎葡萄膜炎综合征。

2．病理：肾增大，间质充血、水肿。

间质或小管周围炎性细胞浸润。

小管上皮细胞肿胀，重者可有局灶性坏死，上皮细胞线粒体变性、破坏。

3．临床表现：全身表现：发热、乏力、关节痛、腰痛、皮疹、少尿或无尿。

肾区不适、胀痛、叩痛。

4．辅助检查

（1）血：嗜酸性粒细胞↑、粒细胞总数/嗜酸性粒细胞数↑、IgE↑、BUN↑、SCr↑，常伴有肾小管功能障碍。

（2）尿：轻度血尿、大分子蛋白尿、各种管型尿、白细胞尿。

（3）影像学：肾脏增大或正常。

（4）肾穿刺活检：间质弥漫或片状炎细胞浸润及相应部位水肿。

5．诊断：突然出现ARF或肾小管功能紊乱，典型的AIN，Scr和BUN进行性升高，GFR下降。ARF可谓少尿型或非少尿性。

有过敏性药物史或感染史。

有全身过敏反应发生或感染症状。

相应实验室检查。

超声检查呈现肾脏体积正常或增大。

结合服药史、感染史以及有关的检查可以确诊。对怀疑为AIN者，应尽早行肾活检以明确诊断。

6．鉴别诊断：需与其他各种原因引起的ARF相鉴别，必要时行肾穿。

7．治疗：去除病因：如停用过敏的药物、控制感染、纠正代谢紊乱等。

免疫抑制剂：皮质激素可减轻全身及肾脏损害程度，30～60 mg/d，3～7 d，剂量不宜过大，时间不宜过长。

对症治疗。

特殊治疗：透析疗法。

二、慢性间质性肾炎（CIN）

1．病因

（1）感染性疾病：慢性肾盂肾炎、肾结核、其他。

（2）免疫性疾病：SLE、SSc、韦氏肉芽肿、移植肾慢性排异等。

（3）药物：止痛药或非甾体抗炎药、四环素、两性霉素 B、重金属、中草药（AA 类）。

（4）代谢性疾病：DM、尿酸性肾病、草酸性肾病、高钙性肾病、低钾性肾病。

（5）尿路梗阻，反流性肾病。

（6）其他：遗传性疾病。

（7）原发性。

2．病理：肾脏萎缩，尤以肾皮质萎缩明显。

广泛间质纤维化和小管萎缩；灶性炎性细胞（以淋巴细胞为主）浸润。

肾小球一般正常，但严重 CIN 时，可伴有肾小球硬化，也可有肾小动脉损害。

3．临床表现：发病隐袭，常无症状，或仅有轻度乏力、夜尿增多。

可出现贫血、高血压和消化道症状（食欲下降、恶心）等。

4．辅助检查

（1）血：贫血，CCr↓，可 SCr↑、BUN↑，电解质代谢紊乱（如高钾或低钾血症，高磷或低磷血症等）。

（2）尿：尿酸化功能障碍，尿浓缩功能障碍，肾小管转运功能障碍。

(3) 影像学检查：肾性骨病。

(4) 肾穿刺活检：有助于确诊或排除慢性肾小球疾病，但对诊断慢性间质性肾炎诊断价值有限。

5. 诊断：慢性间质性肾炎临床及辅助检查表现多样，若出现以下情况，应怀疑本病存在：①有尿路梗阻，长期接触肾毒素或用药史；②存在肾小管功能不全；③有肾功能损害但无高血压；④轻度蛋白尿、尿 β_2 微球蛋白排泄增加。

6. 鉴别诊断：主要与慢性肾小球疾病鉴别。①慢性肾球小球疾病早期常有水肿、高血压等病史或表现；②慢性肾小球疾病常有较大量的蛋白尿；③必要时肾活检。

7. 治疗：针对病因进行治疗。

对症治疗：如纠正贫血，高血压，电解质紊乱，酸中毒等。

对已有肾功能损害者，按慢性肾功能不全处理。

第 4 节　过敏性紫癜

一、定义

过敏性紫癜（Henoch - Schonlein 综合征）是一种以全身小血管炎为主要病变的变态反应性疾病。

二、病因及病理

1. 病因：尚未完全清楚，可能有以下机制。

(1) 过敏原；机体；变态反应（速发）；抗原抗体复合物；免疫损伤（广泛小血管炎症）。

(2) 除少数可以找到过敏原（药物、食物、其他）外，大多数找不到抗原。

(3) 可能与感染有关。

(4) 可能由内源性抗原引起。

2. 病理：无菌性毛细血管、小动脉以及小静脉血管炎性改变。

(1) 皮肤：真皮层小血管和毛细血管周围白细胞浸润、血管壁纤维素样坏死、浆液和红细胞外渗、间质水肿。

(2) 肾脏：局灶性肾小球病变、纤维蛋白、IgG 和 C3 沉积，血管内皮增生，形成瘢痕。重者呈弥漫性增殖性肾炎伴新月体形成。

(3) 胃肠：出血和水肿，黏膜下为甚，重者形成溃疡。

(4) 关节：滑膜片状出血。

三、临床表现

1. 一般症状：多数患者于发病前 1~2 周有上呼吸道感染史及症状。

2. 皮肤表现

(1) 典型皮疹为棕红色斑丘疹，单独或互相融合，对称性分布，可伴有痒感或疼痛，消退后可遗有色素沉着。

(2) 以四肢伸侧及臀部多见，很少侵犯躯干。

3. 关节表现：关节可有轻微疼痛到明显的红、肿、痛及活动障碍。病变常累及大关节，以膝、踝、肘、腕等关节多见，可呈游走性，疼痛以及活动受限在几天消失，不留畸形。

4. 腹部表现：腹痛、恶心、呕吐、便血。腹痛剧烈但压痛较轻。严重者可发生机械性肠梗阻、肠套叠、肠穿孔等并发症。

5. 肾脏表现：主要表现为血尿、蛋白尿、管型尿、浮肿及高血压等急性肾小球肾炎，少数可为慢性肾炎、肾病综合征，部分可转入慢性肾功衰竭。

6. 以上 4 型（皮肤、关节、腹部、肾脏）可单独存在，两种以上合并存在时称为混合型。

四、体格检查

1．皮肤表现：棕红色斑丘疹，突出体表，压之不褪，单独或者相互融合，呈对称性分布，以四肢伸侧及臀部多见，成批出现，消退后可有色素沉着。

2．关节表现：红、肿、热、痛及活动障碍。多累及膝、踝、肘、腕等关节，分布呈游走性，消退后不留畸形。

3．胃肠道症状：腹压痛轻微和腹痛症状不符、便血。

4．肾病相关症状：血尿、泡沫尿、水肿、高血压。

五、辅助检查

1．血常规（Hb、RBC、WBC + DC、PLT）。

2．尿常规（蛋白、红细胞、管型、糖）。

3．便常规 + OB + 寄生虫。

4．必要时，出凝血初筛（平板法出血时间、血小板聚集实验、APTT、PT）。

5．咽拭培养 + 药敏。

6．肝肾功。

7．血清蛋白电泳。

8．ESR。

9．必要时，免疫学检查（Ig 定量，ANA + dsDNA，ENA，RF，CRP，冷球蛋白、冷凝集素、免疫复合物）。

10．24 小时尿蛋白定量，血/尿免疫电泳、胆固醇。

六、诊断步骤

1．诊断标准：有前驱症状。突出皮面性紫癜。可有腹痛、关节或肾累及。血小板计数、血小板功能和凝血时间正常。除外其他具有弥散分布的类似紫癜的疾病。

2．鉴别诊断

(1) 单纯皮肤型：需与感染性紫癜、药物性紫癜相鉴别，后者紫癜特点为无一定好发部位，非对称，亦不分批出现。尚需与血小板减少性紫癜鉴别，后者的紫癜特点为散在小点状或片状，无融合倾向，不突出于皮表，不对称分布。

(2) 关节型：需与风湿性关节炎鉴别，后者的关节红、肿、热、痛及游走性均较前者明显，且皮疹多为环形红斑或多形性红斑。

(3) 腹型：需与急腹症鉴别，后者有腹部肌肉紧张，压痛明显，体温升高，甚至出现中毒性休克，白细胞明显增加。但须注意过敏性紫癜也可有肠套叠及肠穿孔。

(4) 肾型：需与原发性肾小球肾炎鉴别，两者临床表现及实验室检查无法区别，但后者无皮肤紫癜。

七、并发症及处理

出现肠套叠、肠出血肠穿孔等同相关急腹症的治疗；出现中毒性休克同相关抗休克治疗，出现肾功能衰竭同肾衰的治疗。

八、治疗

1. 去除病因，停用可疑药物。

2. 对单纯皮肤型者仅用抗过敏药［如氯苯那敏（扑尔敏）、去氯羟嗪（克敏嗪）］，保护血管药物［路丁、维生素 C、钙剂、卡巴克络（安络血）等］。

3. 肾上腺皮质激素用于症状较重患者，可缓解急性期症状，但对自然病程可能不发生影响。泼尼松（强的松）30～40mg qd po，或氢化可的松 200 mg qd 静胸滴注（不能口服或消化道出血者），以后根据病情逐步减量。

4. CTX 200 mg 2～3/周 iv，总量 4 g 以后症状缓解后口服维持（只适用于多次复发并有肾累及者）。

5. 对症处理：关节痛可用非甾固醇类抗炎药。皮疹显著可静脉给钙剂。

6. 可试用中药。

第5节 慢性肾功能衰竭

一、定义

慢性肾功能衰竭（CRF）是指慢性肾疾病所引起的肾组织损伤和肾小球滤过功能下降，以及由此产生的代谢紊乱和临床症状组成的综合征。

慢性肾功能衰竭可根据血浆肌酐浓度（Scr）和肌酐清除率（CCr）数值分为4期（表5-8）。

表5-8 CRF分期

	SCr（mg/dl）	CCr（ml/min）
肾功能不全代偿期	1.5～2.0	80～50
肾功能不全失代偿期	2.1～5.0	50～20
肾功能衰竭期	5.1～7.9	20～10
尿毒症期	>8.0	<10

二、CRF病因排序

国外：糖尿病肾病、高血压肾病、肾小球肾炎、多囊肾、药物性肾损害、骨髓瘤、急性肾衰进展。

中国：慢性肾小球肾炎、梗阻性肾病、糖尿病肾病、狼疮肾炎、高血压肾病、多囊肾。

三、病理

1. 肾小球硬化。

2．肾间质纤维化。

3．肾血管损伤：肾小动脉硬化，肾动脉硬化，肾动脉狭窄/血栓－栓塞。

四、临床表现

临床表现详见表5－9。

五、体格检查

CRF无特异性体征。

表5－9　CRF常见临床表现

系统	症　状
消化系统	恶心,食欲不振,呕吐,口气有尿味,金属味,消化道出血,消化性溃疡发病增加,透析、肾移植后肝炎、肝硬化发病增加
神经系统	疲乏、失眠、注意力下降,性格改变,抑郁,记忆力减退,肌肉兴奋性增加(肌阵挛、肌肉颤动、呃逆),精神异常,周围神经病
心血管系统	心包炎,动脉粥样硬化加速,高血压,高血脂,容量负荷增加,慢性心力衰竭,心肌病
血液系统	贫血,出血倾向,白细胞可减少,易并发感染
内分泌系统与代谢	甲状旁腺功能亢进,1,25$(OH)_2D_3$、EPO降低,胰岛素、胰升糖素、甲状旁腺素升高,糖耐量降低,性功能障碍(性激素水平降低),低体温
电解质紊乱	高钾、高镁、高磷、高尿酸,酸中毒,低钙,骨营养不良
呼吸系统	肺水肿,尿毒症肺炎,酸中毒呼吸
皮肤	瘙痒,软组织钙化,尿毒症面容(面部肤色较深并萎黄,伴轻度水肿感)

六、辅助检查

肾功能：SCr > 1.5 mg/dl，CCr < 80 ml/分钟，BUN 升高，GFR 下降。

血常规：可出现贫血（正色素性贫血或小细胞低色素贫血），白细胞、血小板减少。

尿常规：根据原发病不同，可能出现血尿、蛋白尿、糖尿等。

血气分析、电解质：可出现酸中毒，高钾、高镁、高磷、高尿酸、低钙。

营养代谢：低蛋白血症，高 TG 血症，HDL 降低，LDL、VLDL 升高，CHO 正常。

B 超：肾脏体积变小，皮质萎缩，血流减少。

肾图：GFR 下降。

七、诊断

根据慢性肾脏病病史，肾功能水平［CCr < 80 ml/min（GFR < 90 ml/min），SCr > 1.0 ~ 1.5 mg/dl］可明确诊断。

八、并发症与处理

急性并发症：急性左心衰竭；高钾血症；尿毒症脑病；急性感染；大出血。

慢性并发症：肾性贫血；肾性骨病，肌病；周围神经炎；继发性淀粉样变（β_2 - MG 升高）。

处理详见急性肾衰和慢性肾衰治疗。

九、治疗

治疗包括替代治疗和非替代治疗。

非替代治疗开始时机：SCr > 2.0 mg/dl，CCr < 40 ~ 50ml/min。

非替代治疗包括：

1. 低蛋白饮食（LPD）：见表 5－10。

表 5－10　不同肾功水平 CRF 患者日蛋白摄入量

病人分类	SCr (mg/dl)	CCr (ml/分钟)	蛋白摄入量 [g/(kg·d)]
肾功能不全代偿期	1.5～2.0	80～50	0.8～1.0
肾功能不全失代偿期	2.1～5.0	50～20	0.6～0.8
肾功能衰竭期	5.1～7.9	20～10	0.4～0.6
尿毒症期	＞8.0	＜10	＜0.4
血液透析			1.2
腹膜透析			1.2～1.3

2. 补充必需氨基酸（EAA）：开同：4～8＃ tid，相当于 100～200 mg/kg。

3. 维持水、电解质、酸碱平衡，能量供应。

（1）高热量摄入：30～35 kcal/kg（1cal＝4.2J）。

（2）水钠平衡：除尿毒症期，或有水肿、高血压、少尿者外，均不需严格限钠。

除少尿、水肿、心力衰竭者外，不需限制入量。

（3）钾摄入：如日尿量＞1 L，不需限制。

（4）Ca、P 摄入：CRF 时钙磷代谢紊乱：高磷低钙。

高磷：低蛋白饮食。磷结合剂：碳酸钙：协达利 0.4，tid（餐中）。

低钙：补充钙剂，碳酸钙较好：协达利 0.4，tid（餐前）。

活性维生素 D：$VitD_3$：0.25 μg，qd，肝功异常时：1,25－OH－$VitD_3$ 0.25 μg，qd。

＊注意：P＞5～5.5 mmol/L，应先降磷，避免钙磷异位沉

积；Ca × P > 65 不适合用 $VitD_3$；Ca × P < 65，P < 5 mmol/L，可补钙。

4．纠正贫血

（1）治疗指征：Hb < 10 g/dl，HCT < 30%。

（2）治疗目标值：Hb11 ~ 12 g/dl，HCT33 ~ 36%。

（3）方法：①铁剂：口服：元素铁 200 mg/d，静脉右旋糖酐铁或蔗糖铁；②EPO：剂量：100U/(kg·d）起始，皮下注射，2 ~ 3次/周，连续 2 次 Hb 在 > 12 g/L 时，每次减原剂量的 25%。

5．控制高血压：首选 ACEI 或 ARB：SCr > 3 mg/dl 或双侧肾动脉狭窄禁用。余同一般高血压治疗原则。

6．肠道清除毒素：保持糊状便，每日 2 ~ 3 次。

7．延缓肾衰病程发展（LPD，控制高血压，纠正酸中毒，纠正贫血）。

8．其他：尿毒症性心包炎、肺炎、神经病变、口气异味、皮肤瘙痒症状多能在充分透析后有所改善。糖尿病 CRF 患者由于肾脏对胰岛素清除率下降，胰岛素用量应酌情减少。

替代治疗包括：

1．血液透析。

2．腹膜透析：血液透析及腹膜透析的比较见表 5 – 11。

3．肾移植。

表 5 – 11　血液透析、腹膜透析比较

	血液透析	腹膜透析
适应证	血肌酐清除率 < 10 ml/(min/1.73m²)［糖尿病肾病患者 < 15 ml/(min/1.73m²)］ SCr > 8 mg/dl(707.2μmol/L)(糖尿病肾病患者 > 6 mg/dl)	透析指征同血液透析 不稳定性心血管病变患者(心绞痛、心律失常、脑血管意外等) 严重血管病变而不能建立血管通路者

续　表

	血液透析	腹膜透析
	BUN > 80 mg/dl(28.6 mmol/L) 严重高钾血症(血钾 > 6.5 mmol/L) 出现尿毒症中枢神经系统症状者 难以控制的充血性心衰、尿毒症性心包炎、消化道出血 骨病、周围神经病变及严重贫血。	儿童及老年 CRF 患者,无 HD 条件的 CRF 患者
相对禁忌证	早老性痴呆(Alzheimer 痴呆),多梗死型痴呆 不合作者或精神异常 进展性肝硬化伴肝性脑病 进展性恶性肿瘤(多发型骨髓瘤除外) 重度感染、如败血症 休克或收缩压低于80 mmHg 者 严重贫血(血红蛋白低于50 g/L)	多发性腹腔黏连 新近腹部手术 食管裂口疝伴返流性食管炎 严重的糖尿病性胃疾患 有腹部疝的患者 背部疼痛的患者 营养不良 严重的高脂血症
优点	对小分子物质清除较好	操作简便,患者可自行透析 不需用抗凝剂 体液变动小、内环境稳定 可腹腔给药,糖尿病人首选
缺点	对中分子物质清除较差(血透相关淀粉样变) 非连续性,体内毒素波动大,心脏负荷较大	对小分子物质清除较差 长期透析,腹膜清除率渐降低 含糖透析液的并发症(高胰岛素血症、高脂血症、肥胖) 腹膜炎严重影响 PD 效果
类型	血液滤过 血液透析滤过	间断性腹透 IPD 持续性非卧床腹透 CAPD 日间非卧床腹透 DAPD 持续性循环式腹透 CCPD 夜间间断性腹透 NIPD

第六章 免疫内科

第1节 系统性红斑狼疮

一、定义

系统性红斑狼疮(SLE)是多系统损害性炎性自身免疫性病，临床表现复杂，血清中有抗核抗体(ANA)等多种自身抗体。

二、流行病学

初步调查我国发病率为75/100 000，育龄期妇女为高发人群。

女性∶男性 = （8～10）∶1。

HLA相关性（DR3）。

药物诱导性狼疮（DLE）

药物：普鲁卡因胺、肼屈嗪（肼苯哒嗪)、异烟肼、甲基多巴、奎尼丁、氯丙嗪等。

临床：以关节炎和浆膜炎为主的轻度病变。

实验室检查：抗组蛋白（+）（95%）；抗dsDNA（-），抗Sm（-）；补体水平正常。

病程：在停药后的4～6周内通常缓解。

三、分类及临床特点

多数缓慢起病，病程迁延反复，其分类标准及特点见表6-1。

表 6-1 SLE 的临床特点

组织系统	美国风湿学院(ACR)分类标准	其他特点
全身性(84%)		发热、不适、厌食、乏力、体重下降
皮肤(81%)	1.颧部皮疹 2.盘状皮疹(红斑丘疹,具角化及栓塞) 3.光过敏 4.口腔/鼻咽溃疡	脱发 血管炎 亚急性皮肤狼疮 脂膜炎(深型狼疮) 荨麻疹
肌肉骨骼(85%)	5.非侵蚀性关节炎 发作性、少数关节、对称性、游走性	关节痛、肌痛 骨缺血性坏死
心肺(33%)	6.浆膜炎:胸膜炎(37%)或胸水,心包炎(29%)或心包积液	肺炎、肺间质纤维化、肺动脉高压 心肌炎 Libman-Sacks 心内膜炎
肾(77%)	7.蛋白尿(>0.5 g/24h 或持续尿蛋白定性≥3+)或尿中细胞管型(红细胞管型,颗粒管型或混合管型)	肾病综合征 狼疮肾(WHO 分类) Ⅰ=正常;Ⅱ=系膜细胞 Ⅲ=点状 & 节段增生 Ⅳ=弥漫增生 Ⅴ=膜性 Ⅵ=硬化
神经系统(54%)	8.抽搐或精神症状,(应除外由药物或代谢紊乱所致)	器质性脑病,中枢或外周神经病变
胃肠道(~30%)		浆膜炎(腹膜炎,腹腔积液) 血管炎(出血,穿孔) 腹痛、肝炎、胰腺炎
造血系统		慢性疾病性贫血 狼疮抗凝物+血栓形成 脾大,淋巴结病变

续 表

组织系统	美国风湿学院(ACR)分类标准	其他特点
其他	9.溶血性贫血[DAT(+)] 或白细胞减少(<4×10^9/L) 或淋巴细胞减少(<1.5×10^9/L) 或血小板减少(<100×10^9/L)	干燥综合征、结膜炎或表层巩膜炎 雷诺现象(20%)，指甲褶皱毛细血管改变
血清学	10.ANA(+) 11.抗dsDNA、抗Sm或抗磷脂抗体(+)	RF(+)、ESR↑、CRP↑ 补体↓

11项标准中具有4项以上，诊断SLE的敏感度和特异度>95%，但一些不能同时具备4项标准的病人也可能是SLE。

四、SLE中的抗体

SLE中的抗体见表6-2。

表6-2 SLE中的抗体

自身抗体	频 率	临床相关性
ANA	如疾病活动期，间接免疫荧光法检查阳性率95%~99% 缓解期为50%~90% 常为高滴度 均质型、斑点型或核膜型 敏感度高但特异性低 可在发病数年前出现	任意或所有临床表现
抗dsDNA抗体	70%，对SLE特异性高 滴度与疾病活动度平行，尤其有肾脏疾病时	狼疮肾炎 血管炎
抗Sm抗体	30%，对SLE高特异度	狼疮肾炎

续　表

自身抗体	频　率	临床相关性
抗 ssA(R_0)抗体 ssB(La)抗体	15%~35% 在 ANA(-)SLE 患者可以出现抗 ssA(+)	干燥/SLE 重叠 新生儿狼疮 光过敏 亚急性皮肤狼疮
抗 U1-RNP 抗体	40%	MCTD,雷诺现象 肾损少
抗组蛋白	药物介导的狼疮(DLE)、SLE	轻度关节炎及浆膜炎

五、检查

● 自身抗体：ANA，如（+）→进一步查抗 dsDNA 抗体，抗 Sm 抗体、抗 ssA 抗体、抗 ssB 抗体、抗 U1RNP 抗体。

● 补体水平。

● 电解质、BUN、Cr。

● U/A、尿沉渣、留 24 小时尿以查肌酐清除率及蛋白总量。

● 全血细胞计数、Coombs 试验、PTT、抗心磷脂抗体及狼疮抗凝物。

六、SLE 治疗

1. 以糖皮质激素联合免疫抑制剂综合治疗为主，见表 6-3。

2. 激素的使用

(1) 冲击治疗：甲泼尼龙 1.0 g/d，每 3~5 天一次。

总体来说，当患者病情危重时，例如：急进性狼疮肾炎、心肌炎、大量心包积液、狼疮脑病、严重贫血、白细胞或血小板明显减少、狼疮性视网膜病变视力急剧下降的患者，都有冲击治疗的指征。

表6-3 治疗SLE的常用药物及不良反应

药物	指征	不良反应
非类固醇抗炎药 COX-2抑制剂	关节痛/关节炎、肌痛 轻度浆膜炎	胃炎、上消化道出血 肾衰
羟基氯喹	浆膜炎、关节炎、皮疹 病情轻者	斑状损伤 Stevens-Johnson综合征 肌病
皮质激素	对羟基氯喹效果不佳的轻度病变小剂量应用 对肾脏、造血系统、心肌、神经系统等重要脏器受累用大剂量或冲击剂量	肾上腺抑制 免疫抑制 感染 骨质疏松 骨缺血性坏死 肌病
硫唑嘌呤（AZA）	轻度肾炎 皮质醇减量时加用	骨髓抑制 肝毒性 淋巴增生性疾病
甲氨蝶呤（MTX）	皮肤、关节病变 浆膜炎	骨髓抑制 肝毒性 肺炎±纤维化 脱发、口炎
环磷酰胺	严重肾炎、血管炎或中枢神经系统疾病	骨髓抑制 骨髓增生性疾病 免疫抑制 出血性膀胱炎，膀胱癌 不育，致畸
环孢素（CsA）	肾病	牙龈增殖，高血压 多毛症 肾损害、贫血
麦考酚酸酯	肾病	骨髓抑制

(2) 口服强的松治疗：①大剂量（40～60 mg/d）；②中剂量（30～40 mg/d）；③小剂量（<30 mg/d）；④维持量（<15 mg/d）。

减药：大剂量每周减 5 mg，中等量每月减 5 mg，小剂量每月减 2.5 mg；每个病人均应找出最小维持量。

七、并发症及治疗

1. 感染：治疗过程中出现发热，首先应除外感染，尤其是结核；行抗感染治疗的同时，应根据病情尽量减用激素和免疫抑制剂。

2. 骨质疏松和无菌性骨坏死：长期激素治疗的患者应同时补充钙和维生素 D。同时尽量使激素减到最小维持量，避免无菌性骨坏死的发生，对已有股骨头萎陷或髋臼破坏的患者可行关节置换术。

5 年生存率 >90%，10 年生存率 >80%。

发病及死亡率的诱导病因：感染、肾衰、神经系统及心血管事件。

第 2 节　类风湿关节炎

一、定义

类风湿关节炎是一种以对称性、多关节炎为主要表现的慢性、全身性自身免疫性疾病。

二、病因

确切的病因不明，可能与感染因子和遗传倾向有关。

三、病理

基本病理改变为滑膜炎，关节滑膜异常增生形成绒毛状突入关节腔，对关节软骨、软骨下骨、韧带、肌腱等组织进行侵蚀，引起关节软骨、骨和关节囊破坏，最终关节畸形和功能丧失。

四、临床表现

1. 关节表现：双手近端指间关节、掌指关节、腕、膝、足等关节受累最为多见，颞颌关节亦可受累。活动期常有关节肿胀、压痛和僵硬。晚期最常见的关节畸形是关节的半脱位和手指尺侧偏斜，还可出现天鹅颈样征、纽扣花征，重症患者关节呈纤维性或骨性强直。

2. 关节外表现：皮肤或内脏的类风湿结节是RA活动的标志。

循环系统：心包炎、心内膜炎、心肌炎。

呼吸系统：肺间质病变较为多见，肺功能异常，晚期出现肺间质纤维化，胸膜、肺受累出现胸腔积液、肺部感染。

泌尿系统：原发性血管炎或继发于使用非类固醇抗炎药、金制剂后出现的肾小球肾炎、肾病综合征，偶见合并淀粉样变，预后差。

神经系统：多发性周围神经病如尺、桡、胫、腓神经分布区域的感觉异常，正中神经受压可以起腕管综合征，中枢神经系统受累较少。

血液系统：中等小细胞低色素性贫血、缺铁性贫血、溶血性贫血。

消化系统：主要与用药有关，可有慢性胃炎、溃疡等。

五、体格检查

1. 关节查体：全身各个关节均要检查，包括视诊（红、肿、关节畸形），触诊（关节压痛，浮髌试验，关节活动度，特殊试验：4字试验，床边试验，“望远镜”征，骶关节压迫试验，髂脊推压试验，腕曲试验）。

2. 全身查体

(1) 全身皮肤检查注意有无类风湿结节，有无水肿，有无贫血貌。

(2) 肺部检查：叩诊：胸腔积液，肺部感染；听诊：肺间质纤维化，胸腔积液。

(3) 神经系统：有无周围神经病的情况。

六、辅助检查

1. 血清学检查：多数患者类风湿因子（RF）阳性，但RF阳性并不具有诊断特异性。持续高滴度的RF提示预后不良。RF阴性不能排除RA的诊断。抗核周因子（APF）、抗角质蛋白抗体（AKA）可早期诊断RA。抗CCP抗体（抗环瓜氨酸多肽）阳性者骨质破坏较阴性者严重。血沉增快，C反应蛋白增高提示病情活动。

2. RA滑液检查：半透明或不透明，根据蛋白、细胞及碎屑含量不同呈黄色或黄绿色。白细胞在 $(2 \sim 7.5) \times 10^9/L$，其中中性粒细胞占50%～90%，细菌培养阴性，黏蛋白凝固试验块松散。相差显微镜下可见类风湿细胞。但滑膜病理对RA诊断并不具特异性。

3. X线检查：早期为关节周围软组织肿胀，关节附近轻度骨质疏松，继之出现关节间隙狭窄，关节破坏，关节畸形。根据关节破坏程度将X线改变分为Ⅳ期：Ⅰ期 正常或关节端骨质疏松；Ⅱ期 关节端骨质疏松，偶有关节软骨下囊样破坏或骨侵蚀改变；Ⅲ期 明显的关节软骨下囊性破坏，关节间隙狭窄，关节半脱位等畸形；Ⅳ期 除Ⅱ期和Ⅲ期改变外，有纤维性或骨性强直。

七、诊断标准（ARA 1987年）

1. 晨僵：关节及其关节周围晨僵持续至少1小时，≥6周。

2. 3个或3个以上关节区的关节炎：14个关节区（双侧近端指间关节、掌指关节、腕、肘、膝、踝关节和跖趾关节）中，至少有3个关节区有软组织肿胀或积液（并非骨性肥厚或增生）≥6周。

3. 手关节炎：腕、掌指、近端指间关节中，至少有一个区域肿胀≥6周。

4. 对称性关节炎：≥6周同时累及左右两侧相同的关节（但近端指间、掌指关节或跖趾关节受累并不要求绝对对称）。

5. 类风湿结节：位于骨突起部位、伸肌表面或关节旁的皮下结节。

6. 血清RF阳性。

7. X线改变：前后位手和腕X线有典型的类风湿关节炎改变，必须包括骨侵蚀或肯定的关节局限性脱钙或受累关节邻近有明显脱钙（仅有骨关节炎改变不够）。

上述7条满足4条或4条以上可以诊断RA。

八、治疗

目的是缓解关节症状，控制病情发展，提高生活质量。积极、早期、联合治疗。

（一）药物治疗

1. 非甾体类抗炎药（NSAIDs），COX－2选择性抑制，对胃肠不良反应少。

2. 糖皮质激素：对重症患者有抗炎缓解关节肿痛作用，但不能改变病情，一般病例不首选，只作为慢作用药物发挥作用前的过渡药，待症状减轻后减量和停用。

3. 改善病情药或称慢作用药物（DMARDs）：甲氨蝶呤（MTX）、来氟米特、硫唑嘌呤、柳氮磺吡啶、金制剂、雷公藤多苷、青霉胺、氯喹等。

4. 生物制剂；抗TNF单抗。

5. 免疫抑制剂：环磷酰胺（CTX）、环孢素A（CSA）。

（二）外科治疗

关节置换等。

第3节　痛　风

一、定义

痛风（gout）是由遗传性和（或）获得性引起的尿酸排泄减少和（或）嘌呤代谢障碍所致的关节炎，临床特点是高尿酸血症（hyperuricemia）及尿酸盐结晶、沉积出现的特征性急性关节炎、痛风石、间质性肾炎，严重者呈关节畸形及功能障碍。

二、病因

1. 尿酸盐生成过多：原发性，溶血，骨髓增殖性疾病，红细胞增多症，银屑病，饮酒，肥胖，富有嘌呤的食物等。

2. 尿酸盐排除减少：原发性，肾功能不全，多囊肾，尿崩症，高血压，酸中毒，结节病，甲状旁腺功能亢进症，甲状腺功能减退症，妊娠中毒症，药物等。

3. 酶缺陷与其他：葡萄糖－6－磷酸酶、果糖－1－磷酸酶缺陷，酒精，休克等。

三、临床表现

患病率随年龄渐增，多见于男性，女性多在绝经期后发病。

1. 急性关节炎：常是痛风的首发症状。起病急骤，多于午夜因剧痛而惊醒，最易受累的部位是跗趾关节，依次为踝、跟、膝、腕、指、肘等关节。呈红肿热痛，可有关节腔积液，也可伴有发热、白细胞增多等全身症状。发作常呈自限性，数小时、数天、数周自然缓解，缓解时局部可出现特有的脱屑和瘙痒表现。多于春秋季发病，饮酒、高蛋白饮食、劳累、感染、手术等时重要诱因。

2. 痛风石及慢性关节炎：痛风石除了中枢神经系统外，可累及任何部位，最常见于关节内及关节周围软组织，耳郭边缘，呈黄白色大小不一的隆起。反复发作可引起慢性关节炎，导致关节畸形、僵硬、功能异常。

3. 肾脏损害：①尿酸性尿路结石：纯尿酸结石 X 线不显影。泥沙样结石常无症状，较大者有肾绞痛、血尿；②痛风肾病：蛋白尿、血尿、等渗尿，进而发生高血压、氮质血症等肾功能不全的表现。放疗、化疗等导致的急剧明显的尿尿酸增高，形成急性梗阻性肾病。

4. 代谢综合征：肥胖、原发性高血压、高脂血症、2 型糖尿病、高血凝症、高胰岛素血症、痛风列入胰岛素抵抗综合征（代谢综合征）。

四、体格检查

1. 局部红、肿、热、痛和活动受限常累及跗趾关节，踝、膝、指、腕、肘关节亦为好发部位。

2. 关节肿大、畸形及僵硬：见于晚期，应注意与其他关节疾病所致的关节畸形鉴别。

3. 痛风石：为黄白色赘生物，常发生于耳轮、前臂尺侧面、指（趾）、肘部等处。

4. 高血压和肾区叩击痛：注意有无痛风性肾病及肾结石。

5. 肥胖体型者较多。

五、辅助检查

1. 血尿酸：正常值：142.6 ~ 403.9μmol/L（2.4 ~ 6.8 mg/dl）。男性 > 420μmol/L（7.0 mg/dl），女性 > 350 μmol/L（6.0 mg/dl）可确定为高尿酸血症。

2. 尿尿酸：正常饮食 24 小时尿尿酸排出量在 3.6 mmol/L (600mg)，超过者认为尿酸生成过多。

3．滑囊液检查：急性关节炎期，行关节腔穿刺抽取滑囊液，在偏振光显微镜下可见白细胞内双折光的针形尿酸钠晶体。

4．X线检查：急性关节炎期可见非特异性软组织肿胀。慢性期或反复发作后，可见软骨边缘破坏，关节面部规则，痛风石沉积，骨质边缘增生性反应。典型的表现为穿凿样透亮缺损。

5．超声检查：尿酸性尿路结石超声可以显影。

六、诊断步骤

中年以上男性，突然发生踇趾、踝、膝等处单关节红肿热痛，伴或不伴血尿酸盐增高，即应考虑痛风的可能，如秋水仙碱治疗有特效则可诊为痛风；如在滑囊液检查中找到尿酸盐结晶即可确定诊断。鉴别诊断应考虑：

1．类风湿关节炎。

2．化脓性关节炎与创伤性关节炎。

3．蜂窝织炎。

4．假性痛风。

5．银屑病关节炎。

6．其他关节炎：急性期需与红斑狼疮、复发性关节炎及Reiter综合征鉴别，慢性期需与骨关节炎、创伤性关节炎及化脓性关节炎的后遗症鉴别。

七、治疗

1．一般处理：避免使用高嘌呤食物，如动物内脏、鱼虾蟹、肉类、黄豆制品等，多饮水。

2．急性期发作的治疗：①秋水仙碱；②非甾体抗炎药；③ACTH及糖皮质激素。

3．间歇期和慢性期处理：①促进尿酸排泄药物：丙磺舒，磺吡酮，苯溴马隆；②抑制尿酸合成的药物：别嘌醇。

4．急性肾衰竭：乙酰唑胺，碳酸氢钠，呋塞米（速尿）。

第4节 血清阴性脊柱关节病

血清阴性脊柱关节病或称脊柱关节病（SpA），是指以中轴、周围关节以及关节周围组织慢性进展性炎症为主要表现的一组疾病。其临床特点为：①RF（-），即血清阴性；②无类风湿结节；③伴或不伴脊柱炎的骶髂关节炎；④非对称性关节炎；⑤附着点病；⑥不同程度的家族聚集倾向；⑦与HLA-B27明显相关（患病人群阳性率较高，但仅凭HLA-B27阳性不能诊断SpA）；⑧临床表现常相互重叠。

本组疾病以强直性脊柱炎（AS）为原型，还包括Reiter综合征（RS）、反应性关节炎（ReA）、银屑病关节炎（PsA）、炎症性肠病关节炎（IBDA）、以及未分化脊柱关节病（uSpA）等。以下主要介绍AS。

强直性脊柱炎（AS）

一、定义

多见于青少年（男性常见，20~30岁高峰），以中轴关节慢性炎症为主。与HLA-B27阳性率正相关，提示与遗传因素有关。

二、病理

多见于骶髂关节、椎间盘、跟腱、趾筋膜、胸肋连结等部位的附着点病，如：肌腱、韧带、关节囊等骨附着部位炎症、纤维化以至骨化。

三、临床表现

起病慢而隐匿，腰背痛或不适、晨僵，腰椎、胸廓活动受限。

半数患者以下肢大关节非对称的、反复发作缓解的炎症为首发症状，如女性 AS 和幼年强直性脊柱炎（JSA）。关节以外的症状眼部多见，为虹膜炎或葡萄膜炎。

四、体格检查

1. 骶髂关节：4 字试验。方法：患者仰卧，一腿伸直，另一腿屈曲置直腿上（双腿呈 4 字状）。检查这一手压直腿侧髂嵴，另一手握曲腿膝上搬、下压。如臀部出现疼痛，提是屈腿侧存在骶髂关节病变。

2. 腰椎活动度：Schober 试验。方法：患者直立，在背部正中线髂嵴水平作一标记为零，向下作 5 cm 标记，向上作 10 cm 标记。让患者弯腰（保持双腿直立），测量上下两个标记之间的距离，若增加小于 4 cm 则为阳性。

3. 胸廓活动度检查：患者直立，用刻度软尺测其第 4 肋间隙水平（女性乳房下缘）深呼、吸之胸围差，小于 5 cm 为异常。

4. 枕墙试验：患者直立，足跟、臀、背靠墙，收颏，眼平视，测量枕骨结节与墙之间的水平距离，正常为 0。

五、辅助检查

1. 实验室检查：RF（－），大多数患者 HLA－B27（＋），活动期血沉、C 反应蛋白、免疫球蛋白升高。

2. 影像学检查：骨盆（骶髂关节边缘模糊、硬化、融合、强直）及腰椎（椎体方形变，软组织骨化，晚期竹节样外观）。骶髂关节根据病变成都分为 5 级：0 级：正常。Ⅰ级：可疑骶髂关节炎。Ⅱ级：骶髂关节边缘模糊，略有硬化和微小侵蚀改变，关节腔轻度变窄。Ⅲ级：骶髂关节两侧硬化，关节边缘模糊不清，有侵蚀改变，伴关节腔消失。Ⅳ级：关节完全融合或强直伴残存的硬化。

六、诊断标准

强直性脊柱炎诊断标准（Modified New York criteria，1984）：①下腰痛及僵硬，休息无法减轻，3个月以上。②腰椎运动范围受限。③扩胸范围受限。④X线示有骶髂关节炎，双侧2级或单侧3级以上。第4点加1~3中任何一点即可确诊。

鉴别诊断：主要是与其他血清阴性脊柱关节病及类风湿关节炎鉴别。见表6-4。

七、并发症

AS可累计全身多系统，眼部受累多见（虹膜炎或葡萄膜炎）此外，还可出现肺上叶纤维化、肺大泡样变、IgA肾病及肾淀粉样变，可影响心血管和神经系统。

八、治疗

无根治方法，缓解症状、保持良好姿势、减缓病情进展。

1．一般治疗：锻炼（胸廓和腰椎），睡硬板床。

2．理疗：缓解症状。

3．药物治疗：非甾体类抗炎药（缓解症状）；慢作用药（延缓病情进展，柳氮磺胺吡啶、甲氨蝶呤、雷公藤多苷）；糖皮质激素（眼部受累时，短时小量）。

4．手术治疗：晚期，脊柱强直且不在功能位。

表6-4 AS与其他血清阴性关节病的鉴别

	定义	病因/病理	临床表现	体格检查	辅助检查	诊断	治疗
类风湿关节炎(RA)	对称性、多关节炎为主要表现的慢性、全身性自身免疫性疾病，多见于中年女性	滑膜炎，关节滑膜异常增生形成绒毛状突入关节腔	关节(主要对称性的累计小关节，以手为主)肿痛畸形、晨僵；类风湿结节；血管炎等	受累关节肿胀、压痛、僵硬、畸形	血象(贫血)；RF因子(+)；关节滑液(WBC升高)；关节X线(关节破坏为主，骨质疏松，虫凿样等)	4/7 晨僵;3个或3个以上关节区的关节炎；手关节炎；对称性关节炎；类风湿结节；RF因子(+)；X线改变(骨质破坏)	积极、早期、联合 药物:NSAIDS；改善病情药(MTX等)；糖皮质激素；外科治疗
幼年强直性脊柱炎(JAS)	16岁以前发生的AS，早期缺乏AS腰骶部疼痛及X线表现	同AS	发病年龄多在8岁以上；男为主；外周关节首发受累；髋关节受累者多数出现破坏性病变	骶髂关节:4字试验；腰椎活动度:Schober试验；胸廓活动度；枕墙试验	同AS	同AS	同AS

续 表

	定义	病因/病理	临床表现	体格检查	辅助检查	诊断	治疗
Reiter综合征(RS)和反应性关节炎(ReA)	关节炎、尿道炎(宫颈炎、腹泻)、结膜炎三联征	多数患者发病前有性病型尿道炎或细菌性肠炎，与HLA-B27高度阳性相关	急性关节炎(感染后2~4周，非对称性)；尿道口皮肤粘膜水肿、红斑、溃疡；结膜炎	关节肿胀、热痛；皮肤粘膜病变；眼发红、无痛、分泌物增多	X线：非对称性骶髂关节炎；肌腱端病(附着部位糜烂骨膜变化)；脊柱形成韧带骨赘	X线骶髂关节炎+2/6非对称性关节炎；腊肠指；跟腱附着点炎；生殖器溃疡；结膜炎；炎症后1个月内发病	对症治疗抗生素(四环素类/红霉素)；NSAIDS；改善病情药；康复治疗
银屑病关节炎(PsA)	伴银屑病的炎症性关节炎	与HLA-B27阳性高度相关	主要特征是非对称的远端指间关节炎；皮损(头皮/四肢伸侧)	关节肿胀、热痛；皮肤粘膜病变(银白色鳞屑-亮薄膜-点状出血)	X线：软骨消失，关节侵蚀。"笔套现象"，绒毛状骨膜炎，骨质疏松，骨组织囊性变	皮损+关节症状	NSAIDS；抗疟药；免疫抑制剂；维甲酸；糖皮质激素

续 表

	定义	病因/病理	临床表现	体格检查	辅助检查	诊断	治疗
炎症性肠病关节炎(IBDA)	和溃疡结肠炎、节段性回肠炎等炎症性肠病相关的脊柱关节炎	与 HLA - B27 阳性高度相关	非对称性外周寡关节炎、中轴关节炎及附着点病	关节 + 消化系统	贫血;粪便病原学检查阴性;结肠镜检溃疡、假息肉;X 线钡剂灌肠(溃疡、结肠袋消失、粘膜粗乱)	关节症状 + 消化道症状; + 全身症状;并除外感染	同溃疡性结肠炎
未分化脊柱关节病(uSpA)	具脊柱关节病特点,分类不明确(疾病的早期表现、流产型、重叠型、不明疾病)	与 HLA - B27 阳性高度相关	临床和(或)放射学表现提示脊柱关节病,不符合任何一种肯定的脊柱关节病。	关节、皮肤粘膜、眼部表现	骶髂关节炎	炎症性脊柱痛或下肢为主的非对称性滑膜炎, + 以下任意一项:阳性家族史、银屑病、炎性肠病、交替臀区痛、附着点炎。	NSAIDS 改善症状,柳氮磺胺吡啶改善预后

第5节 血 管 炎

一、大血管炎

（一）大动脉炎（无脉症）

1. 定义：累及中大动脉的炎性阻塞性疾病，尤多见于主动脉及其分支。

2. 病因与病理：病因未明。病理为全动脉炎，早期血管壁主要为单核细胞浸润，偶见巨细胞，内膜增厚，导致血管阻塞，随之中层弹性纤维及平滑肌断裂、坏死，内膜增厚纤维化，中外膜缩窄，引发动脉腔狭窄和闭塞，并可形成动脉瘤。

3. 临床特征：常见于亚洲人，年轻育龄女性常见。

Ⅰ期：炎性期，发热、体重下降、关节痛。

Ⅱ期：血管疼痛或压痛，单侧肢体无脉，下列血管易受累：锁骨下（93%），颈动脉（58%），主动脉（50%），肾动脉（38%），肺动脉（20%），冠状动脉（10%），并相应产生血管杂音和缺血症状，可出现坏疽性脓皮病和结节红斑。

Ⅲ期：破裂，纤维化期。

4. 辅助检查：血沉、CRP增高；血管造影—阻塞、狭窄、不规则、血管瘤；颈动脉超声；MRI/MRA；病理—局部全血管炎，细胞浸润，可见肉芽肿和巨细胞。

5. 诊断：采用1990年美国风湿病学院的（ACR）分类标准：

（1）发病年龄≤40岁。

（2）肢体间歇性跛行。

（3）肱动脉搏动减弱。

（4）双侧上肢收缩压差＞10 mmHg。

（5）锁骨下动脉或主动脉杂音。

（6）动脉造影异常主动脉一级分支或上下肢近端的大动脉。

符合上述6项中的3项者可诊断本病（敏感性90.5%，特异性97.8%）。主要与先天性主动脉狭窄、动脉粥样硬化、血栓闭塞性脉管炎、贝赫切特、结节性多动脉炎等疾病鉴别。

6．治疗：激素，免疫抑制剂，外科治疗。

（二）巨细胞动脉炎（颞动脉炎）

1．定义：主要累及主动脉的颅部分支特别是颞动脉的血管炎，但病变可更广泛。

2．病因与病理：病因未明。病理为全层坏死性动脉炎，常形成巨核细胞肉芽肿。

3．临床特征：发病年龄＞50岁，女性∶男性＝2∶1。

全身症状：低热、乏力、体重下降、肌痛、食欲下降。

眼动脉：视神经炎、一过性黑朦和失明。

头痛，颞动脉和头皮压痛，颞动脉搏动消失。

面动脉：间歇性下颌运动障碍。

雷诺现象，肢体间歇性跛行。

4．辅助检查：血沉、CRP增高，颞动脉活检（血管炎，肉芽肿）。

5．诊断：采用1990年美国风湿病学院的（ACR）分类标准：

（1）发病年龄＞50岁。

（2）新出现的或新类型的头痛。

（3）颞动脉压痛或搏动减弱。

（4）血沉≥50 mm/h。

（5）动脉活检：血管炎与肉芽肿。

符合上述5项中的3项即可诊断本病（敏感性93.5%，特异性91.2%）。

6．治疗：NSAIDs，激素（若患者视力受损，在病理结果出来前即应使用激素），监测血沉和临床状况。

二、中血管炎

（一）结节性多动脉炎

1. 定义：急性或慢性坏死性血管炎，主要累及肾脏或者其他内脏动脉。

2. 病因与病理：病因未明。病理为中、小动脉的炎性坏死，出现炎性渗出和增殖形成节段性结节，无肉芽肿形成。

3. 临床特征：男性多见，平均发病年龄约为50岁，与HBV明显相关。

全身症状：低热、乏力、体重下降。

骨骼肌肉系统（64%）：肌痛、关节痛、关节炎。

肾脏受累（60%）：尿检异常（血尿、蛋白尿、管型），高血压，肾衰竭。

神经系统（51%）：周围神经炎，多发性单神经炎，中风。

消化系统（44%）：腹痛、消化道出血/梗死、胆囊炎。

皮损（43%）：网状青斑、紫癜、雷诺现象。

心脏（36%）：冠状动脉炎、心肌病、心包炎。

泌尿生殖系统（25%）：睾丸或卵巢痛。

4. 辅助检查：血沉、CRP增高，偶见嗜酸性粒细胞增多，HBsAg阳性（30%），P－ANCA（＜20%）。

血管造影（系膜动脉）—血管瘤或局部血管狭窄，MRA不足以明确诊断。

活检——血管炎，有纤维素样坏死，无肉芽肿。

5. 诊断：按1990年美国风湿病学院（ACR）的“结节性多动脉炎”分类标准：

（1）体重下降≥4 kg（发病后表现）。

（2）网状青斑（四肢和躯干）。

（3）睾丸痛和（或）压痛。

（4）肌痛、乏力或下肢压痛。

(5) 多发性单神经炎或多神经炎。

(6) 舒张压≥90 mm Hg。

(7) 血尿素氮>40 mg/dl 或肌酐>1.5 mg/dl。

(8) 血清 HBV 标记阳性。

(9) 动脉造影见动脉瘤或血管闭塞。

(10) 中小动脉壁活检见有包括中性粒细胞的炎性细胞浸润。

上述 10 条中至少有 3 条阳性者可考虑为结节性多动脉炎。敏感性为 82.2%，特异性为 86.6%。

6. 治疗：激素，环磷酰胺，对 HBV 相关的 PAN 要抗病毒治疗。

三、ANCA－相关小血管炎

(一) Wegner（韦格纳）肉芽肿（WG）

1. 定义：坏死性肉芽肿性血管炎，主要累及上、下呼吸道和肾脏。

2. 病因与病理：病因未明。病理为小动脉、小静脉血管炎，在炎性血管的周围有细胞浸润形成的肉芽肿。

3. 临床特征：可发病于任何年龄，但多见于中青年男性。典型的三联征为上呼吸道、肺和肾病变。

呼吸系统（90%患者受累）

上呼吸道：鼻窦炎、鼻黏膜炎、鼻黏膜溃疡、鞍鼻形成。

下呼吸道：胸膜炎、肺部浸润、结节形成、出血、咯血。

肾脏（80%受累）：蛋白尿，红、白细胞及管型尿，严重时伴高血压和肾病综合征，导致肾功能衰竭。

眼部（50%受累）：巩膜外层炎、葡萄膜炎、眼球突出等。

皮肤黏膜（46%受累）：紫癜、多形红斑、斑疹、丘疹、皮下结节等。

神经系统（23%受累）：颅神经和外周神经病，多发性单神经炎。

此外尚可有胃肠道病变及心肌炎等。

4．辅助检查：C－ANCA阳性；活检示小动、静脉和毛细血管的坏死性肉芽肿性炎症；肺部影像学检查示双肺多发性病变，以双下肺多见；血Cr、BUN升高，蛋白尿，红、白细胞及管型尿。

5．诊断：按1990年美国风湿病学院（ACR）WG分类标准

（1）鼻或口腔炎症：痛性或无痛性口腔溃疡，脓性或血性鼻腔分泌物。

（2）X线胸片异常：胸片示结节、固定浸润病灶或空洞。

（3）尿沉渣异常：镜下血尿（RBC＞5/高倍视野）或出现红细胞管型。

（4）病理性肉芽肿性炎性改变：动脉壁或动脉周围，或血管（动脉或微动脉）。外区有中性粒细胞浸润。

符合上述≥2条即可诊断（敏感性88%，特异性92%）。

6．治疗：糖皮质激素＋CTX疗效显著

活动期：CTX 200mg qod，或400mg qw＋泼尼松1mg/(kg·d)。

严重病例：甲泼尼龙1.0 g/d×3天，CTX 1.0 g，每3～4周1次。

激素用4～6周，病情缓解后减量以小剂量维持，CTX可使用≥1年，撤药后患者可长期缓解，但应密切随访。

TMP－SMZ可预防呼吸道感染导致的病情复发。

MTX可用于较轻的病例或维持治疗，硫唑嘌呤可用于维持治疗。

对需透析的患者可考虑血浆置换。

（二）显微镜下多血管炎

1．定义：一种主要累及小血管的系统性坏死性血管炎，可侵犯肾脏、皮肤和肺等脏器的小动脉、微动脉、毛细血管和小静脉。

2．病因与病理：病因未明，病理为小血管的节段性纤维素性坏死，无肉芽肿形成。肾脏病理示局灶性、节段性肾小球肾

炎，并有新月体形成；肺部病理为坏死性毛细血管炎。

3．临床特征

(1) 全身症状：体重下降、发热、疲劳、肌痛。

(2) 肾脏：血尿，急性进展性急性肾小球肾炎。

(3) 肺：咳嗽和（或）咯血。

4．辅助检查：ANCA 阳性（主要为 P－ANCA，60%）；活检示：小动脉、微动脉、毛细血管和小静脉的坏死性炎症，无肉芽肿形成或嗜酸性粒细胞浸润；尿检和肺部影像学检查结果和韦格纳肉芽肿类似。

5．诊断：目前尚无统一标准，以下情况有助于该病的诊断：①中年男性，存在系统性炎症性疾病的症状；②亚急性进行性肾功能不全；③肺出血，胸片示小泡状浸润影，需排除肺水肿或感染；④肾活检示系膜增殖和新月体形成的局灶节段性坏死性肾小球肾炎；⑤皮肤或其他内脏活检示白细胞碎裂性血管炎；⑥p－ANCA 阳性。需注意与 PAN 和韦格纳肉芽肿鉴别。

6．治疗：激素和免疫抑制剂为主，其使用方法类似于韦格纳肉芽肿的治疗，对 CTX 耐药患者可静脉免疫球蛋白治疗。部分患者可考虑血浆置换。

（三）Churg－Strauss 综合征

1．定义：肉芽肿性炎症，主要累及皮肤、外周神经、肺和肾。

2．病因与病理：病因未明，病理为组织及血管壁大量嗜酸性粒细胞浸润，小血管周围多发肉芽肿形成，节段性纤维素样坏死性血管炎。

3．临床特征

(1) 哮喘和变应性鼻炎（对成年人新发作的哮喘应提高警惕）。

(2) 嗜酸细胞浸润疾病或嗜酸细胞性肺炎。

(3) 系统性小血管炎伴肉芽肿形成（哮喘起病 3 年内）：神

经病变，冠状动脉炎，心肌炎多见且病情常较重，肾小球肾炎和浆膜炎少见，相对较轻。

4．辅助检查：50% ANCA 阳性（C－或 P－ANCA），嗜酸细胞升高（80%），活检示小血管中小肉芽肿形成，纤维素样坏死和血栓形成，伴嗜酸细胞浸润；胸片可见非固定性肺部浸润。

5．诊断：按 1990 年美国风湿病学院（ACR）的“Churg－Strauss 综合征”分类标准：

（1）哮喘。

（2）嗜酸细胞升高。

（3）单发或多发神经病变。

（4）非固定性肺部浸润。

（5）鼻窦炎。

（6）血管外嗜酸性粒细胞浸润。

符合上述≥4 条即可诊断（敏感性 85%，特异性 99.7%）。

6．治疗：大剂量激素［泼尼松（强的松）1～2 mg/(kg·d)］，病情进展迅速或者严重的重要脏器受累者可甲泼尼龙 1.0 g/d×3 天后改泼尼松口服，病情缓解后激素减量。必要时可加用 CTX 或其他 DMARDs，用法参考韦格纳肉芽肿的治疗。

四、免疫复合物－相关小血管炎

（一）过敏性紫癜（henoch－schonlein purpura）

1．定义：系统性小血管炎，主要表现为可触及的紫癜（多见于下肢和臀部）、关节痛、胃肠道症状和肾小球肾炎。

2．病因与病理：病因主要为免疫复合物沉积，主要为 IgA。病理为小血管炎。

3．临床特征：儿童多见，发病高峰为 5 岁。起病前常有上呼吸道感染或药物使用史。紫癜常见于四肢的伸侧和臀部，发热，非侵蚀性多关节痛，主要累及髋部、膝部和踝部，腹部绞痛＋/－消化道出血或肠套叠，肾脏受累：程度从显微镜下血尿和蛋白尿到终末期肾病不等。

4．辅助检查：血小板正常，血 IgA 升高（<50%），血尿、蛋白尿，皮肤活检示白细胞破碎性血管炎，血管壁可见 IgA 和 C3 沉积。

5．诊断：按 1990 年美国风湿病学院（ACR）的“过敏性紫癜”分类标准：

(1) 可触及的紫癜。

(2) 发病年龄≤20 岁。

(3) 肠绞痛。

(4) 活检示小动脉和小静脉壁中可见粒细胞。

符合上述≥2 条即可诊断（敏感性 87%，特异性 88%）。

6．治疗：支持治疗，肾脏受累或病情严重时可用激素。

（二）特发性混合型冷球蛋白血症（essential mixed cryoglobulinemia）

1．定义：冷球蛋白指遇冷凝集，加热溶解的 Igs，分类见表 6-5。Ⅱ型即为特发性混合型冷球蛋白血症，常有系统性血管炎的表现。

2．病因与病理：HCV 高度相关。皮肤活检主要为炎性浸润围绕并侵及血管壁，伴纤维素样坏死，内皮细胞增殖和出血，常见免疫球蛋白和补体沉积。肾脏受累时 80% 为膜增生性肾小球肾炎。

3．临床特征：皮肤血管炎，关节炎，周围神经病变和肾小球肾炎。

4．辅助检查：循环冷沉淀物（+）为基本诊断标准，RF 常见（在未检查到冷球蛋白时常有提示作用），低补体血症（90%），ESR 升高和贫血常见，HCV-Ab。

5．诊断：具下列特征的病人应怀疑该病：皮肤血管炎伴全身症状，尤其在低补体血症和肝功能异常时。查循环冷沉淀物（血清在检测前应保持在 37℃），RF 和 HCV-Ab。

6．治疗：对轻中度伴 HCV 感染患者进行相应抗病毒治疗。

累及重要器官或危及生命时：激素 + 免疫抑制剂，必要时可血浆置换。缓解后仍进行抗病毒治疗。

表 6-5 冷球蛋白的分类

Ⅰ型	单克隆免疫球蛋白	常见于髓增生性疾病例如多发性骨髓瘤和 Waldenstrom 巨球蛋白症
Ⅱ型	特发性混合型冷球蛋白（多克隆免疫球蛋白和单克隆 RF）	大多数病例和 HBV 或 HCV 相关
Ⅲ型	混合型多克隆冷球蛋白（多克隆免疫球蛋白和多克隆 RF）	常见于自身免疫性疾病例如狼疮，SS，血液恶性肿瘤，HCV 或其他感染

（三）白塞病

1．定义：一种多系统受累的疾病，主要表现为反复发作的口腔和生殖器溃疡，同时有眼部受累。

2．病因与病理：病因不明。基本病理改变为血管炎，全身血管均可受累，以小血管和静脉为主。

3．诊断标准：符合下列第 1 条并有其他 4 项中 2 项以上者，可诊断为本病（敏感性 91%，特异性 96%）。

（1）反复发作口腔阿弗他溃疡（≥3 次/年）。

（2）反复生殖器溃疡。

（3）眼病：前、后色素膜炎，裂隙灯检查时玻璃体内可见细胞，视网膜血管炎。

（4）结节性红斑、假性毛囊炎或丘疹性脓疱；或未服用糖皮质激素的青春期后患者出现痤疮样结节。

（5）针刺反应阳性。

4. 其他临床特征

关节炎：轻，慢性，非破坏性，主要累及膝、踝关节。

神经系统：局灶受累，脑膜脑炎等。

浅或深静脉血栓形成（25%）。

5. 辅助检查：溃疡活检，裂隙灯检查和眼底镜。

6. 治疗：表浅溃疡：局部使用激素，反应停、MTX。

色素膜炎或中枢神经受累：口服激素 + 硫唑嘌呤或环孢素 A（CsA）

第 6 节 干燥综合征

一、定义

干燥综合征是一种主要累及全身外分泌腺的慢性自身免疫性疾病，以唾液腺和泪腺受累为主，由于淋巴细胞浸润并取代上皮细胞导致外分泌腺分泌功能低下而出现相应的症状，并存在相对特异的抗 SSA/SSB 自身抗体。干燥综合征（Sjögren syndrome，SS）分为原发性和继发性两种，继发于类风湿关节炎、系统性红斑狼疮、系统性硬化症等为继发性干燥综合征（2 度 SS），不合并其他自身免疫性疾病者称为原发性干燥综合征（1 度 SS）。

二、病因和病理

病因不清，多认为是由遗传和环境因素相互作用的结果，近年来研究的重点集中于腺体细胞的功能，如分泌细胞表面选择性透过水分子的 AQP5 蛋白。本病主要累及由柱状上皮细胞构成的外分泌腺，以唾液腺和泪腺为代表，表现为腺体间质大量淋巴细胞浸润、腺体导管管腔扩张和狭窄等，小唾液腺的上皮细胞则有破坏和萎缩。此外，可有小血管壁或血管周炎症细胞浸润，有时管腔出现栓塞。

三、临床表现

本病可见于任何年龄，平均发病年龄为47.8±10.9岁（6～75岁），男女之比为1:11.2，发病率为0.3%。

1．浅表外分泌腺病变

（1）口干燥症（xerostomia）：常为首发症状，严重者进干食时必须用水送下，40%的患者唾液腺对称性肿大且反复发作，以腮腺多见。片状脱落、发黑的“猖獗龋齿”是该病的典型表现。

（2）干燥性角结膜炎（keratoconjunctivitis sicca）：因泪腺分泌功能下降导致眼干涩、异物感、泪少，甚至在伤心时或眼部受到刺激时无泪液。

（3）皮肤黏膜病变：皮肤汗腺萎缩，表皮干燥、瘙痒；鼻腔、咽部、外阴和阴道干燥。

2．内脏外分泌腺病变

（1）呼吸系统：常合并肺间质性病变，临床可无明显症状，有时仅有干咳，肺功能检查存在限制性通气功能障碍和弥散功能下降。

（2）消化系统：因咽、食管干燥或食管运动障碍常出现吞咽困难，合并萎缩性胃炎/肠炎者也较常见。25%的患者有肝肿大，碱性磷酸酶升高。15%的患者可伴有胰腺外分泌功能低下。

（3）肾脏病变：主要为远端肾小管受损表现，包括尿液浓缩障碍（肾性尿崩症）和Ⅰ型肾小管酸中毒（周期性麻痹、肾性软骨病、泌尿系结石）。近端肾小管受累较少见，可表现为Ⅱ型RTA或Fanconi综合征。少数患者可有肾小球受损。

3．血管炎表现：1/3的患者可以出现紫癜样皮疹，70%的患者可以出现关节痛，但仅10%发生关节炎，部分患者可以有肌无力。约10%的患者可出现中枢神经系统和周围神经系统的病变，以对称性周围神经病和多发性单神经炎多见。

4．血液系统：淋巴瘤为本病的特征之一。随访过程中发现腮腺、脾或淋巴结的持续肿大，质地变硬，出现咳嗽、呼吸困难、单侧肺部肿块以及持续的雷诺现象，实验室检查发现高球蛋白血症转变为低球蛋白血症，多克隆免疫球蛋白转变为单克隆免疫球蛋白，自身抗体转阴时，应警惕淋巴瘤的可能。此外，患者可以有贫血、白细胞或血小板减少。

5．全身症状：40%～50%的患者有发热，以低热为主，偶在病情活动时呈高热；疲劳、乏力是很多患者突出的主诉之一。

6．部分内分泌腺病变：主要为柱状上皮腺体，包括甲状腺、卵巢和垂体，10%～15%的患者可有甲状腺功能低下。

四、体格检查

1．皮肤黏膜：全身皮肤、鼻腔以及外阴等处的黏膜都可干燥、萎缩，甚至出现溃疡。常见的皮疹为紫癜，还可有结节红斑、雷诺现象。

2．头面部：角膜表面的泪膜不稳定，易破裂，其上可留有一些残碎组织，眨眼时亦难以除去。可见角膜浑浊、溃疡或穿孔。口唇、口角干裂，硬腭等处有黏膜红斑，舌面干燥皲裂，舌乳头萎缩，导致舌面光滑无光泽，有时出现溃疡。肿大的唾液腺双侧对称，表面光滑、不硬，有压痛。“猖獗龋齿”表现为牙齿变黑，龋洞常出现在牙龈线或咀嚼面上。

3．其他：内脏和神经系统病变、淋巴结肿大、淋巴瘤等可以有各自相应的体征。

五、辅助检查

1．血常规和血沉：可有红细胞、白细胞或血小板减少，血沉增快。

2．抗核抗体：约2/3患者阳性，以抗SSA（Ro）和抗SSB（La）阳性率最高，后者更具有特异性。

3．血蛋白电泳和免疫球蛋白（Ig）：可出现多克隆性高球蛋白血症，以 IgG 升高最明显。少数出现巨球蛋白血症或单克隆性高球蛋白血症，应警惕淋巴瘤的可能。

4. 类风湿因子（RF）：约 3/4 患者 RF 阳性，以 IgM 型 RF 为主。

5. 器官特异性抗体：抗甲状腺球蛋白抗体、抗胃壁细胞抗体、抗线粒体抗体均可阳性。

6. 泪腺检查：①Schirmer 试验（滤纸试验）：5 分钟内湿润长度≤5 mm 为异常；②泪膜破碎时间（BUT）：短于 10 秒者为异常；③角膜染色试验：van Bijsterveld 计分法≥4 为异常。

7. 唾液腺检查：①唾液流率：未经刺激的唾液流率≤1.5 ml/15 min 为异常；②腮腺造影：各级导管不规则，有不同程度的狭窄和扩张，腺体呈雪花状或葡萄状；③腮腺放射性核素扫描：可显示腮腺摄取功能异常；④下唇腺活检：50 个以上淋巴细胞聚集为一个病灶，在 4 mm^2 内见到≥1 个病灶为阳性。

六、诊断和鉴别诊断

1. 2002 年国际分类（诊断）标准

(1) 口腔症状：3 项中有 1 项或 1 项以上：①每日感口干持续 3 个月以上；②成年后腮腺反复或持续肿大；③吞咽干性食物时需用水帮助。

(2) 眼部症状：3 项中有 1 项或 1 项以上：①每日感到不能忍受的眼干持续 3 个月以上；②有反复的砂子进眼或砂磨感觉；③每日需用人工泪液 3 次或 3 次以上。

(3) 眼部体征：下述检查任 1 项或 1 项以上阳性：①Schirmer 试验（+）；②角膜染色（+）。

(4) 组织学检查：下唇腺病理示淋巴细胞灶≥1。

(5) 唾液腺受损：下述检查任 1 项或 1 项以上阳性：①唾液流率（+）；②腮腺造影（+）；③唾液腺同位素检查（+）。

(6) 自身抗体：抗 SSA 或抗 SSB（+）（双扩散法）。

具体分类：①原发性 SS：无任何潜在疾病的情况下，有以下 2 条则可诊断：a. 符合条目中 4 条或 4 条以上，但必须含有条目（4）（组织学检查）和条目（6）（自身抗体）；b. 条目 3、4、5、6 4 条中任 3 条阳性；②继发性 SS：患者有潜在的疾病（如任一结缔组织病，符合条目 1 和 2 中任 1 条，同时符合条目 3、4、5 中任 2 条；③必须除外：颈头面部放疗史，丙肝病毒感染，AIDS，淋巴瘤，结节病，GVH 病，抗乙酰胆碱药的应用（如阿托品、莨菪碱、溴丙胺太林、颠茄等）。

2. 鉴别诊断

（1）系统性红斑狼疮（SLE）：可有抗 SSA 和/或抗 SSB 抗体阳性，但阳性率不高，当这两种抗体同时出现时应除外 SS 可能性。SLE 多见于青年女性，常有发热、特征性皮疹、关节痛，脏器损害较为严重，可有标记抗体抗 Sm 抗体阳性。SLE 患者可合并继发 SS。

（2）类风湿关节炎（RA）：也可有抗 SSA 和/或抗 SSB 抗体阳性，但阳性率同样不高，当这两种抗体同时出现时应考虑 SS。SS 患者虽可有 RF（+），但少见关节症状，罕见关节畸形。RA 可继发 SS。

（3）原发性胆汁性肝硬化（PBC）：该病和 SS 相互伴发率高，且均在中年女性多见，两者的区别主要在于：①抗体谱不同；②单纯 SS 患者多表现为多克隆免疫球蛋白升高，且以 IgG 升高为主，而单纯 PBC 患者则以 IgM 升高为主；③治疗反应不同。

七、治疗

目前尚无根治方法，主要是替代和对症治疗。口干可适当饮水或用人工唾液，注意口腔卫生，忌烟酒，有龋齿者及时修补。眼干可用人工泪液。去痰剂（必漱平）可减轻口、眼干症状。非甾体抗炎药对肌肉、关节痛有一定疗效。周期性麻痹者以静脉补钾为主，平稳后改口服钾盐片。合并有神经系统、肾脏、肝脏损害、间质性肺炎、血细胞减低、肌炎者可用糖皮质激素治疗，同时可联合甲氨蝶呤、硫唑嘌呤等免疫抑制剂。有恶性淋巴瘤者应积极、及时进行化疗。

第七章 感 染 内 科

第 1 节 病毒性肝炎

一、概念

病毒性肝炎是由多种肝炎病毒引起的以肝脏损害为主的一组传染病。目前已经确定的病毒性肝炎共有 5 型，其中甲型和戊型主要表现为急性肝炎，乙、丙、丁型肝炎则易于慢性化少数可发展为肝硬化及肝细胞癌。下面以慢性乙型肝炎（hepatitis B virus，HBV）为代表介绍病毒性肝炎。

二、病原学

HBV 是双链 DNA 病毒，主要经体液传播，如输血及血制品、药物注射、针刺等方式。还可通过母婴、日常生活和性接触（唾液、精液和阴道分泌物）传播。吸血昆虫是否具有传播能力尚无定论。

三、病理学

肝脏病理学检查提示不同程度的肝细胞坏死和炎症，主要在汇管区、汇管区周围及肝小叶，病变严重时可有肝实质的塌陷、肝小叶结构破坏、纤维化及结节样再生而形成肝硬化。

四、临床表现

青壮年男性居多，慢性病程，隐匿起病。

轻度慢性肝炎：可无明显症状，或反复出现乏力、头晕、食欲减退，肝区不适，少数患者出现低热。

中度慢性肝炎：病程超过半年，各种症状明显。如消化系统症状有厌食、恶心、呕吐、腹胀、腹泻，肝区疼痛，神经症状有乏力、萎靡、头晕、失眠等。

重度慢性肝炎：出现肝硬化代偿期表现（黄疸加深、腹腔积液、下肢水肿、出血倾向或肝性脑病等）及早期肝硬化的病理改变。

肝外表现：多种皮肤病变、关节炎、胸膜炎、肾小球肾炎、结肠直肠炎、血管炎，可有停经或月经改变、男性乳房发育、睾丸萎缩或阳痿等内分泌紊乱表现。少数患者可出现肝源性糖尿病、桥本甲状腺炎、甲状腺功能亢进或减退等。

五、体格检查

可有低热，一般生命体征比较稳定。

视诊：在典型病例呈慢性病容，面部颜色晦暗，可有巩膜黄染，肝掌，胸背部可见蜘蛛痣。一些男性患者可见乳房发育、睾丸萎缩。

触诊：肝大，质地中等或充实感，有压痛，也可有轻度脾大。

叩诊：肝脏界线增大，肝区可有叩痛。

听诊：常无显著异常。

六、辅助检查

1．肝功能：见表7－1。

2．血常规：出现脾大、脾功能亢进时可有贫血、白细胞和血小板数减少。

3．血清学检查：凝血因子Ⅱ、Ⅴ、Ⅶ、Ⅸ、Ⅹ均可减少。

表 7－1　主要肝功能检查的正常值

检查项目	正常值	HBV 患者
ALT	< 40 U/L	升高
胆红素	TBil 0.3～1.3 mg/dl， DBil 0.1～0.5 mg/dl	升高
血清白蛋白	4.0～5.5 g/dl	降低
凝血酶原时间	10～12 s	延长
碱性磷酸酶（ALP）	27.0～107.0 U/L	升高
γ－谷氨酰转移酶（GGT）	10.0～50.0 U/L	升高

4．免疫学标志物：乙肝五项：①HBs－Ag（＋）：提示乙型肝炎病毒感染；②HBs－Ab（＋）：提示对乙型肝炎有免疫力；③HBe－Ag（＋）：提示有高度的传染性；④HBe－Ab（＋）：提示既往乙型肝炎病毒感染，目前传染性较低；⑤HBc－Ab（＋）：提示既往或现在感染。

5．乙肝病毒 DNA 测定：高浓度 DNA 含量提示病毒复制活跃传染性较强。

6．超声：有助于判断肝硬化和腹腔积液，观察肝脾包膜和形态，胆囊和胆囊壁情况等。

7．肝活检：判断慢性肝炎患者所处的病变阶段和预后。

七、诊断

根据流行病学史、临床表现、肝功能改变、病原学检查进行综合分析；必要时可进行肝穿刺活检。依据对炎症活动程度、肝功能损害程度和胶原合成度的分析有助于病情判断，见表 7－2，7－3。

1．HBV 的炎症分度：见表 7－2。

表 7－2　HBV 的炎症活动度

	轻　度	中　度	重　度
ALT	＜3 倍正常值	3～10 倍正常值	＞10 倍正常值
胆红素	正常或稳定不变		突然明显升高
症状	无明显消化道症状		突然出现明显消化道症状

2．肝功能损害程度：分轻度、中度和重度，见表 7－3。

表 7－3　HBV 时肝功能损害程度

指　标	轻度损害	中度损害	重度损害
ALT（U）	＜3 倍正常值	3～10 倍正常值	＞10 倍正常值
TBIL（μmol/L）	17.1～34.2	34.2～85.5	＞85.5
A（g/L）	≥35	33～34	≤32
A/G	1.3～1.5	1.0～1.2	≤0.9
电泳丙种球蛋白	≤21	22～25	≥26
凝血酶原活动度（%）	71～79	61～70	40～60

3．胶原合成度：血清Ⅲ型前胶原肽（P－Ⅲ－P）或三型前胶原（PⅢ），血清层黏蛋白，血清透明质酸；血清Ⅳ型胶原。

八、鉴别诊断

1．黄疸鉴别

（1）溶血性黄疸：常有药物或感染的诱因，大便颜色加深。血 Rt 可见贫血、网织红细胞增加，血清中间接胆红素升高为主，尿 Rt 中可有血红蛋白尿，尿胆原增加。

（2）肝外梗阻性黄疸：有原发病症状，白陶土粪便。血清中直接胆红素升高为主，尿 Rt 中可有尿胆红素增加。腹部 B 超是判断梗阻的首选方法。

2．肝脏炎症的鉴别

(1) 其他病毒性肝炎：甲丙丁戊型肝炎病毒和EB病毒、巨细胞病毒都能引起肝炎，病原学检查可资鉴别。

(2) 感染中毒性肝炎：细菌、立克次体、钩端螺旋体感染引起肝脏炎症，血Rt和病原学检查鉴别。

(3) 药物性肝损害：有用药史。常伴有发热、关节痛、嗜酸性粒细胞增多等变态反应表现。

(4) 酒精性肝病：长期饮酒史，血清学检查可资鉴别。

(5) 血吸虫性肝病：有疫水接触史，粪便和直肠黏膜中找到虫卵可以确诊，常有嗜酸性粒细胞增多。

(6) 肝豆状核变性（Wilson disease）：有家族史，瞳孔周围K－F环，血清铜和铜蓝蛋白降低。

九、治疗

1．一般及支持治疗：休息静养，避免过高热量饮食，食用富含维生素的食物。

2．对症治疗

(1) 降低转氨酶制剂：联苯双酯，垂盆草、齐墩果酸等。

(2) 保肝药物：葡醛内酯（肝泰乐）等。

3．抗病毒治疗：干扰素、核苷类似物（抗乙肝病毒药物）、中医药治疗。

第2节　脑　膜　炎

一、定义

脑膜炎是由感染或非感染因素引起的软脑膜炎症。

二、病因

1．感染性脑膜炎常见病原体

（1）细菌：脑膜炎双球菌、肺炎链球菌等。

（2）病毒：肠道病毒(柯萨奇病毒)、腮腺炎病毒、虫媒病毒等。

（3）结核分枝杆菌。

（4）真菌：新型隐球菌。

2．非感染性脑膜炎常见原因

（1）蛛网膜下出血。

（2）中枢神经系统肿瘤。

（3）免疫性疾病：SLE、结节病等。

（4）药物：TMP/SMX、NSAIDs、青霉素、异烟肼。

三、主要症状

发热、头痛、呕吐伴不同程度的意识障碍（嗜睡、惊厥、昏迷等)。

四、常见体征

1．体温升高、神志改变。

2．脑膜刺激征：颈项强直，Kernig 征（患者仰卧位，曲髋90°，曲膝 90°，被动伸膝受限为阳性)，Brudzinski 征（患者仰卧位，下肢伸直，被动屈颈时出现不随意的屈髋和或屈膝为阳性)。

3．皮疹：斑丘疹、淤点、紫癜。

4．眼底镜发现：视乳头水肿。

5．查体时应注意观察患者颅内压升高的症状、体征：喷射性呕吐、视乳头水肿。

五、辅助检查

1．血常规和血培养：在细菌性感染中，血培养的阳性率可高达75%。

2．有高危因素（>60岁，免疫缺陷，中枢神经系统疾病，近期癫痫发作史，出现神经定位体征）时在腰穿前行头颅CT。

3．腰穿：患者有明显的颅内压升高的临床表现，腰穿前，宜快速静滴20%甘露醇，避免发生脑疝。检测项目常包括脑脊液外观、压力、脑脊液生化、常规涂片（革兰染色、抗酸染色、墨汁染色）、培养。

4．脑脊液改变：见表7-4。

表7-4 脑膜炎时脑脊液改变

	外观	压力（mmH_2O）	WBC/mm^3 优势细胞	Glu（mg/dl）	TP（mg/dl）	氯化物（mmol/L）
正常	透明	90~180	0~5 淋巴	50~75	15~40	118~132
细菌性	混浊	180~300	100~10 000 多核	<45	100~1000	稍低，102~116
结核性	微浊	180~300	<500 淋巴	<45	100~200	明显减低<102
真菌性	混浊	180~300	<300 淋巴	<45	40~300	早期变化不明显，中后期可明显减少
无菌性	透明	90~180	<300 多核-淋巴	50~100	50~100	正常

5．血清学检查：病毒抗体，隐球菌多糖抗原等。

6．影像学：头颅CT、MRI：不直接提供诊断性证据，早期用于鉴别诊断，后期，特别是出现视乳头水肿和神经局限性体征等并发症时，可用以协助确定原因。常见表现：有脑膜增强，脑积水（多为交通性），弥散性脑水肿，静脉窦血栓形成，硬膜下积液或积脓，脑脓肿等。

六、鉴别诊断

1．脑脓肿破裂：可引起脑脊液中 WBC 异常增高，并伴有局灶定位体征。

2．脑膜旁感染灶：可引起脑脊液中，白细胞数、蛋白含量中等升高，但 Glu 含量正常。

3．流行性乙型脑炎：夏秋季流行，常伴有抽搐，脑脊液呈非化脓性性改变，双份血清乙脑补体结合试验呈 4 倍增高有助于诊断。

4．中毒性细菌性痢疾：暴发型细菌性脑膜炎需与之鉴别。中毒性细菌性痢疾早期常并发休克，肛拭或盐水灌肠镜检可发现脓细胞。

5．不同病原体引起的感染性脑膜炎的鉴别诊断。

脑脊液检查是鉴别脑膜炎病原体的重要方法，除此以外，我们还可以从以下方面进行鉴别，见表 7－5。

表 7－5　脑膜炎的鉴别诊断

	细菌性脑膜炎	病毒性脑膜炎	结核性脑膜炎	隐球菌性脑膜炎
流行病学	肺炎双球菌及脑膜炎双球菌较常发生于晚冬及早春，而流感嗜血杆菌则常见于秋末冬初	肠道病毒多见于夏秋季，腮腺炎病毒多见于冬春季，亦可散发	结核接触史；既往结核病史；卡介苗接种史	鸽粪接触史，免疫力低下者

续　表

	细菌性脑膜炎	病毒性脑膜炎	结核性脑膜炎	隐球菌性脑膜炎
起病急缓	急性，成人可在24小时内病危，儿童病程进展可更短	急性或亚急性起病	起病多较缓慢，偶有骤起者（以婴幼儿多见）	多为亚急性或慢性起病
症状鉴别	发热，头痛，颈项强直与呕吐，意识状态从易激惹，错乱，昏沉，木僵，逐步发展到昏迷。严重者可出现抽搐发作与颅神经病变	婴幼儿可仅有发热、易激惹和淡漠。成人头痛较剧烈，多在额部或眶后，伴发热、皮疹、周身不适、肌痛和畏光。有颈项强直，但常不如细菌性脑膜炎严重	早期结核中毒症状，倦怠，抑郁，精神混乱和人格改变，然后出现头痛，呕吐，并伴有轻重不等的发烧	热型不规则，一般开始为低热，慢性进行性颅压高的症状比较突出
辅助检查	血象：白细胞数增高和核左移，血沉增高 脑脊液培养和革兰染色阳性 血培养阳性	急性期和恢复期血清和脑脊液中可检出IgM抗体或病毒抗原，病毒分离(取决于致病病毒，腮腺炎病毒较易)	脑脊液涂片：抗酸杆菌可阳性，PPD阳性	脑脊液检测到隐球菌或其变种，乳胶凝集或补体结合试验可检测血和脑脊液中隐球菌多糖抗原

七、治疗

1. 一般治疗：一般支持治疗，保持呼吸道通畅，降温，止痉，纠正水电解质紊乱。

2. 病因治疗：针对各类脑膜炎病原体进行治疗。

(1) 怀疑为细菌性脑膜炎时，应立即予抗生素治疗。

(2) 病毒性脑膜炎多数为良性、自限性过程，以对症、支持治疗为主，防治其他合并症。早期应用无环鸟苷用于治疗单纯疱疹脑膜炎有一定抗病毒效果。重症患者可短期使用糖皮质激素。

(3) 结核性脑膜炎：规律的联合应用多种抗结核药物。

(4) 隐球菌性脑膜炎：最佳治疗方案是两性霉素B 0.3 mg/kg，联合氟胞嘧啶，150 mg/（kg·d)，每6小时1次，分次给药。

3. 降低颅内高压。

(1) 肾上腺皮质激素：地塞米松（0.15mg/kg，q8h～q6h，2～4天，在有效抗菌治疗时应用。

(2) 脱水剂：20%甘露醇、甘油果糖、高渗葡萄糖或呋塞米（速尿）等。

(3) 利尿剂：乙酰唑胺（醋氮酰胺），系碳酸酐酶抑制剂，可减少脑脊液产生，于停用甘露醇前1～2日用。

(4) 侧脑室穿刺引流：急性脑水肿而其他降颅压措施无效、或疑有脑疝形成时；引流量一般每日50～200 ml，持续引流时间为1～3周。

(5) 腰穿减压及鞘内注药。

第3节　流行性出血热

一、定义

流行性出血热（epidemic hemorrhagic fever，EHF）亦称肾综合

征出血热（hemorrhagic fever with renal syndrome，HERS），是一种由流行性出血热病毒引起的、以鼠为主要传染源的自然疫源性急性传染病，其典型临床表现为发热、出血、休克和急性肾功能衰竭。

二、流行病学

1．宿主动物和传染源：我国主要是黑线姬鼠、褐家鼠，其次为大林姬鼠。

2．传播途径：呼吸道传播、消化道传播、接触传播、垂直传播和虫媒传播。

3．易感人群：普遍易感。

4．流行病学特征：

(1) 地区性：亚洲多于欧美，我国为流行区之一。

(2) 季节性和周期性：有明显高峰季节，姬鼠：11～1月高峰，5～7月小高峰；家鼠：3～5月高峰；林区姬鼠：夏季高峰。

(3) 人群分布：男性、青壮年农民、工人居多。

三、临床表现

潜伏期4～46天，一般为2周。典型病例有三大主症（发热、出血和肾脏损害）及五期经过，即：

1．发热期：热程3～7天，弛张热、稽留热多见，典型表现为“三红”（颜面红、眼红、上胸红，典型为醉酒貌），“三痛”（头痛、腰痛、眼眶痛）。

2．低血压休克期：发生于病程4～6天，迟者5～8天，即体温开始下降或热退后不久出现低血压或休克。

3．少尿期：发生于病程5～8天，可持续1～10天。主要表现是尿毒症、酸中毒和水、电解质紊乱，严重者可有高血容量综合征。

4．多尿期：在病程的第10～15日，可持续1天至数月。此期若水和电解质补充不足或继发感染，可发生继发性休克，也可发生低钠、低钾血症。

5. 恢复期：发病 3 ~ 4 周后，尿量逐渐恢复正常，症状消失。

四、辅助检查

1. 血常规检查：WBC（15 ~ 30）× 10^9/L，早期以中性粒细胞为主，4 ~ 6 日后淋巴细胞升高，并可出现异型淋巴细胞。血小板第 2 日开始减少，可见异型血小板。

2. 尿常规：病程第 2 天即可出现蛋白尿，还可有血尿和管型尿。

3. 肾功能检查：BUN、Cr 升高。

4. 凝血功能检查：发热期开始血小板减少，其黏附、凝聚和释放功能降低，并可出现 DIC 的实验室检验指标。

5. 血清学检查：IgM 1∶20（+），IgG 1∶40（+），双份血清滴度 4 倍以上升高有诊断价值。

五、诊断及鉴别诊断

1. 诊断：主要依靠临床表现、结合辅助检查、参考流行病学史进行诊断。有人将其临床特点归纳为“发病早期即卧床，三红三痛二反常”，即患者多起病急骤、症状较重，而“二反常”指的是反常性蛋白尿和热退病重。凡在流行性出血热的流行地区、流行季节内与鼠类有过直接或间接接触者，若有发热、乏力、头痛、腰痛等临床表现，均应考虑到流行性出血热的可能，体格检查中注意全身皮肤、口腔、软腭等处是否有出血点，并行相关实验室检查。

2. 鉴别诊断：发病早期通常为发热、头痛、恶心、呕吐等非特异性表现，应与上呼吸道感染、急性胃肠炎等鉴别，关键是提高警惕。少尿期主要是与其他原因引起的急性肾功能衰竭相鉴别。以腹痛为主要表现者常被误诊为急腹症而不恰当的施行外科手术。出血明显者需与血小板减少性紫癜和其他原因所致的 DIC 鉴别。

六、治疗

治疗原则为“三早一就”（早发现，早诊断，早治疗，就地治疗）及把好“三关”（休克关，出血关和肾功能不全关）。可针对各期病理生理特点给予相应治疗。

1．发热期：病初可用利巴韦林抗病毒治疗，高热者物理降温为主，中毒症状明显者可短期使用氢化可的松。

2．低血压休克期：治疗原则是积极补充血容量，纠正酸中毒和改善微循环功能。

3．少尿期：治疗原则是“稳、促、导、透”，即稳定机体内环境，促进利尿，导泻和必要时透析治疗。

4．多尿期：治疗原则是维持水和电解质平衡、防治继发感染。

5．恢复期：加强营养、充分休息。

第 4 节　感染性心内膜炎

一、定义

感染性心内膜炎（infective endocarditis，IE）指因细菌、真菌和其他微生物（病毒、立克次体、衣原体、螺旋体等）直接感染而产生心脏瓣膜或心室壁内膜的炎症。

急性感染性心内膜炎主要病原是金黄色葡萄球菌；亚急性感染性心内膜炎主要是草绿色链球菌；如超声心动提示赘生物较大要警惕真菌感染。

二、病因和发病机制

IE 的病因和发病机制可见 7－1 图示。

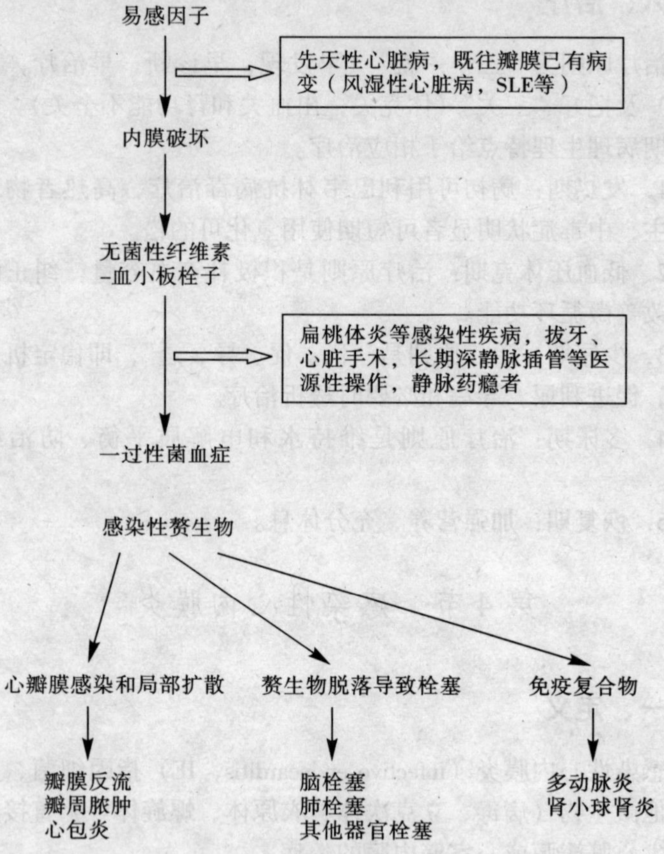

图 7－1 IE 的病因及发病机制示意图

三、临床表现

急性感染性心内膜炎表现如下：

1. 起病突然，高热、寒战、全身毒血症状明显。

2. 心瓣膜和腱索的急剧损害，在短期内出现高调的杂音或者原有杂音性质迅速改变。

3. 病程急骤凶险，常可迅速发展为急性充血性心力衰竭导致死亡。

4. 脱落的带菌栓子可引起多发栓塞和迁徙性脓肿，如心肌脓肿、脑脓肿和化脓性脑膜炎、肺动脉栓塞和肺脓肿。

亚急性感染性心内膜炎表现如下：

1. 长期发热：不规则型多见，可为间歇或弛张型，伴有畏寒，发汗。

2. 贫血：多为进行性，可发展为严重贫血。

3. 体重减轻，乏力，疲倦，全身肌肉骨骼疼痛。

四、体格检查

1. 心脏杂音：出现新的杂音或者原有杂音性质发生变化。

2. 周围体征：

(1) 淤点。

(2) 指（趾）甲下线状出血。

(3) Roth 斑：视网膜的卵圆形出血斑，中心呈白色。

(4) Osler 结节：指（趾）垫出现的豌豆大的红或紫色痛性结节。

(5) Janeway 损害：手掌和足底处直径 1～4 mm 出血红斑。

3. 脾大，软可有压痛。

五、并发症

1. 充血性心力衰竭和心律失常。

2．化脓性栓塞。

3．心肌脓肿、化脓性心包炎、二尖瓣脓肿累及房室结和希氏束可引起房室传导阻滞或束支传导阻滞。

六、实验室检查

1．血培养：应用抗生素前24小时于不同静脉穿刺部位采集3～4个血标本，每次取血时间间隔1小时以上，由于病原体从赘生物的播散是反复不断的，所以不必严格要求一定要在寒战时或体温超过38.5℃时取血。常规做需氧和厌氧菌培养，必要时加做真菌培养。

2．常规化验检查：血常规可见红细胞和血红蛋白降低，白细胞计数可正常或升高；血沉大多增快。尿常规可见蛋白尿和镜下血尿。化验肝肾功可见转氨酶升高，血尿素氮和肌酐升高。

3．超声心动图检查：经胸壁心超可发现赘生物，如果经胸壁超声心电图为阴性，但临床高度怀疑IE时可以行经食道超声心电图，其准确率更高；超声心动图还可以探测到瓣膜破坏的程度或穿孔、腱索的断裂、各种化脓性心脏并发症，可以评估瓣膜反流的严重程度和左室功能，可以判断预后和拟定是否需要手术的参考。

七、诊断标准

（一）主要标准如下

1．血培养阳性：两次不同的血培养标本分离出致感染性心内膜炎的病原微生物。

2．超声心动图获得心内膜炎的阳性证据：赘生物，或者新的瓣膜关闭不全。

（二）次要标准

1．危险因素：基础心脏病或者静脉药瘾者。

2．发热：T≥38℃。

3．栓塞：细菌性动脉瘤，细菌性肺栓塞，颅内出血，结合膜出血，Janeay病变。

4．免疫反应：肾小球肾炎，Osler结节，Roth斑，RF（+）。

5．超声波检查符合IE，但未达主要标准。

6．病原学证据（血培养+，但未达主要标准）。

诊断依据：满足以下条件者：①2个主要标准；②或者1个主要标准+3个次要标准；③或者5个次要标准。

八、治疗

1．药物治疗

（1）标准的治疗应该参考血培养+药物敏感试验的结果。

（2）早期应用，在连续3~5次血培养后即可开始用药，如果亚急性心内膜炎病情不急，可等培养结果后用药。

（3）充分用药，大剂量和长疗程（通常持续4~6周）。

（4）静脉用药为主。

2．手术治疗指征

（1）严重瓣膜反流。

（2）真菌性心内膜炎。

（3）充分抗生素治疗，仍反复发生大动脉栓塞，赘生物≥10 mm。

（4）主动脉受累导致房室传导阻滞；心肌或瓣环脓肿需要手术引流。

（5）手术关闭动脉导管未闭或室间隔缺损。

第5节　感染性休克

一、定义

感染性休克指由严重感染引起的显著低血压（收缩压<

12kPa，或较原水平下降超过5.33kPa）和全身微循环灌注不足或器官功能障碍。即使应用血管活性药物或正性肌力药物，低血压被缓解，但低灌注或器官功能障碍却持续存在，此时病人仍处于感染性休克状态。

二、病因

主要致病微生物有革兰阴性杆菌如肠杆菌科细菌（大肠杆菌、克雷伯菌等）、不发酵杆菌（假单胞菌属、不动杆菌属等）、脑膜炎球菌等。其次是革兰阳性球菌如葡萄球菌、链球菌、肺炎球菌等。易诱发休克的严重感染常见的有革兰阴性菌败血症、暴发性流脑、化脓性胆管炎、腹腔感染等。

三、临床表现

1．感染的表现：原发灶的相应表现以及全身炎症反应的表现如高热、心率与呼吸加快等。

2．休克与器官功能障碍的表现

循环系统：低血压，肢端湿冷，皮肤发绀、花斑等，低血压导致冠脉灌注不良以及炎症因子对心肌的抑制作用可以出现心功能障碍。

呼吸系统：可有急性呼吸窘迫综合征的表现。

泌尿系统：少尿或无尿以及氮质血症。

消化系统：可有胃肠道功能不良的表现、消化道出血、肝功能受损（肝酶升高、黄疸以至肝性脑病）等。

血液系统：严重感染引起的粒细胞以至全血细胞减少、DIC的表现（如广泛皮肤黏膜出血、内脏出血等）等。

神经系统：如意识障碍，可有脑水肿以及颅压增高表现。

四、诊断以及鉴别诊断

诊断感染性休克应该符合下列标准：

1. 临床上有明确的感染灶。

2. 有全身炎症反应综合征的表现。至少存在下列两种或以上：①体温 > 38℃或 < 36℃；②心率 > 90 次/分钟；③呼吸频率 > 20 次/分钟，或 $PaCO_2$ < 4.3kPa；④血白细胞计数 > 12×10^9/L 或 < 4×10^9/L，或中性杆状核细胞 > 10%。

3. 收缩压 < 12kPa，或较原水平下降超过 5.33kPa。

4. 有组织灌注不足的表现如少尿（< 30 ml/h）超过 1 小时，或有急性意识障碍。

5. 血培养标本中分离出致病微生物。

鉴别诊断：应该和其他原因引起的休克相鉴别。根据感染的证据以及休克的血流动力学特点不难鉴别。

五、治疗

感染性休克的治疗包括病因治疗和器官功能支持治疗两大部分。

（一）病因治疗

包括抗生素的使用和感染源的清除。

1. 抗生素的使用：在初次使用抗生素前留取相关临床标本培养。经验性使用抗生素应根据病史和临床表现首先使用广谱抗生素，可以联用，在使用抗生素 48 ~ 72 小时后评价抗生素效果并根据细菌学结果及时调整。

2. 感染源的清除：有明确的外科情况的应及时引流、清创，必要时外科手术去除感染源，但是在选择这些创伤性较大的操作时要评价风险性。怀疑导管相关感染的要去除导管。

（二）支持治疗

1. 循环功能支持：目前感染性休克的血流动力学支持治疗的核心原则是提高氧输送。主要包括：

(1) 液体复苏：可在监测中心静脉压力下进行。晶体液或胶体液在复苏中均可以选用，晶体液价格低廉，多用于初始扩容，增加血管内容量但是也增加外周水肿。胶体液多用在急性复苏后，能够增加血浆胶体渗透压。

(2) 血管活性药物的使用：应该在充分的液体复苏之后进行，即通过早期液体复苏使中心静脉压力达到 8 ~ 12 mmHg，而平均动脉压仍然低于 65 mmHg，组织灌注不足的表现仍然存在。多巴胺和去甲肾上腺素均是一线药物。

(3) 正性肌力药物的使用：多巴酚丁胺目前是一线药物。

在充分液体复苏以及调整心脏前后负荷的情况下仍然存在心输出量低于正常，可以使用多巴酚丁胺。但是不推荐使用多巴酚丁胺维持心输出量高于正常范围。

(4) 输血：应该在必要时输红细胞成分血使血细胞比容 > 30%。

(5) 判断复苏效果：血压回升，末梢皮肤变得温暖，尿量恢复，意识状况转好，实验室检查可以有血乳酸浓度降低等均提示复苏有效。

2. 其他主要脏器功能支持

(1) 呼吸功能支持：休克能够引起 ALI/ARDS，对这类病人必要时应进行有创或无创的机械通气治疗。

(2) 肾功能支持：休克早期少尿和氮质血症主要为肾前性因素，但是肾脏在较长时间灌注不足的情况下也会出现肾性的急性肾功能不全，对于血流动力学稳定的病人可以采用 CVVH 或间断血滤的方法，在血流动力学不稳定的病人可采用持续床旁血液滤过。

3. 肾上腺皮质激素的使用：短程使用小量的肾上腺皮质激素（如氢化可的松 200 ~ 300mg/d，共 3 ~ 5 天）有助于改善感染性休克病人的应激状态及预后。

(三) 其他治疗

包括预防消化性溃疡、深静脉血栓，预防和治疗 DIC 等。

第6节 伤寒和斑疹伤寒

一、伤寒（typhoid fever）

1. 定义：由伤寒沙门菌经消化道入侵而引起的急性传染病。

2. 病理：主要为全身单核－巨噬细胞的增生反应，以回肠下段的集合淋巴结和孤立淋巴小结最为显著。

3. 临床表现：典型的伤寒临床表现有4期：

(1) 初期：体温阶梯样逐日上升，5～6天后达39～40℃，有畏寒，无寒战和出汗，食欲不振、乏力、全身不适和轻度咳嗽。

(2) 极期：病程的2～3周出现伤寒各种中毒性表现：高热(40℃左右)；消化系统症状（食欲不振、腹胀、便秘）；神经系统症状（表情淡漠、瞻妄、昏迷）；循环系统症状（缓脉或重脉）；脾、肝大；皮疹（玫瑰疹）。

(3) 缓解期：病程3～4周，体温呈弛张型逐渐下降，症状改善。

(4) 恢复期：病程4～5周，体温正常，食欲好转。

4. 体格检查

(1) 一般情况：体温↑（多为高热），脉搏（无症状的成年患者可有相对缓脉或重脉）；表情淡漠，呆滞，反应迟钝，重症者有瞻妄或昏迷。

(2) 皮肤黏膜：病程6～13天时，部分患者可出现淡红色充血性小丘疹，主要分布在胸腹部，少见于背部和四肢，数目大多在10个以下。

(3) 腹部体征：右下腹部可有压痛；绝大多数有脾大，肋下1 cm左右，柔软；半数患者肝轻度大，伴有轻度叩痛。

5. 辅助检查

（1）血常规：WBC 数目下降，大多数为（3～4）$\times 10^9$/L，中性粒细胞减少，可伴有核左移。嗜酸性粒细胞可减少或消失。

（2）免疫血检查

肥达反应（伤寒血清凝集实验）：病后 1 周后开始出现阳性反应，其后逐周升高，阳性率可达 70%。“O”抗体效价≥1∶80，“H”抗体≥1∶160，或双份血清抗体有 4 倍升高者有辅助诊断意义。诊断伤寒必须有“O”抗体核“H”抗体都升高才有意义。

（3）细菌培养

血、骨髓、尿、粪便等标本作细菌培养分离可得到伤寒杆菌。血培养是确诊依据，骨髓培养阳性率较血培养高，特别是已应用抗生素治疗、血培养阴性者。

6．诊断

（1）流行病学资料：与伤寒病人有接触史或在夏秋季节有进食生冷食品史，既往未患过伤寒，近年亦未接种疫苗。

（2）临床表现：发热持续 5 天以上，伴有食欲减退，精神不振者均应考虑本病。如有脾脏肿大和玫瑰疹则更支持本病。

（3）实验室检查：血白细胞减少到（3～4）$\times 10^9$/L，嗜酸性粒细胞可减少或消失，肥达反应阳性，血、骨髓、尿、粪便培养伤寒杆菌阳性可确诊。

需鉴别：斑疹伤寒、布氏菌病、结核病、钩端螺旋体病、病毒性疾病、疟疾、革兰阴性杆菌败血症、恶性组织细胞病。

7．并发症：肠出血、肠穿孔、中毒性肝炎、中毒性心肌炎、支气管炎和支气管肺炎等。

8．治疗

（1）按肠道传染病隔离，临床症状消失后每隔 5～7 天送检粪便培养 1 次，连续 2 次培养阴性可戒除隔离。

（2）发热期卧床休息，进流食或细软无渣饮食。

（3）抗菌治疗：首选氟喹诺酮类，环丙沙星、氧氟沙星等，疗程 14 天；三代头孢用于孕妇、儿童、哺乳期妇女和重症患者，疗程 14 天。

二、斑疹伤寒

(一) 流行性斑疹伤寒 (epidemic typhus)

1．定义：由普氏立克次体引起，以人虱为传播媒介的急性传染病。

2．病理：基本病变：小血管炎。典型病变：增生性血栓坏死性血管炎及其周围的炎性细胞浸润，形成立克次体肉芽肿，即斑疹伤寒结节。

3．临床表现

(1) 发热：体温 1~2 天内上升至 39℃以上。

(2) 皮疹。

(3) 中枢神经系统症状：表情淡漠、谵妄、昏睡等。

(4) 脾大。

(5) 其他：食欲减退、恶心、呕吐、腹胀、便秘等。

4．体格检查

(1) 一般情况：体温↑，可有脉搏增快、血压降低；表情淡漠，瞻妄或昏睡。

(2) 皮肤黏膜：病程 4~5 天时充血性斑丘疹，1~2 天内由躯干遍及全身，面部多无疹。开始为充血性，后为暗红色，亦可为出血性皮疹。

(3) 头颈部：颜面潮红，眼结膜充血。严重者可有脑膜刺激征。

(4) 心胸体征：合并中毒性心肌炎者有心率快、心律失常、心音低顿、奔马律、低血压甚至循环衰竭。

(5) 轻度脾脏肿大 (见于 90% 病人)，腓肠肌压痛。

5．辅助检查

(1) 血象：WBC 多正常，中性粒细胞增高，嗜酸性粒细胞可减少，Plt 可减少。

（2）外斐（Weil－Felix）反应：最早第4病日可出现阳性反应。抗体滴度1:160以上或双份血清4倍以上升高有诊断意义。抗体滴度第3周达高峰，阳性率第4周最高。

（3）补体结合实验、立克次体凝集实验。

6．诊断步骤

（1）流行病学：在疫区居住或1个月内去过疫区。有虱叮咬史更重要。

（2）高热、皮疹、明显的中枢神经系统症状。

（3）外斐反应：抗体滴度1:160以上或双份血清4倍以上升高。

需鉴别：地方性斑疹伤寒、伤寒、肾综合征出血热、回归热等，见表7－6。

表7－6　斑疹伤寒的鉴别

	流行性斑疹伤寒	地方性斑疹伤寒
病原体	普氏立克次体	莫氏立克次体
流行特点	流行性	地方性、多散发
传染源	病人	鼠
传播媒介	体虱	鼠蚤
流行季节	多发于冬春季	无明显季节性
病情	多较重	轻
皮疹	多，且多为出血性	少，出血性皮疹极少见
神经系统症状	明显	轻
立克次体凝集反应	对普氏立克次体有凝集反应	对莫氏立克次体有凝集反应
豚鼠阴囊实验	病原体基本不引起阴囊肿胀	病原体引起阴囊明显肿胀

7．治疗

(1) 一般治疗：隔离，补充营养及保持水、电解质平衡。

(2) 病原治疗：氯霉素和四环素类抗生素有效。常用多西环素（200 mg/d，qd 或 bid，7～10 天）和米诺环素。

(二) 地方性斑疹伤寒（endemic typhus）

1．定义：由莫氏立克次体引起，由鼠蚤为传播媒介的急性传染病。

2．病理：与流行性斑疹伤寒基本相似，但血管病变较轻，小血管肿血栓形成少见。

3．临床表现：与流行性斑疹伤寒相似，但病情轻、病程短。高热、皮疹、中枢神经系统症状（头痛、头晕等；意识障碍少见）、轻度脾大、肌痛；心肌很少受累，循环系统症状少见。

4．体格检查

(1) 一般情况：体温↑。

(2) 皮肤黏膜：出现皮疹少，出现时间和特点与流行性斑疹伤寒相似，但数量少，多为充血性，出血性皮疹极少见。

(3) 轻度脾脏肿大（见于 25%病人）。

5．辅助检查

(1) 血象：WBC 总数及分类多正常。

(2) 外斐反应变形杆菌 OX19 凝集实验：滴度＞1∶160，抗体呈 4 倍以上升高有辅助诊断意义，但有时不能与流行性斑疹伤寒区别。

(3) 立克次体凝集实验。

(4) 接种雄性豚鼠观察阴囊肿胀反应。

6．诊断：居住区有本病发生或 1 月内去过疫区，居住区有鼠及有被鼠蚤叮咬史更有助于诊断。临床表现与流行性斑疹伤寒相似，全身毒血症状轻、皮疹量少，病程短，外斐反应变形杆菌 OX19 凝集实验阳性。鉴别诊断：参见“流行性斑疹伤寒部分”。

7．治疗：基本同流行性斑疹伤寒。

第7节　HIV和AIDS

艾滋病是获得性免疫缺陷综合征（acquired immunodeficiency syndrome，AIDS）的缩写，是由HIV感染所致。HIV感染后主要引起CD4 T淋巴细胞渐进性耗竭，由于这些细胞在免疫功能中的重要作用，临床疾病表现为免疫抑制，可发生各种机会性感染及肿瘤。与HIV感染相关的免疫缺陷是广泛的，而且累及许多相互依赖的免疫系统的效应机制，包括细胞和体液免疫。

HIV分为HIV－Ⅰ，HIV－Ⅱ两型，前者又分若干亚型。导致AIDS的主要病原是HIV－Ⅰ。HIV－Ⅱ主要见于西非地区，感染人体后也能引起明显的免疫缺陷和AIDS，但是严重程度不及HIV－Ⅰ，病程也较长。HIV－Ⅰ属反转录病毒，为单股正链RNA病毒，其与宿主细胞高度特异的结合是由于病毒的gp120包膜糖蛋白与靶细胞CD4分子有高度亲和力。HIV主要通过血液、母婴、性接触传播。

1．AIDS的临床表现：HIV感染人体后，一般经过2～10年左右的潜伏期之后发展为艾滋病。在此之前，感染者可经历急性感染期、无症状感染期、持续性全身淋巴结肿大综合征等时期。发展到艾滋病期，一般可出现以下一种或多种临床表现：①全身症状：发热、乏力、不适、盗汗、厌食、体重下降、慢性腹泻、容易感冒、肝脾淋巴结肿大等；②神经系统症状：头痛、癫痫、进行性痴呆、下肢瘫痪等；③由于免疫缺陷导致的各种机会性感染：卡氏肺孢子菌、弓形虫、隐孢子虫、隐球菌、念珠菌、结核杆菌、鸟分枝杆菌、巨细胞病毒、疱疹病毒、EB病毒感染等；④由于免疫缺陷所致的肿瘤：卡氏肉瘤、非霍奇金淋巴瘤等；⑤因免疫缺陷导致的其他疾病：慢性淋巴性间质性肺炎等。

2．体格检查与辅助检查：对HIV感染者/AIDS患者应进行全面查体，特别应注意：①皮肤黏膜：卡氏肉瘤常侵犯下肢皮肤和口腔黏膜，口腔念珠菌感染、口腔毛状白斑、外阴疱疹、尖锐湿疣等也常见；②眼：各种感染所致视网膜炎、脉络膜炎、眼底絮状白斑、眼部卡氏肉瘤浸润等；③肺：虽然肺孢子虫、CMV、TB 等常见于 AIDS 患者，引起发热、咳嗽，但是听诊啰音少见；④神经系统体征可见于 HIV 本神感染或合并其他机会感染。

辅助检查应包括：

(1) 常规检查：一般有不同程度贫血和白细胞降低，常发现蛋白尿。

(2) 诊断性检查：HIV 抗体检测、抗原检查、HIV – RNA 检测。

(3) 免疫学检查：T 细胞分类计数，$CD4^+$ T 细胞和总淋巴细胞计数决定病情分级。

(4) 其他检查：对有各系统表现的患者，有选择地进行相应检查：如怀疑有 PCP 者，可行痰或支气管灌洗液六甲烯四胺银染色印片或改良亚甲蓝染色，辅以肺部影像检查；有中枢神经系统受累者可行 CSF 检查及头颅影像检查；消化系统的食管炎依赖于内镜检查。

3．诊断

(1) 病史：有静脉药物滥用、不洁性行为、接受输血等病史。

(2) 临床表现：有高危行为者，存在以下各项中两项或以上者，应考虑 AIDS 可能：①体重下降 10% 以上；②慢性咳嗽或腹泻 1 月以上；③间歇或持续发热 1 月以上；④全身淋巴结肿大；⑤反复出现带状疱疹或慢性播散性单纯疱疹感染；⑥口咽念珠菌感染。

(3) 实验室检查：①HIV 抗体检测：ELISA（+）者应再行免疫印迹或放射免疫沉淀试验确诊；②抗原检测，主要是检测 p24 抗原；③应用 Northern blot 或 RT – PCR 检测 HIV RNA 等。

(4) 鉴别诊断：特发性或继发于药物、肿瘤、自身免疫病的

CD4 + T 细胞减少。通过病原学检测可以鉴别。

4．治疗

（1）对症支持治疗：予输血、营养支持、补充维生素等改善患者营养状况治疗。

（2）抗病毒治疗：目前主要有三类①核苷类反转录酶抑制剂；②非核苷类反转录酶抑制剂；③蛋白酶抑制剂；由于一种药物单用容易诱发病毒突变，一般予多药联合运用。

（3）免疫治疗：抗病毒药物同时运用重组 IL – 2 对改善免疫功能有益。

（4）治疗并发症：①PCP 可用复方磺胺甲噁唑，也可用戊烷脒 4 mg/kg im 或 iv，两周一疗程；②卡氏肉瘤：齐多夫定（AZT）与 α 干扰素联用或博来霉素、长春新碱、阿霉素联合化疗；③隐孢子虫：螺旋霉素每日 2 g；④弓形虫：螺旋霉素或克林霉素；⑤巨细胞病毒：更昔洛韦；⑥隐球菌脑膜炎：二性霉素 B 或氟康唑。

（5）预防性治疗：①结核菌素试验阳性者予异烟肼治疗 1 个月；②$CD4^+$ T 细胞少于 0.2×10^9/L 者预防性 PCP 治疗；③被污染针头刺伤、实验室意外等 2 小时内接受 AZT 等治疗。

5．预防与伦理：AIDS 有明确的传播途径，我们可以通过切断传播途径来控制感染，普通的生活接触不会造成感染。HIV 感染者在其潜伏期期间可以正常的生活、工作多年，感染者有自己的隐私权，我们在工作生活中应该避免发生歧视感染者的行为。

第八章　水电平衡和内分泌疾病

第1节　酸碱平衡紊乱

总　论

一、定义

酸血症：pH < 7.36；碱血症：pH > 7.44

酸中毒：由［H^+］增加引起；碱中毒：由［H^+］减少引起。

原发病：代谢性酸中毒或碱中毒，呼吸性酸中毒或碱中毒。

代偿功能：

呼吸系统：通气过度或限制通气导致 PCO_2 改变，以代偿代谢性改变。

泌尿系统：分泌或重吸收 H^+/HCO_3^- 以代偿呼吸性改变。

呼吸系统代偿作用发生在几分钟内，肾的代偿作用需要数小时到数天。

代偿不能完全纠正酸碱度；如果 pH 正常，应考虑混合性酸碱紊乱。

二、检查

确定原发疾病：查 pH，$PaCO_2$，HCO_3^-

确定代偿功能程度：见表 8-1，8-2。

表 8－1　原发病的判定

原发病性质	问题所在	pH	HCO_3^-	PCO_2
代谢性酸中毒	得 H^+ 或失 HCO_3^-	↓	↓↓	↓
代谢性碱中毒	得 HCO_3^- 或失 H^+	↑	↑↑	↑
呼吸性酸中毒	通气不足	↓	↑	↑↑
呼吸性碱中毒	通气过度	↑	↓	↓↓

表 8－2　酸碱代偿情况判定

原发病性质	代偿功能预测值
代谢性酸中毒	↓ $PCO_2 = 1.25 \times \triangle HCO_3^-$ （也可以用：PCO_2 = 最近两次滴定的 pH 值）
代谢性碱中毒	↑ $PCO_2 = 0.75 \times \triangle HCO_3^-$
急性呼吸性酸中毒	↑ $HCO_3^- = 0.1 \times \triangle PCO_2$ （也可以用：↓ $pH = 0.008 \times \triangle PCO_2$）
慢性呼吸性酸中毒	↑ $HCO_3^- = 0.4 \times \triangle PCO_2$ （也可以用：↓ $pH = 0.003 \times \triangle PCO_2$）
急性呼吸性碱中毒	↓ $HCO_3^- = 0.2 \times \triangle PCO_2$
慢性呼吸性碱中毒	↓ $HCO_3^- = 0.4 \times \triangle PCO_2$

三、混合性酸碱紊乱（在同一时间有多种原发疾病）

如果代偿弱于或强于预测值，可能存在 2 种原发疾病：

PCO_2 过低→伴有 1 度呼吸性碱中毒；PCO_2 过高→伴有 1 度呼吸性酸中毒。

HCO_3^- 过低→伴有 1 度代谢性酸中毒；HCO_3^- 过高→伴有 1 度代谢性碱中毒。

正常 pH 值，但：

PCO_2 ↑ + HCO_3^- ↑→呼吸性酸中毒 + 代谢性碱中毒

PCO_2↓ + HCO_3^- ↓→呼吸性碱中毒 + 代谢性酸中毒

正常 PCO_2 和 HCO_3^-，但 AG↑→AG 性代谢性酸中毒 + 代谢性碱中毒。

正常 PCO_2，HCO_3^- 和 AG→无酸碱紊乱或非 AG 代谢性酸中毒 + 代谢性碱中毒。

不可能存在呼吸性酸中毒呼吸性碱中毒并存状态（通气不足与通气过度只能存在一种）。

四、动脉血气采集

多在肱动脉或桡动脉穿刺采血，必要时也可在股动脉穿刺。采得的血标本必须与空气隔离，立即送检。

如果不能测得动脉血气，代以采用静脉血气值，但应注意 pH 约下降 0.04，PCO_2 约上升 8 mmHg，HCO_3^- 上升 2 mmol/L。

代谢性酸中毒

一、诊断步骤

检测负离子间隙（AG） = Na^+ −（Cl^- + HCO_3^-） = 未测定的阴离子—未测定的阳离子。

大部分未测量的阴离子来自白蛋白，所以预估 AG 为［白蛋白］×2.5 = 10（限定正常白蛋白浓度为 4，如果白蛋白为 3 g/dl，则预估 AG 为 7.5）。

AG 较低→白蛋白过低或阳离子过多（Ca，Mg，K，Li）；如果血糖升高，采用 Na 的实测值，而非校正值。

AG 正常→非 AG 性代谢性酸中毒。

AG 过高→AG 性代谢性酸中毒。

如果 AG↑，测定 delta - delta（△△）：判断 AG 性代谢性酸

中毒是否为惟一影响 HCO_3^- 的因素

△HCO_3^- =（24 - HCO_3^-）；△AG =（计算 AG 值 - 预估 AG 值）

△HCO_3^- = △AG→纯 AG 代谢性酸中毒

△HCO_3^- > △AG→同时存在非 AG 酸中毒

△HCO_3^- < △AG→同时存在代谢性碱中毒［尤其在以下情况时：△HCO_3^- <（△AG + 2）；△HCO_3^- 略少于△AG，可能由非 HCO_3^- 缓冲酸系统引起］

AG 代谢性酸中毒病因学见表 8 - 3。

表 8 - 3　AG 代谢性酸中毒病因学

种类	病因
酮症酸中毒	糖尿病，酒精中毒，饥饿状态
乳酸酸中毒	循环或呼吸衰竭，败血症
	胃肠缺血或下肢缺血，癫痫发作，恶性肿瘤，肝衰竭
	CO 或氰化物中毒，二甲双胍
肾衰竭	组织阳离子积聚，例如：磷酸盐，硫酸盐等
摄食不当	甲醇：临床表现包括视线模糊
	乙二醇：临床表现包括二尖瓣狭窄表现，肺源性心衰，草酸钙结晶及肾衰
	三聚乙醇
	水杨酸盐：代谢性酸中毒（乳酸盐、酮）+ 呼吸性碱中毒（刺激中枢神经系统呼吸中枢引起）

二、AG 性代酸的诊断步骤

检测尿酮（乙酰乙酸测检纸）或血浆 β - OHB。

注意尿乙酰乙酸在酮症酸中毒早期一般不存在，主要原因是分流至 β - OHB，所以乙酰乙酸可延迟显示阳性，但这并不说明病情恶化。如果酮阴性，检测肾功能，乳酸，毒素筛查以及渗透压差。

渗透压差(OG) = 实测渗透压 − 预估渗透压(以摩尔为单位)

预估渗透压 = （2 × Na） + （血糖/18） + （BUN/2.8）

针对酒精纠正 OG 值：乙醇含量（mg/dl）对 OG 的影响 = EtOH/4.6。

纠正后 OG > 10→提示摄食不当（甲醇，乙二醇）。

参考值尿渗透压 > 600 mOsm/kg·H_2O

非 AG 代谢性酸中毒的病因见表 8 − 4。

表 8 − 4　非 AG 代酸的病因

类　型	病　因　学
胃肠丢失 HCO_3^-	腹泻、肠瘘或胰腺造瘘，引流
肾小管酸中毒 (RTAs)	先天性肾小管功能缺陷或各种肾小管 − 间质疾病继发
输尿管转移	Cl^- /HCO_3^- 交换重复，铵重吸收
肾衰早期	减少氢的产生
稀释性	由游离碳酸氢盐静脉内用液的快速输注引起
低碳酸血症后	呼吸性碱中毒→肾消耗 HCO_3^-；快速纠正呼吸性碱中毒→一过性酸中毒，直至 HCO_3^- 重新产生

三、非 AG 性代酸的诊断步骤

1．针对病因分析病史（例如：腹泻，治疗情况，盐水输入情况）。

2．检测尿阴离子间隙（AG） = （U_{Na} + U_K） − U_{Cl}

UAG = 未测量阴离子 − 未测量阳离子；NH_4^+ 为主要未测量阳离子，所以 UAG 是肾排泄 NH_4^+ 的间接评估方法。

3．UAG 正常（阴性）→肾 NH_4^+ 排泄增加→肾脏对酸血症反

应良好

胃肠道原因，Ⅱ型 RTA，外源性酸或稀释性。

Ⅱ型 RTA 碳酸氢盐静脉通路建立后［0.5～1 mmol/(kg·h)］，尿 pH 值上升（>5.3）；但在非肾性疾病（如腹泻，稀释，外源性酸）中无类似反应。

4. UAG 增高（阳性）→肾排泄 NH_4^+ 障碍

Ⅰ型或Ⅲ RTA，早期肾衰；Ⅰ型中血 K^+ 常偏低，但Ⅲ型中血 K^+ 常偏高。

5. UAG 解释理论假设患者无容量不足或酮症→UAG（+）。

四、肾小管酸中毒（RTAS）

1. Ⅰ型（远端型）

(1) 病理生理学：远端 H^+ 分泌障碍。

(2) 病因学：Sjögren 病，SLE，肝炎，肾脏钙沉着症，两性霉素，多发性肌炎。

2. Ⅱ型（近端型）

(1) 病理生理学：近端 HCO_3^- 重吸收能力下降。

(2) 病因学：Fanconi 病，淀粉样变性，多发性肌炎，乙酰唑胺。

3. Ⅲ型（醛固酮分泌不足）

(1) 病理生理学：醛固酮↓→K^+↑→NH_3^+ 合成↓→尿酸转运能力↓。

(2) 病因学：肾素↓：糖尿病肾病，NSAIDS，慢性间质性肾炎。

正常肾素，醛固酮合成↓：血管紧张素转化酶抑制剂(ACEI)，血管紧张素受体抑制剂（ARBs），华法林，1 度肾上腺疾病。醛固酮反应性↓

小管间质疾病：镰形红细胞（贫血），SLE，淀粉样变，糖尿病。

肾小管酸中毒分类见表 8－5。

表 8－5　肾小管酸中毒

类型	定位	酸中毒程度	UAG	UPH	$FEHCO_3^-$ **	血清 K
Ⅰ	远端	严重	⊕	>5.3	$<3\%$	↓
Ⅱ	远端	中度	±	<5.3*	$>15\%$	↓
Ⅲ	低醛固酮	轻度	⊕	<5.3	$<3\%$	↑

* Ⅱ型 RTA 中，给予一定量 HCO_3^- 后尿 pH 值可达 5.3 以上

* * 给于 HCO_3^- 后，需要复查 FE HCO_3^-

代谢性酸中毒诊断思路见图 8－1。

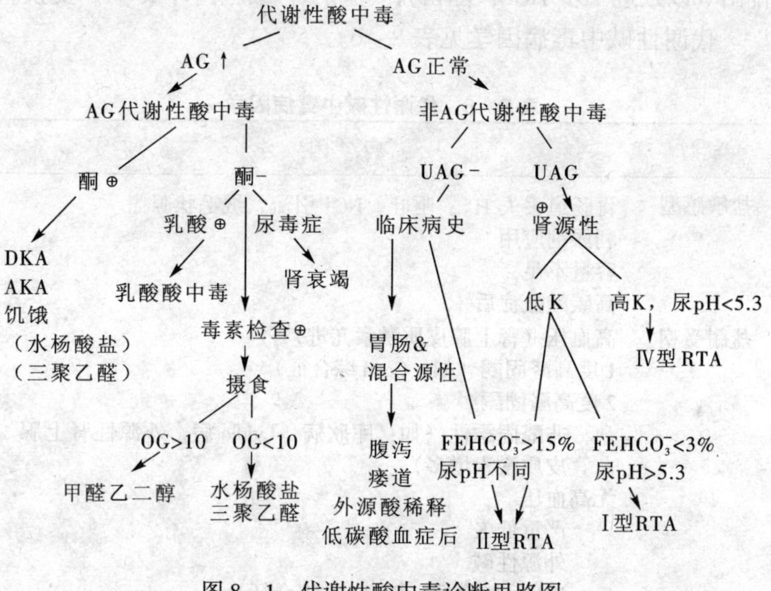

图 8－1　代谢性酸中毒诊断思路图

代谢性碱中毒

一、病理生理学

1．需要诱发因素及持续因素。

2．诱发因素：①胃肠道或肾脏丢失 H^+；②外源性碱；③浓缩性碱中毒：利尿→排出低 HCO_3^- 浓度液体→细胞外液 HCO_3^- 相对性浓缩→HCO_3^- 浓度↑，同时体液缺失→醛固酮↑→H^+ 排出和 HCO_3^- 潴留。

高碳酸血症后期：呼吸性酸中毒→肾以 HCO_3^- 潴留代偿；快速纠正呼吸系统疾病（如气管插管）→HCO_3^- 一过性过量，直至肾脏排出增加。

3．持续因素：①容量不足→$NaHCO_3$ 重吸收↑，醛固酮↑；②高醛固酮（1度或2度）→远端 Na^+ 重吸收，相应增加 K^+，H^+ 排出（以致进一步 HCO_3^- 潴留）；③低K→细胞内外 K^+/H^+ 交换。

代谢性碱中毒病因学见表8－6。

表8－6　代谢性碱中毒病因学

类型	病因学
盐敏感型	胃肠道丢失 H^+：呕吐，NGT引流，绒毛状腺瘤
	利尿剂应用
	容量不足
	高碳酸血症后
盐耐受型	高血压（肾上腺皮质激素亢进）
	1度高醛固酮（如：Conn综合征）
	2度高醛固酮
	非醛固酮性（如：库欣病，Liddle病，外源性肾上腺皮质激素增多）
	无高血压
	严重低K
	外源性碱
	Bartter综合征，Gitelman综合征

二、诊断步骤

检查容量情况及 U_{Cl}：①$U_{Cl}<20mmol/L/\triangle$→盐敏感型；②$U_{Cl}>20mmol/L/\triangle$→盐耐受型（注意：在碱血症中 U_{Na} 不是对容量情况评价的可靠决定因素→HCO_3^- 排出↑→Na^+ 排出↑；负电荷的 HCO_3^- 携带 Na^+ 一起排出）。

如果 $U_{Cl}>20$ 且容量充足，需监测血压。

代谢性碱中毒的诊断思路见图 8－2。

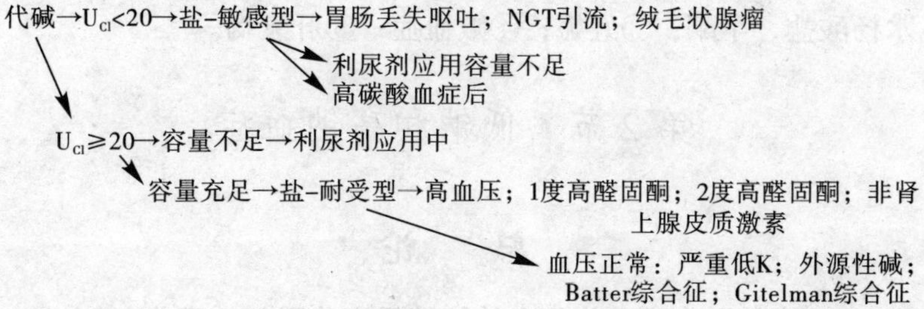

图 8－2　代谢性碱中毒诊断思路图示

呼吸性酸中毒

病因学

1．中枢神经系统抑制：镇静剂，CNS 损伤。

2．神经肌肉疾病：重症肌无力，Guillain－Barre 综合征，多发性肌炎，ALS 肌营养不良，严重低磷血症。

3．上呼吸道异常：急性呼吸道梗阻，喉痉挛，睡眠呼吸暂停综合征，食管插管。

4．下呼吸道异常：哮喘，COPD。

5．肺间质异常（常导致低氧血症→RR↑→呼吸性碱中毒，但最后由于呼吸肌疲劳→呼吸性酸中毒）：肺炎，肺水肿，限制性肺疾病。

6．胸壁异常：气胸，连枷胸，脊柱后侧凸。

呼吸性碱中毒

病因学

1．低氧血症→过度通气：肺炎，肺水肿，限制性肺疾病，PE。

2．原发性通气过度：①CNS 疾病，疼痛，焦虑；②药物：水杨酸盐，孕酮；③妊娠；④败血症；⑤肝衰竭。

第 2 节　低钠和高钠血症

总　论

1．水钠平衡紊乱往往由体液总量变化引起，而非 Na 变化。

2．高渗或低渗→体液流动→脑细胞容量变化→二尖瓣狭窄改变，癫痫发作。

3．抗利尿激素（ADH）：调节 Na^+ 浓度的重要激素。

（1）刺激分泌：高渗状态，有效动脉容量（EAV）的大幅下降

（2）作用：打开集合管中的水通道→水被动重吸收。

尿渗透性是对 ADH－肾轴功能的间接评价方试

（3）U_{osm} 范围：60mOsm/L（无 ADH 活性）至 1200 mOsm/L（最大 ADH 活性）。

4．醛固酮：调节全身 Na 总量的重要激素（所以也对容量进行调节）。

（1）刺激分泌：低渗状态（通过肾素和血管紧张素Ⅱ），高 K

(2) 作用：Na^+的等渗重吸收，以置换K^+或H^+

醛固酮过量→高血压，低K，低碱。

醛固酮活性减低→低血容量，高K，代谢性酸中毒。

低钠血症

一、病理生理学

1．水相对于Na过量；常见原因为ADH增高。

2．ADH可以适度升高（如低血容量或高血容量，但EAV下降）。

3．ADH可以过度升高（SIADH）。

4．极少数，ADH↓（适度抑制），但肾不能维持正常血浆$[Na^+]$：

水潴留量＝摄入总水量－（溶质负荷量/U_{osm}）。

原发多饮：摄入大量（常＞12 L/d）纯水，超出肾脏排泄能力（正常溶质负荷量约750 mOsm/d，最小U_{osm}＝60 mOsm/L→分泌在约12 L液量中；如果H_2O摄入超过此比值，出现H_2O潴留）。

二、诊断思路

1．检测血浆渗透压

(1) 低张低渗：常见，水相对Na过量。

(2) 高张低渗：其他有效渗摩过量（如葡萄糖、甘露醇），使水进入血管内；葡萄糖＞100 mg/dl时，每升高100 mg/dl→$[Na^+]$下降2.4 mmol/L。

(3) 等张低渗：高脂血症和高蛋白血症患者实验室检测可显示此型（如采用离子敏感电极）；甘氨酸的吸收或肾病进程中山梨醇膀胱冲洗。

2．对低张低渗，应注意监测体液容量（生命体征、直立低血压、JVP、水肿、黏膜皮肤表现、外周水肿、BUN、Cr、尿酸）。

3．U_{osm}一般没有诊断意义，因为常常在300以上（在1度烦渴及溶质摄入减少时例外，但根据病史可明确）；而且，$U_{osm}>300=ADH\neq SIADH$；临床判断要点是适度与否，但是，在确定治疗方案时，U_{osm}至关重要。

4．如容量稳定，且U_{osm}升高，应考虑肾功能不全及甲低。

低钠血症诊断思路见图8－3。

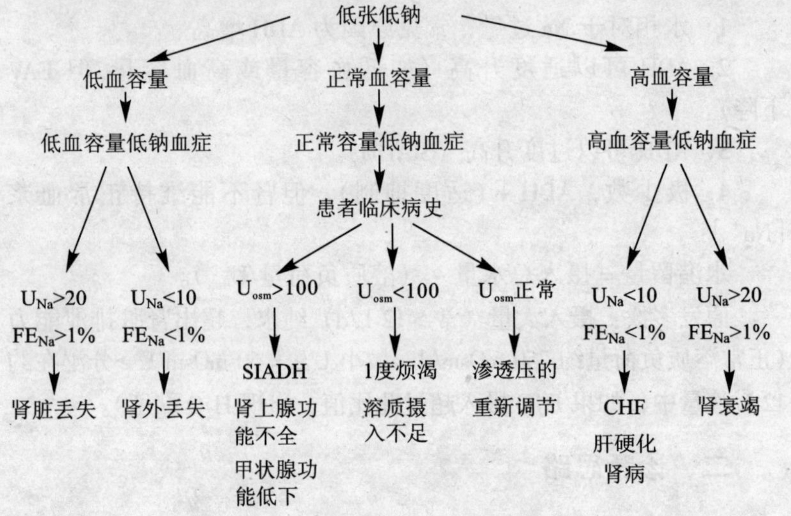

图8－3 低钠血症诊断思路图示

三、低血容量低张低钠血症

1．肾脏丢失（$U_{Na}>20mmol/L$，$FE_{Na}>1\%$）：利尿剂的应用（尤其是噻嗪类），“盐损耗性”肾病，肾上腺功能不全。

2．肾外丢失（$U_{Na}<10mmol/L$，$FE_{Na}<1\%$）：消化道丢失（例如腹泻），第三间隙（例如胰腺炎），摄入不足，隐性丢失。

四、等容量低张低钠血症

1．SIADH（容量稳定或轻度容量增多，U_{osm} 过度↑，U_{Na} 正常，BUN&UA 降低）。

肺部疾病：肺炎、哮喘、COPD、SCLC、PTX、通气压力⊕。

颅内疾病：外伤、休克、出血、肿瘤、感染、脑积水。

药物：抗精神病药物、抗抑郁药物、噻嗪类药物。

混杂因素：疼痛、呕吐、术后状态。

2．内分泌疾病：肾上腺功能不全（容量不足 + ADH 和 CRH 的共同分泌）、甲状腺功能低下（CO↓和 GFR↓）患者中 ADH 活性↑。

3．精神性烦渴（U_{osm} < 100，UA 下降）：一般需要摄入 > 12L/d。

4．低容质摄入。

5．渗透压的重新调节（ADH 生理功能，调节血浆［Na^+］在较低范围）。

五、高容量低张低钠血症

1．CHF（CO↓→EAV↓；U_{Na} < 10mmol/L，FE_{Na} < 1%）。

2．肝硬化（腹腔积液→EAV↓；U_{Na} < 10mmol/L，FE_{Na} < 1%）。

3．肾病综合征（低蛋白血症→水肿→EAV↓；U_{Na} < 10mmol/L，FE_{Na} < 1%）。

4．肾衰进展期（U_{Na} > 20 mmol/L）。

六、治疗

1．治疗目标

（1）非典型低钠血症：纠正[Na^+]血浆，速度≤0.5 mmol/(L·h)。

（2）典型低钠血症：快速纠正［Na^+］血浆［2 mmol（L·h)]，直至症状缓解。

Na^+上升的速度不应超过 12 mmol/(L·d)，防止脑桥中心溶髓鞘物质产生。(CNS 脱髓鞘→人格改变，痉挛性瘫痪，假性球麻痹)。

2．低钠血症治疗方法

(1) 限水。

(2) 去除 ADH 刺激因素：容量不足，EAV↑，治疗肺疾病等。

(3) 地美环素（ADH 拮抗剂）。

(4) 正常盐摄入：只对容量不足有治疗作用。如 SIADH 患者 U_{osm} > 输入液$_{osm}$（=308），正常盐摄入可加重低钠血症；例如：如果输入 1L NS（=154 mmol/L Na 或 308 mOsm 溶液加入 1L 纯水中）最初血 [Na^+] 上升：△血 [Na^+] /L 输入液 = $\frac{[Na^+]_{输入液} - [Na^+]_{血浆}}{TBW + 1}$

{Egl}

TBW = 0.06 × 理想体重（IBW）（女性则 × 0.85，年长者也 × 0.85）。但以上公式假定所有输入液量都维持在体内，无钠和水的输出。如果患者容量正常，如 SIADH 患者，输入的 Na 要被排出输入液体中排出的水及溶质的量由 Uosm 决定：

$$\left[\frac{Osm\ 输入液}{U_{owm}} - 1\right] = \triangle TBW(\oplus\to 分泌;\ominus\to 重吸收)\{Eq2\}$$

例如：U_{osm} = 616，308mOsm 溶质分泌入 0.5L H_2O 中→肾小管网获得 0.5L 水→ [Na^+] ↓

高张盐水（= 每升 513mmol/LNa 或 1026mOsm 溶质）应用于严重 SIADH 患者中可加用袢利尿剂以预防高血容量状态，Na，H_2O 分泌需一定时间，可用 {Eq1} 导出输入速率。

注意：这公式只是估计；所以对患者必须经常复查血浆 Na^+ 浓度。

3．低血容量低钠血症：等张盐水。精确记录入液量以保持容量正常，去除 ADH 刺激因素。一旦 ADH 下降，U_{osm} 即下降，肾脏排出水分，血浆 Na^+ 快速纠正。

4．高血容量低钠血症：限水 ± 利尿剂 ± ↑EAV；如：慢心衰患者中应用血管扩张剂，肝硬化或肾衰患者输入胶体。

5．SIADH：限水＋尽量治疗原发疾病；如原发症状不缓解或 Na^+ 不能↑→高张盐水＋袢利尿剂±地美环素。

高钠血症

一、病理生理学

1．水相对 Na 不足。

2．常见病因为低张液体的丢失，偶由高张液体输入引起。

3．烦渴严重（如：气管插管，△MS）：高钠血症患者具强烈口渴感，通常驱使患者异常大量饮水。

4．根据定义，所有高钠血症患者均为高张，但可出现高血容量，正常血容量或低血容量。

二、低血容量高钠血症

1．肾脏水丢失：因血糖（未控制糖尿病）、甘露醇或尿素渗透性利尿。

2．肾外水丢失：腹泻（感染、乳糜性）；隐性丢失（发热，运动）。

三、等容量高钠血症

1．尿崩症(DI)：ADH 缺乏(中枢性)或肾 ADH 耐受(肾性)。

中枢性：外伤、手术、出血、感染、肉芽肿、低氧、厌食。

肾性：①药物：两性霉素、地美环素、磷甲酸、西多福韦；②代谢：高钙血症，严重低钾；③小管间质疾病：多囊肾、新月形细胞、干燥综合征、肉瘤、淀粉样变、妊娠。

DI 常表现为严重多尿和轻度高钠血症。

2．癫痫发作、运动：细胞内溶质生成→体液流动→一过性血［Na^+］↑。

3．渗透压重新调整。

四、高血容量高钠血症

1．高张盐水输入：在大剂量 $NaHCO_3$ 复苏术中应用。

2．盐皮质激素过量：由 ADH 抑制引起的轻度高钠血症。

五、诊断思路

1．检测容量水平（生命体征、直立体位血压变化、JVP、水肿、黏膜皮肤表现、BUN、Cr、尿酸）。

2．如果容量不足，检测 U_{osm} 和 U_{Na}，以鉴别肾性（U_{osm}300～600；$U_{Na}>20$ mmol/L）和肾外病因（$U_{osm}>600$；$U_{Na}<20$ mmol/L）导致的体液丢失。

3．如果容量正常，检测 U_{osm} 鉴别完全性（$U_{osm}<300$）和部分性（U_{osm}300～600）DI。

高钠血症诊断思路见图 8－4。

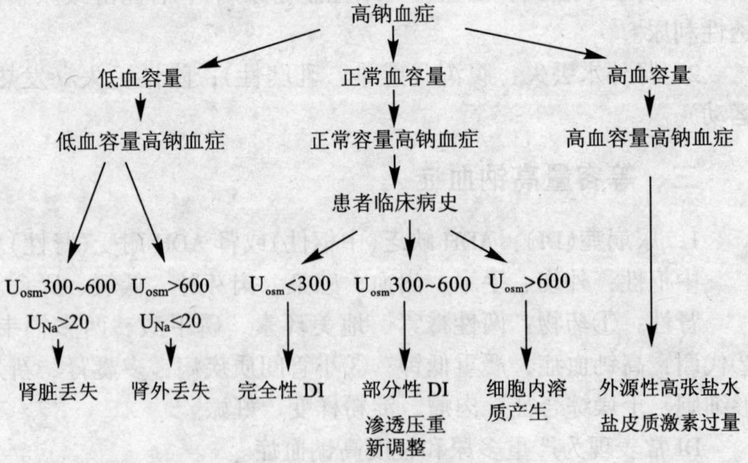

图 8－4　高钠血症诊断思路图示

六、治疗

1. 补充体液缺失（静脉或胃肠道途径）。

$$体液缺失 = TBW \times \left(\frac{[Na^+]_{血浆} - 1400}{140}\right)$$

TBW = 0.60 × 理想体重（IBW）（女性和老年患者 × 0.85）

$$\triangle 血[Na^+]/L 输入液 = \frac{[Na^+]_{血浆} - [Na^+]_{输入液}}{TBW + 1}$$

为预防脑水肿，血［Na^+］纠正速度每小时 ≤ 0.5 mmol/L 每小时。因为公式只是估算，所以需经常复查血钠。

2. 提供水每日维持量（≥1L/d）。

3. 纠正血容量：①低血容量高钠血症：1/4 或 1/2NS；②高血容量高钠血症：D_5W + 袢利尿剂。

4. DI

（1）中枢性 DI：去氨加压素（dDAVP）。

（2）肾性 DI：尽可能治疗原发疾病；限盐 + 噻嗪类利尿剂（减少滤过液的产生，以稀释肾段浓度）。

第 3 节　低钾和高钾血症

钾离子为生命的必需离子，钾代谢异常在临床中十分常见。体内 98% 的钾分布在细胞内，仅 2% 分布在细胞外。正常血浆钾浓度为 3.5～5.5 mmol/L。低于 3.5 mmol/L 称为低钾血症；高于 5.5 mmol/L 则为高钾血症。

低钾血症

1. 病因

（1）摄入不足：常见于禁食患者。

（2）胃肠道丢失：长期大量呕吐、腹泻、胃肠造瘘。

（3）经肾丢失：使用大量排钾利尿剂、渗透性利尿剂，内分泌疾病（如 Cushing 综合征），肾脏疾病（Liddle 综合征、肾小管性酸中毒）等。

（4）其他途径丢失：大面积烧伤，大量放腹腔积液、腹腔引流等。

（5）转移性低钾血症：代谢性或呼吸性碱中毒，酸中毒恢复期；急性应激状态等。

低钾性周期性软瘫可能与钾离子转移至细胞内有关，具体病因不明。

2．临床表现：一般血清钾低于 3.0 mmol/L 时易出现症状。

轻－中度：萎靡不振，反应迟钝，疲乏，软弱，无力，恶心，呕吐，腹胀，便秘。

重度：肢体软瘫，腱反射减弱或消失，代谢性碱中毒等。

长期缺钾可导致夜尿增多，进而发生失钾性肾病。

低钾血症增加洋地黄中毒的可能性。

3．心电图表现：T 波低平，Q－T 间期延长，出现 U 波；严重时 T 波倒置，ST 段下降；出现多源性期前收缩、心动过速、心室扑动、颤动等，见图 8－5。

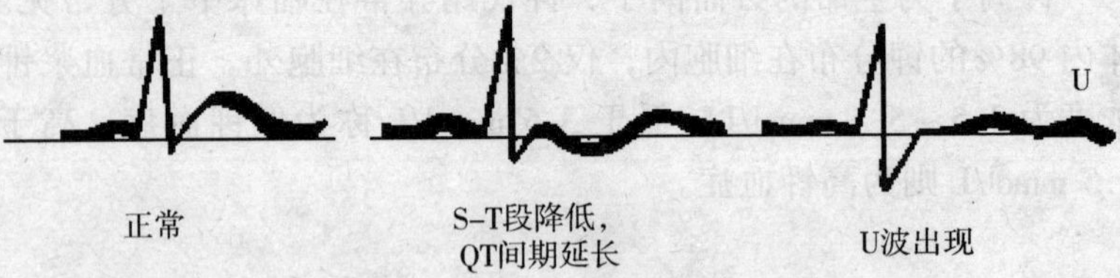

图 8－5　低钾血症的心电图表现

4．诊断：血清 K^+ ＜3.5 mmol/L 即可诊断。

注意询问病史以明确缺钾的原因。尿钾超过 20 mmol/L 多提示肾性失钾。

5．治疗：早期发现，积极治疗原发病。

（1）途径：轻者建议口服，首选为氯化钾，也可选用 10% 枸橼酸钾等；重者需静脉滴注。

（2）速度：静脉补钾以每小时不超过 20～40mmol/L 为宜。

（3）浓度：以氯化钾 1.5～3.0 g/L 为宜，不能超过 4.5g/L。

（4）注意事项：

①注意监测肾功能及尿量，每天尿量大于 700 ml 时补钾安全；对肾功能不全的患者补钾需慎重；②注意纠正碱中毒、低镁血症；③补钾后可加重原有的低钙而出现抽搐，注意补钙；④停止静脉补钾 24 小时后，如血钾大致正常，可改用口服补钾。

高钾血症

1．病因

（1）肾排钾减少：急性肾衰竭为最常见原因；长期使用保钾利尿剂、肾上腺皮质功能减退也可引起。

（2）摄钾过多：常在少尿基础上发生，一般尿量超过 500 ml/d，很少引起高钾血症。

（3）转移性高钾血症：大面积烧伤、创伤、肿瘤化疗等引起细胞破坏，代谢性酸中毒引起细胞膜转运功能障碍，均可使细胞内钾离子转移至胞外，引起高钾血症。

（4）浓缩性高钾血症：有效循环血量减少，血液浓缩可导致钾浓度相对增高。且休克、酸中毒、缺氧等可促使钾释放至细胞外。

2．临床表现

主要临床表现为心肌的抑制作用，表现为各种心律失常：心律减慢、室性期前收缩、房室传导阻滞、心室颤动。少数病人可以心跳骤停为首发表现。也可有疲乏无力、四肢松弛性瘫痪，腱反射消失等。

3．心电图表现：$K^+ > 6.0$ mmol/L 时，表现为基底窄而高尖的 T 波；7～8 mmol/L 时，PR 间期延长，P 波消失，QRS 波群渐宽，R 波渐低，S 波渐深，ST 段与 T 波融合；9～10 mmol/L，出现正弦波，QRS 波群延长，T 波高尖；进而心室颤动，见图 8－6。

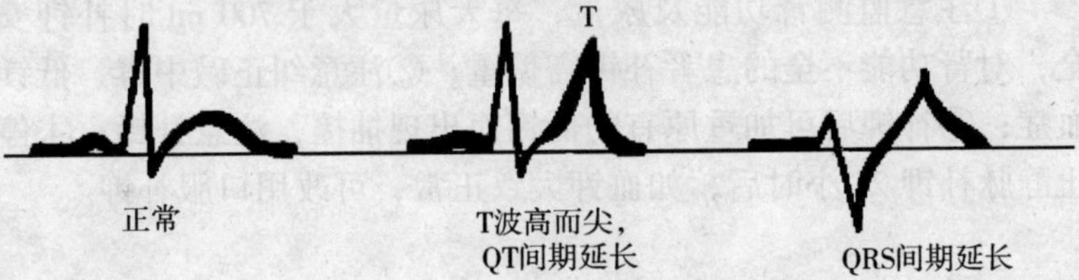

图 8－6　高钾血症的心电图表现

4．诊断：有导致血钾增高，特别是肾性排钾减少的因素，血清钾超过 5.5 mmol/L 即可确诊。

确定高钾血症后，一定要注意寻找和确定导致高钾的原因。

5．治疗

(1) 对抗钾对心脏的抑制，保护心脏：①心电监测，定期检查血钾；②保护心脏：10% 葡萄糖酸钙 10～20ml 加等量 25% 葡萄糖溶液，缓慢静脉注射；③促进血钾转移到细胞内：25～50% 葡萄糖溶液，按每 4 g 糖给 1U 普通胰岛素持续静脉滴注；④乳酸钠或碳酸氢钠溶液，造成药物性碱血症。

(2) 促进排钾：①利用排钾性利尿剂，经肾排钾，但肾衰竭时效果不佳；②口服阳离子交换树脂，经肠道排钾；③透析疗法：适用于急重的、特别是由肾衰竭引起者。

(3) 减少钾的来源，治疗基础疾病。

第4节 糖 尿 病

一、定义：

糖尿病是由多种病因引起的以慢性高血糖为特征的代谢紊乱。

二、发病机制

1．1型糖尿病：遗传易感性——启动自身免疫反应——免疫学异常——进行性胰岛B细胞功能丧失——临床糖尿病——明显症状（B细胞完全破坏，胰岛素绝对不足）。

2．2型糖尿病：遗传易感性，营养因素、中央型肥胖——胰岛素抵抗和（或）高胰岛素血症及胰岛素分泌缺陷——糖耐量降低——临床糖尿病。

三、分类（1997美国糖尿病协会建议）

1．1型糖尿病（B细胞破坏，常引起胰岛素绝对不足）。

2．2型糖尿病（从显著的胰岛素抵抗伴相对胰岛素不足到显著的胰岛素分泌不足伴胰岛素抵抗）。

3．其他特殊类型的糖尿病。

4．妊娠期糖尿病（GDM）。

四、临床表现

（一）代谢紊乱

1．糖尿病本身的表现即“三多一少”：多尿、多饮、多食、体重减轻。

2．1型起病较快，病情较重，症状明显且严重；2型多起病缓慢，病情相对较轻。

3．其他表现：皮肤瘙痒（外阴尤著）、高血糖引起房水及晶体渗透压的改变而致视力模糊。

（二）并发症和（或）伴发病

1．急性并发症

(1) 糖尿病酮症酸中毒、高渗性非酮症糖尿病昏迷、乳酸酸中毒。

(2) 感染：皮肤、妇科、肺结核、尿路（肾盂肾炎、膀胱炎、肾乳头坏死）。

2．慢性并发症

(1) 大血管病变：动脉粥样硬化——主动脉、冠状动脉、脑动脉、肾动脉、肢体外周动脉。

(2) 微血管病变：机制：微循环障碍、微血管瘤形成及微血管基底膜增厚。表现在视网膜、肾、神经、心肌组织，其中以糖尿病肾病和视网膜病变最重要。

1）糖尿病肾病

病理改变类型：①结节性肾小球硬化型病变；②弥漫性肾小球硬化型病变；③渗出性病变。

分期：Ⅰ期：DM 初期，人球小动脉扩张，肾小球内压增加，GFR 增高。Ⅱ期：肾小球毛细血管基底膜增厚，尿白蛋白排泄率（AER）多正常，$< 20\ \mu g/min$，运动后增高，休息后减轻。Ⅲ期：早期肾病，出现微量白蛋白尿，AER 持续在 $20 \sim 200\ \mu g/min$（正常人 $< 10\ \mu g/min$）。Ⅳ期：临床肾病，AER $> 200 \mu g/min$，即尿白蛋白 > 300 mg/24h，即尿蛋白 > 0.5 g/24h，GFR 下降，肾功能逐渐减退，可伴有水肿和高血压。Ⅴ期：尿毒症期，AER 下降，肾单位多数闭锁，Cr、BUN 升高，BP 增高。

在早期肾病即Ⅲ期之前可以通过限制蛋白质摄入量及应用 ACEI 而减缓糖尿病肾病的进展。

2）糖尿病视网膜病变

背景性视网膜病变：Ⅰ期——微血管瘤，出血。Ⅱ期——微血管瘤，出血并有硬性渗出。Ⅲ期——出现棉絮状软性渗出。

增殖性视网膜病变：Ⅳ期——新生血管形成，玻璃体出血。Ⅴ期——机化物增生。Ⅵ期——继发性视网膜脱离，失明。

出现 PDR 时，常伴糖尿病肾病（DN）及神经病变。进入 PDR，改口服药为胰岛素。尽早对视网膜血管渗漏及视乳头新生血管行激光治疗。

3）糖尿病心肌病：心脏微血管病变、心肌代谢紊乱，可诱发心律失常、心力衰竭、心源性休克和猝死。

4）神经病变

周围神经：最常见，对称性缓慢进展。先是感觉异常，晚期运动神经受累，肌萎缩。临床症状出现前即有 NCV 下降。脑神经也可受累，如动眼神经及展神经麻痹等。

自主神经：表现为瞳孔改变、排汗异常、胃肠功能失调、心血管自主神经功能异常（体位性低血压、持续心动过速、心搏间距延长等）、排尿异常、性功能异常。

眼的其他病变：虹膜睫状体炎、黄斑病变、青光眼、白内障、屈光改变等（虹黄青白屈）。

糖尿病足：①末梢神经病变、下肢供血不足、细菌感染等多种因素——足部疼痛、皮肤渗溃疡、肢端坏疽等病变；②神经营养不良＋外伤营养不良性关节炎——（Charcot 关节）。

（三）反应性低血糖

2 型 DM，胰岛素分泌高峰延迟。

（四）围手术期高血糖

（五）体检时发现高血糖

五、体格检查

1. 糖尿病一般无特殊体征，但在晚期病人，常存在各种远期并发症所致的各种体征。如糖尿病微血管病变体征、周围神经病变体征及糖尿病性白内障和视网膜病变。

2．糖尿病患者易伴发各种感染，此时存在相应体征，体格检查时尤应注意。

3．有无阵发性高血压、满月脸、肢端肥大、甲状腺肿大、慢性肝病体征等。

六、辅助检查

1．尿糖测定：尿糖阳性是诊断 DM 的重要线索，但阴性不能排除 DM。24 小时尿糖定量可作判断疗效指标，并供调整降糖药物剂量的参考。

2．血糖测定：静脉血浆葡萄糖范围为 3.9～5.6 mmol/L，血糖升高时诊断 DM 的重要依据。

3．葡萄糖耐量试验

（1）OGTT——血糖高于正常而未达到 DM 诊断标准者。清晨进行，成人口服 75g 葡萄糖加入 250～300ml 水中，5 分钟内饮完，2 小时后测静脉血浆糖。

（2）IVGTT——只适用于胃切除术后、胃空肠吻合术后、吸收不良综合征，或作为葡萄糖利用的临床研究手段。

4．糖化血红蛋白（GHbA1）及糖化血浆白蛋白（FA，果糖胺）：①GHbA1——取血前 4～12 周血糖总水平；②FA——近 2～3 周内血糖总水平。不能作为 DM 的诊断依据。

5．血浆胰岛素和 C 肽测定：两者以等分子数从胰岛 B 细胞生成及释放。有助于了解 B 细胞功能（包括储备功能）和指导治疗，但不作为诊断 DM 的依据。

1 型 C 肽低，2 型可正常或偏低。

6．其他

（1）高脂血症——TG 或（和）CHO 升高，HDL－Ch 降低。

（2）肾功能减退。

（3）酮症、酸中毒——电解质及酸碱平衡失调，CO_2 结合力降低。

（4）高渗性昏迷——血浆渗透压增高。

七、诊断步骤

（一）诊断

1997年美国糖尿病协会推荐标准如下（1999年我国糖尿病学会决定采纳此新的诊断标准）

1．糖尿病诊断标准

（1）症状＋随机血糖≥11.1 mmol/L（200 mg/dl）。

（2）空腹（至少8小时没有热量摄入）血糖（FPG）≥7.0 mmol/L（126 mg/dl）且另一日重复无误。

（3）口服葡萄糖耐量试验（OGTT）≥11.1 mmol/L（200 mg/dl），症状不典型者需再次证实（但不主张做第3次）。

以上三者满足一项即可诊断。

2．糖耐量低减（IGT）诊断标准：FPG＜7.0 mmol/L（126 mg/dl）；7.8 mmol/L≤2HPG＜11.1 mmol/L（140 mg/dl≤2HPG＜200 mg/dl）。

3．空腹血糖调节受损（IFG）诊断标准：6.1 mmol/L≤FPG＜7.0 mmol/L（110 mg/dl≤FPG＜126 mg/dl）；2HPG＜7.8 mmol/L（140 mg/dl）。

（二）鉴别诊断

1．其他原因所致尿糖阳性

（1）几种非糖尿病性葡萄糖尿鉴别：见表8－7。

（2）非葡萄糖的糖尿：果糖、乳糖、半乳糖也可与班式试剂中的硫酸铜呈阳性反应，但葡萄糖氧化酶试剂特异性高，可加以鉴别。

（3）尿糖假阳性：大量维生素C、水杨酸盐、青霉素、丙磺舒等。

表8－7 非糖尿病性葡萄糖尿的鉴别

病因	尿糖	空腹血糖	OGTT	病史	机制
饥饿性糖尿	+	正常或偏低	减低	长期饥饿史	长期饥饿后突然进食胰岛素分泌不能适应
餐后糖尿	+	正常	正常	摄入大量糖类食物、甲亢、胃空肠吻合术后	血糖浓度升高暂时超过肾糖阈或因疾病而致碳水化合物在肠道吸收快
肾性糖尿	+	正常	正常	有肾脏病史	肾小管重吸收能力下降，肾糖阈降低
神经性糖尿	+	暂时增高	可减低	脑血管病、外伤、麻醉	胰岛素对抗激素分泌增加
妊娠性糖尿	+	正常	正常	妊娠女性	肾糖阈降低
肝病性糖尿	+	偏低	正常或偏低	弥漫性肝病	葡萄糖转化为肝糖原功能减弱，肝糖原贮存减少

(4) 药物对糖耐量的影响：糖皮质激素、噻嗪类利尿剂、口服避孕药、阿司匹林、三环类抗抑郁药等——抑制胰岛素释放，对抗胰岛素作用——糖耐量减低，血糖升高，尿糖阳性。

(5) 继发性糖尿病：①内分泌疾病可因生长激素、皮质醇、儿茶酚胺等的对抗胰岛素作用而引起继发性糖尿病或糖耐量异常；②长期服药——类固醇性糖尿病。

2．1型与2型糖尿病的鉴别：见表8－8。

表 8-8　1 型与 2 型糖尿病的鉴别

	1 型	2 型
发病年龄	多见于青少年	多见于成年人
发病机制	胰岛 B 细胞自身免疫性破坏	胰岛素抵抗和胰岛素分泌缺陷
遗传因素	有（少见家族史）	更强（家族中多见）
与肥胖关系	很少	密切（易表现为“代谢综合征”）
免疫学标记	ICA、IAA、GDA_{65}、IA-2、IA-2β	无
起病情况	较快，较重	较慢，相对较轻
急性并发症	DKA（酮症酸中毒）	高渗性昏迷
对胰岛素的依赖	最终需依赖胰岛素才能生存	生存不需依赖胰岛素治疗

八、治疗

1．治疗原则：①早期治疗、长期治疗、综合治疗、治疗措施个体化；②以饮食治疗和体育锻炼为基础，根据病情予以药物治疗。

2．治疗目标：使血糖达到或接近正常水平，消除糖尿病症状；纠正代谢紊乱，防止或延缓并发症；维持良好健康和劳动能力，保障儿童生长发育，延长寿命，降低病死率。

3．治疗措施

（1）一般治疗：糖尿病教育。

（2）饮食治疗：①总热量；②三大营养物质分配；③热量合理分配。

（3）体育锻炼：1 型——锻炼宜餐后进行，避免运动过大过长，餐前注射胰岛素。

2型——适当运动，减轻体重。

（4）口服药物治疗：见表8-9。

表8-9 治疗糖尿病的几种药物

		代表药	机 制	适应证	用 法	副作用
磺脲类	一代	D860等	促进胰岛素释放，增强靶组织对胰岛素的敏感性	2型病人经饮食及体育锻炼不能很好控制者	餐前30分钟服药	严重低血糖反应，消化道症状，肝功损坏，血液系统损坏，皮肤过敏等
	二代	优降糖				
双胍类		二甲双胍	增加外周组织对Glu的摄取和利用，改善糖代谢，降低体重	肥胖及超重的2型病人	餐中服药	胃肠道反应，金属味、厌食、腹泻等。老年人慎用
α葡萄糖苷酶抑制剂		阿卡波糖	延缓糖类吸收，降低餐后血糖	1、2型病人餐后高血糖	与第一口饭同服	腹胀、腹泻、肠鸣音亢进、排气增多
格列酮类		罗格列酮	胰岛素增敏剂	2型有胰岛素抵抗者	1次/日或分次服用	肝功损坏

（5）胰岛素治疗

1）适应证：①1型糖尿病；②2型糖尿病药物控制不好者；③全胰腺切除后糖尿病；④酮症酸中毒、高渗性昏迷、乳酸酸中毒伴高血糖；⑤合并重症感染、消耗性疾病、视网膜病变、肾病、神经病变、心脑血管病变等；⑥围手术期；⑦妊娠及分娩。

2）制剂：

速效——人胰岛素类似物。

短效——普通胰岛素（动物）、基因重组人胰岛素。

中效——低/中性精蛋白锌胰岛素（NPH）。

长效——精蛋白锌胰岛素注射液（PZI）。

超长效——格拉胰岛素（来得时）。

混合制剂——如诺和灵 30R、50R 笔芯（R 指短效所占比例），优泌林 70/30 笔芯。

腹壁吸收最快，其次为上臂、大腿、臀部皮下注射。

第 5 节　糖尿病急诊并发症（酮症酸中毒、高渗昏迷、低血糖）

一、酮症酸中毒（Diabetic Ketoacidosis，DKA）

1. 定义：体内糖代谢紊乱加重，脂肪分解增多，酮体在体内堆积，导致代谢性酸中毒、严重失水并伴有神经系统症状的综合征。1 型糖尿病患者多见。

2. 病理生理：见图 8－7。

胰岛素不足＋对抗胰岛素激素增多

↓

脂肪分解增加，酮体增多

↓

酮症＋高血糖＋严重失水

↓　　　　　↓

代谢性酸中毒 → 周围循环衰竭 & 肾功能障碍

＋　　　　　＋

电解质平衡紊乱　　　CNS 功能障碍

图 8－7　酮症酸中毒的病理生理示意图

3．临床表现

（1）高血糖、高渗：烦渴多饮、乏力。

（2）酮症酸中毒：呼吸中有烂苹果气味（丙酮），呼吸深快（酸中毒）。

（3）严重失水：①循环系统：心悸、低血压、脉细数；②泌尿系统：尿少；③周围循环：皮肤弹性差、眼球下陷等。

（4）CNS：头痛、反射迟钝、昏睡等。

（5）其他：恶心、呕吐常较显著。

4．体格检查：Kussmaul 呼吸和呼吸中有烂苹果气味较为特异。

5．辅助检查

（1）高血糖：尿糖强阳性；血糖升高（16.7～33.3 mmol/L，300～600 mg/dl）。

（2）酮症、代谢性酸中毒：尿酮体强阳性，血酮体升高 > 4.8 mmol/L（> 50 mg/L）；pH 常 < 7.35，HCO_3^- 降低常 < 10 mmol/L，阴离子间隙增大。

（3）严重失水：BUN 和血 Cr 增高。

6．治疗

（1）补液：

1）量：DKA 患者入院常有大量失水，一般 24 小时应补足总量约 4～5 L，亦可按照公式计算失水量。液体总量的一半可静脉输入，另一半可嘱患者口服。

2）种类：①血糖 > 250 mg/dl：用 NS + INS；②250 mg/dl > 血糖 > 200 mg/dl：5%GS + INS；③血糖 < 200 mg/dl：10%GS + INS。

＊注：使用 GS 时，加入 INS 和液体中葡萄糖量之比为 1 U：3～6g

（2）胰岛素

1）目标：使血糖每 1 小时下降 70～100 mg/dl。

2）方法：速效胰岛素 0.1 U/(kg·h)；如治疗后 2 小时内无

下降，胰岛素加倍（可加用首次负荷量 10~20 U）。

（3）纠正电解质及酸碱平衡紊乱

纠酸：pH < 7.10 可使用 $NaHCO_3$ 纠酸。

补钾：尿量 > 40ml/h，前 2~4 小时，静脉输钾每小时 13~20 mmol/L；尿量 < 30 ml/h，暂停补钾。

（4）监测治疗反应：q1h 查血糖，q2~4h 查电解质（注意血K），q6h 复查尿常规（尿酮体）。

7．并发症

（1）休克。

（2）心力衰竭、心律失常：注意是否和血钾有关。

（3）肾衰竭：主要死因之一。

（4）脑水肿：病死率甚高。可用甘露醇等脱水剂治疗。

二、高渗性非酮症糖尿病昏迷（hyperosmolar non-ketotic diabetic coma）

1．定义：糖尿病的严重代谢紊乱，血糖极度升高，脱水，血浆渗透压升高为主，不伴明显酮症酸中毒，可有神经系统症状或昏迷为主的临床综合征，常常是老年糖尿病患者发生的急性并发症。2 型糖尿病多见。

2．病理生理：胰岛素不足 + 入量不足→高血糖→高渗利尿→血容量不足。

3．临床表现

（1）高渗利尿、血容量减少：多尿、多饮；心悸、体位性低血压，可休克。

（2）CNS 症状：嗜睡、昏迷等。

（3）其他：恶心、呕吐不明显（和 DKA 区别）。

4．体格检查：严重失水表现同 DKA，但无 Kussmaul 呼吸和呼吸中烂苹果味。

5．辅助检查

（1）高血糖：尿糖强阳性；血糖升高（常 > 33.3 mmol/L，600 mg/dl，常高于 DKA）

（2）酮症、代谢性酸中毒：血尿酮体正常；酸中毒表现较轻。

（3）严重失水：BUN 和血 Cr 增高

（4）渗透压：显著增高 330 ~ 460 mmol/L（DKA 中一般 < 330 mmol/L）。

6．治疗：基本同 DKA。注意血浆渗透压 > 350 mmol/L，血钠 > 155 mmol/L 可考虑输入 0.45%NS；血糖降低过程中，应密切观察有无从脑细胞脱水转变味脑水肿。

三、低血糖

1．定义：血糖浓度低于正常的综合征。

2．病因：多与胰岛素和口服降糖药有关。

3．临床表现：Whipple 三联征。

（1）低血糖症状

- 交感神经过度兴奋症状
  - 肾上腺素能神经：心悸、震颤、面色苍白等
  - 胆碱能神经元：出汗、饥饿、感觉异常等
- 神经低糖症状：头晕、步态不稳、疲劳、癫痫发作、意识丧失等（脑细胞葡萄糖耗竭表现）

*苍白和大汗最多见

（2）发作时血糖低于 2.8mmol/L（50mg/dl）。

（3）供糖后低血糖症状可迅速缓解。

4．辅助检查

（1）血糖测定：< 2.8 mmol/L（< 50 mg/dl）。

（2）5 小时 OGTT。

5．治疗

（1）症状轻者可嘱患者进食，症状重者可迅速静脉输入 50%葡萄糖溶液 40 ~ 100 ml，随后持续输入 10%葡萄糖溶液。

(2) 血糖达 200 mg/dl 神智仍不清醒者，静脉推注氢化可的松 100 mg，随后 100 mg 加入 500 ml 葡萄糖溶液中静点，每日总量在 200～400 mg。

四、诊断和鉴别诊断程序

1．病史：1、2 型糖尿病。

2．特征性症状和体征：DKA：①Kussmaul 呼吸和呼吸中有烂苹果气味；②恶心、呕吐较显著。

高渗性非酮症糖尿病昏迷：无上述两点。

低血糖：Whipple 三联征。

3．实验室检查诊断程序：见图 8－10。

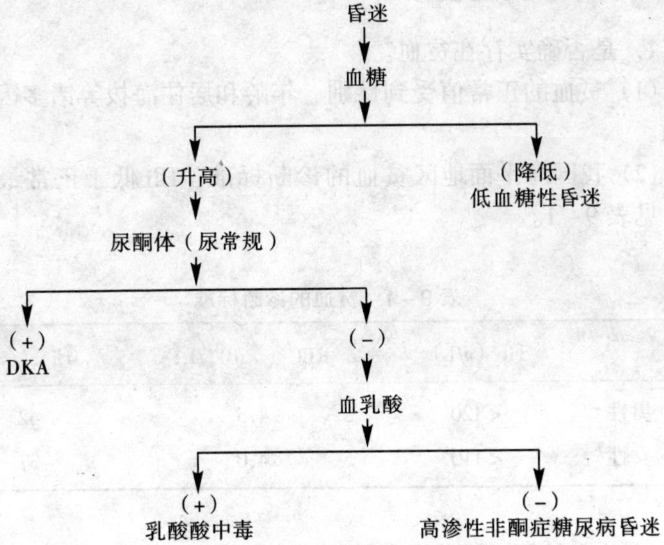

图 8－10　糖尿病急诊并发症诊断程序示意图

第九章　内科常见症状的鉴别诊断

第1节　贫　血

贫血仅代表许多不同原因或疾病引起的一系列临床表现，而不是一种疾病的诊断，因此对贫血的诊断与鉴别诊断是实习医师需要掌握的基本能力之一。

一、带着问题去诊断

1. 是否确实存在贫血。

（1）贫血的正常值受到性别、年龄和居住海拔等诸多因素的影响。

（2）我国海平面地区贫血的诊断标准：Hb 低于正常最为主要，见表9-1。

表9-1　贫血的诊断标准

	Hb（g/L）	RBC（$\times 10^{12}$/L）	Hct（%）
男性	<120	4.5	42
女性	<110	4.0	37

2. 贫血的严重程度如何分级：见表9-2。

表 9-2　贫血的分类

	轻度贫血	中度贫血	重度贫血
Hb（g/L）	>90	60~90	<60

3．贫血如何分类：常见的分类包括红细胞形态分类、骨髓增生程度及病因学分类，见表 9-3，9-4。

表 9-3　按细胞形态学分类贫血

	MCV(fl)	MCHC(pg/fl)	示　例
大细胞	>100	320~360	巨幼贫
正常细胞	80~100	320~360	再障、失血、溶血性贫血、某些慢性病贫血…
小细胞	<80	<320	缺铁性贫血、铁粒幼贫血、珠蛋白生成障碍性贫血…

表 9-4　按骨髓增生程度分类贫血

增生性	溶血性贫血、失血性贫血、缺铁性贫血…
增生不良性	再障、纯红再障…
成熟障碍性	巨幼贫、慢性病性贫血、珠蛋白生成障碍性贫血、铁粒幼贫血、MDS…

注意事项

(1) 这两种形态学分类方法相对简单，但不能反映临床全貌。在临床实践中，往往同一种病因的贫血在不同阶段表现为不同细胞学形态。例如慢性溶血性贫血也可表现有小细胞性贫血，故临床实践中必要时应进一步进行特殊检查。

(2) 细胞形态学应当参考血涂片，依靠血常规中的 MHC、MCHC 有时会由于不规则红细胞的存在而受影响。

4．贫血的病因是什么。

了解贫血的原因不仅有利于贫血的最终诊断，而且是进行病因治疗的根本前提，常见的贫血病因学分析见表 9－5。

表 9－5　常见贫血病因学分析

		示　例
相对性贫血（血浆↑而 RBC 数正常）	1 巨球蛋白血症 2 妊娠 3 运动员 4 返航宇航员	
绝对性贫血（RBC 数↓Hb↓）	红细胞生成减少	干细胞障碍：如再障 祖细胞障碍：纯红再障、肾衰性贫血、慢性病贫血、内分泌性贫血 造血物质缺乏或失用：如缺铁性贫血、巨幼贫 骨髓被侵害：白血病、MM、MF、转移瘤
	红细胞破坏过多	内在缺陷： ✓　红细胞膜缺陷：阵发性睡眠性血红蛋白尿(PNH)，遗传性球型红细胞增多症… ✓　红细胞酶异常：葡萄糖－6－磷酸脱氢酶(G6PD)缺乏… ✓　血红蛋白异常：球蛋白生成障碍性贫血，血红蛋白病… ✓　血红素异常：高铁血红蛋白血症，硫化血红蛋白血症… ✓　卟啉代谢异常：卟啉症… 外在因素： ✓　免疫性：温抗体型，冷凝集素综合征… ✓　非免疫性：机械性损伤如 DIC；物理、化学、生物因素损伤；脾亢…
	失血性贫血	消化道失血、月经过多…

二、接近病人

1. 病史：注意贫血的病程及临床表现；出血史；月经、尿便、饮食习惯；化学毒物、特殊药物（注意抗生素!）接触史；家族史（两广、福建等地病人注意地中海贫血）；巩膜黄染、胆石症（可见于球蛋白异常贫血）等既往史及慢性病、寄生虫病（钩虫病－缺铁性贫血）史

2. 查体：皮肤、舌质、舌体、齿龈；淋巴结（注意白血病、淋巴瘤!）；心脏（注意主动脉瓣收缩期杂音，贫血心脏病）；腹部（肝脾大值得重视，注意结合实验室检查）

四肢（特别的，下肢溃疡应考虑血红蛋白S病）；神经系统（B_{12}缺乏时，周围神经病）；必要时肛检（寻找原发病）

3. 实验室检查：就大部分血液科疾病，实验室检查构成了诊断中最不可或缺的组成部分，就贫血而言，血常规、血涂片（DC）、网织红计数构成了最基本的筛查手段，而网织红细胞指数（reticulocyte index，RI，其计算公式为：RI＝（%网织红细胞×Hct/45%）÷校正数）较网织红计数更能体现红细胞的生成情况。

表9－6 校正数的计算

Hct（%）	>35	25～35	15～25	<15
校正数	1.0	1.5	2.0	2.5

简单的筛查如图9－1所示。

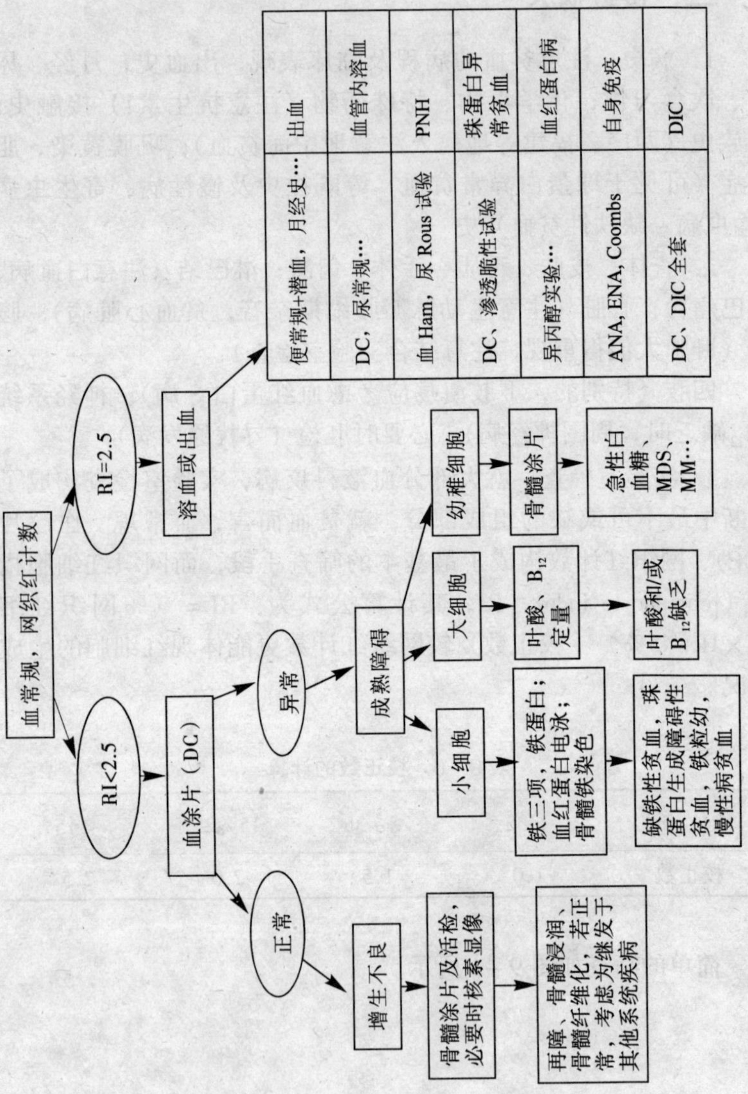
血常规，网织红计数
RI<2.5
RI=2.5
血涂片（DC）
溶血或出血
正常
异常
增生不良
成熟障碍
骨髓涂片及活检，必要时核素显像
再障、骨髓浸润、骨髓纤维化，若正常，考虑为继发于其他系统疾病
小细胞
铁三项，铁蛋白；血红蛋白电泳；骨髓铁染色
缺铁性贫血，珠蛋白生成障碍性贫血，铁粒幼，慢性病贫血
大细胞
叶酸、B12定量
叶酸和/或B12缺乏
幼稚细胞
骨髓涂片
急性白血病、MDS、MM…
便常规+潜血，月经史…
出血
DC，尿常规…
血管内溶血
血 Ham，尿 Rous 试验
PNH
DC、渗透脆性试验
珠蛋白异常贫血
异丙醇实验…
血红蛋白病
ANA, ENA, Coombs
自身免疫
DC、DIC 全套
DIC

图9-1　筛查程序简图

第2节　胸　痛

胸痛（chest pain）主要是由胸部疾病引起，也可以由其他部位的疾病引起。由于每个人的痛域差别很大，因此个体疾病的严重程度与胸痛的程度不完全一致。

一、病因与发病机制

1．心血管系统：心绞痛、急性心肌梗死、主动脉夹层、动脉瘤破裂、急性心包炎、心肌炎、心脏瓣膜病变、和心脏神经官能症等。

2．呼吸系统疾病：肺炎、肺癌、气胸、胸膜炎、胸膜肿瘤、肺栓塞、肺动脉高压等。

3．纵隔疾病：纵隔炎、纵隔脓肿、纵隔肿瘤等。

4．消化系统：反流性食管炎、食管癌、食管痉挛、食管贲门黏膜撕裂综合征（Mallory – Weiss syndrome，MWS）、消化性溃疡、胆系疾病、胰腺炎、膈下脓肿、肝脓肿、脾梗塞等。

5．骨骼肌肉系统及其他：急性皮炎、皮下蜂窝织炎、带状疱疹、肋间神经炎、肋软骨炎、颈椎疾病、肋骨骨折、急性白血病、多发性骨髓瘤等。

各种病因如缺氧、炎症、肌张力改变、肿瘤浸润、组织坏死产生刺激因子及物理、化学因子等都可以引起胸部感觉神经纤维产生痛觉冲动，并传至大脑皮质的痛觉中枢引起胸痛。胸部的感觉神经纤维有：肋间神经感觉纤维、支配心脏和主动脉的交感神经纤维、支配气管和支气管的迷走神经纤维及膈神经的感觉纤维。非胸部疾病也可引起胸痛，这是因为病变内脏与体表的传入神经进入脊髓同一节段并在后角发生联系，因此发自内脏的感觉冲动直接激发脊髓体表感觉神经元，引起相应体表区域的痛感，即放射痛。

二、常见疾病临床表现及主要检查

心血管系统的见表 9 – 7，呼吸系统疾病见表 9 – 8，消化系统疾病见表 9 – 10。

表 9 – 7 心血管系统

疾 病	临床表现	实验室检查
心绞痛	胸骨后压痛，放射至颈部、下颌、前臂 持续时间 < 30 分钟，运动加重 可有呼吸困难、多汗 休息或服用硝酸甘油可缓解	心电图：ST 段压低，也可抬高
急性心肌梗死	表现同心绞痛，症状更加严重 持续时间 > 30 分钟	心电图：ST 段抬高，也可压低；肌钙蛋白或者 CK – MB 升高
心包炎	锐痛，放射至斜方肌 呼吸加重 前倾坐位可减轻	可有心包摩擦音；心电图：广泛凹形 ST 段抬高；可有心包积液
主动脉夹层	突然发生的撕裂样、刀割样疼痛 部位为肩胛区中部前后	血压和脉搏左右不对称；X 线胸片提示纵隔增宽

表 9 – 8 呼吸系统疾病

疾 病	典型临床表现	诊断要点
肺炎	呼吸困难、发热、咳嗽、咳痰	发热、呼吸急促、肺部啰音、X 线胸片示肺部浸润
胸膜炎	锐痛	可有胸膜摩擦音
气胸	突发的、不对称、锐痛	叩诊为鼓音，胸片显示肺压缩
肺栓塞	突发胸痛	呼吸急促、心动过速、低氧血症；V/Q 显像不匹配；血管造影可有血管栓塞
肺动脉高压	呼吸困难	低氧血症、P2 亢进

表 9-9　消化系统疾病

疾病	典型临床表现	诊断要点
反流性食管炎	胸骨下烧灼感 口腔酸味 餐后加重 抑酸药可缓解	食管 pH 监测 EGD
食管痉挛	剧烈胸骨下疼痛 吞咽可加重 硝酸甘油或钙离子拮抗剂可缓解	上消化道测压
食管贲门黏膜撕裂综合征	突发伴呕血	EGD
消化性溃疡	上腹疼痛，可被抑酸药缓解 可伴有呕血、黑便	EGD 幽门螺杆菌检查
胆系疾病	右上腹疼痛，伴恶心/呕吐 油腻食物加重	右上腹超声检查 肝功能检查
胰腺炎	上腹/后背不适	淀粉酶及脂肪酶升高 腹部 CT

表 9-10　骨骼肌肉系统及其他

疾病	典型临床表现	诊断要点
肋软骨炎	局部锐痛或钝痛	压痛或触痛
颈椎疾病/骨关节炎	活动引发，持续数秒至数小时	X 线检查
带状疱疹	剧烈单侧疼痛	皮疹和感觉异常
焦虑	紧张焦虑	无异常

三、接诊要点

遇到胸痛病人应首先注意其生命体征，若患者年龄偏大，有心血管病危险因素，应立即监测指氧饱和度、做心电图检查。

问诊时应注意：①发病年龄、发病频率、有无诱因、起病缓急、疼痛部位、疼痛性质、持续时间、有无放射痛、缓解因素、加重因素；②伴随症状：循环系统、呼吸系统、消化系统及骨骼肌肉系统等。

第3节　呼吸困难

呼吸困难是内科常见症状之一，令患者非常痛苦。迄今为止，对呼吸困难发生机制的认识很有限，尚没有针对呼吸困难的症状性治疗，要求医师在尽可能短的时间内做出正确病因诊断，通过对原发病的治疗来缓解病人的呼吸困难。尽管心肺疾病为最常见的病因，全身各系统疾病都可以出现呼吸困难，呼吸困难的诊断和鉴别诊断具有挑战性。诊断过程中，病史和体格检查仍然是提供病因诊断的最重要线索和依据。其次才是实验室检查，实验室检查进一步证实或排除我们的最初判断。

一、呼吸困难的语言及诊断价值

“呼吸困难”包含了三组性质不同的症状群，即呼吸生理相关的呼吸困难、情感相关的呼吸困难和喘息。在询问病史时，极少有患者会主诉自己“呼吸困难”，更多的是一些通俗的话语。要重视代表呼吸困难的语言，与胸痛相似，通过对其性质、程度和特征的了解，可以帮助做出病因诊断。

呼吸生理有关的呼吸困难：包括憋气、气短、长出气、呼吸要自己有意识辅助、吸不到底、呼气困难、上不来气、喘不过气、上气不接下气、出不来气、喘气急促、喘气困难或呼吸费劲、喘不上气、气不够用、长吸气、呼吸快、喘不出气。这些症状的出现反映了呼吸幅度、呼吸频率、呼吸时相和呼吸渴望的病理生理变化，见于各种病因的呼吸困难。如果呼吸生理相关的呼吸困难伴随心慌心悸，提示心源性呼吸困难。如果呼吸生理相关的呼吸困难伴咳嗽、咳痰、咯血，应多考虑器质性肺部疾病。

情感相关的呼吸困难：包括胸部发紧、气堵在胸部、喉头发紧、气堵在喉部。如果主诉气堵在胸部或喉部，同时伴明显的焦虑和躯体麻木，患者的呼吸困难是非器质性的。应该注意患者症状背后焦虑、抑郁等负面情感。

喘息：包括喘、喘气哨鸣声、嗓子吱吱响、出气时有吹哨声、喘气粗，是支气管哮喘的特征。

二、呼吸困难的相关体征及诊断价值

系统体格检查能进一步缩小鉴别诊断的范围，减少不必要的实验室检查。重要阳性体征的发现常常可以确定诊断。

一般状况和生命体征：有助于判断病人呼吸困难的严重程度，帮助识别出情况不稳定的病人！特别要注意呼吸频率、病人呼吸费力程度，辅助呼吸肌参加呼吸运动、吼鸣声、意识状态、语言能力、发绀、血压降低。

颈部：颈静脉充盈提示 COPD、充血性心力衰竭、心包填塞；甲状腺增大压迫气管，甲亢或甲减；气管的偏移提示气胸、胸腔积液、肺不张；颈部听诊喉鸣声提示大气道梗阻。

1. 肺部

视：胸廓外形及呼吸动度，例如桶状胸提示 COPD。呼吸节律：Kussmaul 呼吸提示酸中毒，Cheyne - Stokes 呼吸提示呼吸中枢受抑制，见于严重感染、颅压升高、吗啡过量。

触：皮下气肿提示严重气胸。

叩：叩实提示实变或胸腔积液，过清音提示肺气肿，鼓音出现考虑气胸的存在。

听：呼吸音消失提示气胸或胸腔积液，哮鸣音提示支气管哮喘，两肺湿啰音提示心衰。

2. 心脏

触：注意有无心尖搏动外移、震颤及心包摩擦感，这些都提示心脏器质性病变。

叩：心界增大提示心脏的器质性病变。

听：心音遥远提示心包积液；S_3 奔马率提示心衰；P_2 亢进提示肺动脉高压及肺心病；注意有无杂音。

3．腹部：肝脾大小，有无腹腔积液，肝大及肝颈静脉回流征阳性提示右心衰竭。

4．四肢：双下肢对称性凹陷性水肿提示右心衰竭，不对称性单侧肢体肿胀、压痛和皮温升高提示深静脉血栓形成，指（趾）发绀提示缺氧。

三、急性呼吸困难的诊断

数分钟或数小时内突然发生的呼吸困难，提示有危及患者生命的疾病或外伤，急诊多见，病房也会遇到。应及时找出病因，并予恰当处理。面对急性呼吸困难的患者首先判断其呼吸困难的严重程度，识别出不稳定的患者，及时处理，包括保持呼吸道的通畅，氧疗，建立静脉通路，必要时气管插管或气管切开。问诊简明扼要突出要点：

1．有无安静状态下的呼吸困难？安静状态下呼吸困难的出现提示患者有非常严重的病理生理改变。如果患者安静状态下呼吸困难，而指氧饱和度、X线胸片、ECG正常，患者的呼吸困难很可能是非器质性的。

2．是否伴随胸痛？胸骨后压迫感提示冠心病；侧胸壁疼痛考虑肺栓塞、肺炎；上胸壁疼痛考虑气胸。

3．起病前有无外伤，是否接触过敏原，是否有长期卧床史。

4．既往是否有哮喘、COPD、高血压、焦虑、抑郁病史。

急性呼吸困难常见病因见表9－11。

表 9－11　急性呼吸困难的常见病因

器官系统	常见病因
心血管	左心和（或）右心衰竭、心律失常、心包填塞
肺	COPD 急性加重、支气管哮喘、气胸、肺炎、肺栓塞
精神方面	惊恐发作、过度通气、剧烈疼痛、焦虑
上气道阻塞	异物、急性喉炎、喉水肿
中枢	神经及肌肉疾患、药物
儿科常见病因	支气管炎、会厌炎、异物、心肌炎

四、急性呼吸困难的辅助检查

指氧饱和度、血气分析、X 线胸片、心电图。这些检查对急性呼吸困难是必要的，疑急性心肌梗死时还应查心肌酶。

五、慢性呼吸困难的诊断

慢性呼吸困难起病隐匿，多数持续 1 个月或更长时间，病因如表 9－12 所示。

表 9－12　慢性呼吸困难的常见病因

器官系统	常见病因
心血管	心衰、冠心病、心律失常、心包疾病、瓣膜病、肺动脉高压
呼吸道	COPD、支气管哮喘、肺间质纤维化、胸腔积液、肺癌、胸壁畸形、上气道慢性阻塞
全身疾病	血栓性疾病、精神因素、严重贫血
其他系统疾病	胃食管反流、电解质紊乱、肝硬化、甲状腺疾病、神经肌肉疾病

六、慢性呼吸困难的辅助检查

常规检查：血常规、X线胸片、心电图、血气分析、超声心动、肺功能

特殊检查：必要时可进行胸部CT、24小时动态心电图、V/Q显像、支气管镜、甲状腺功能等。

七、体位性呼吸困难

体位性呼吸困难是指患者处于特定体位时出现的呼吸困难，诊断的特异性强。表9-13列举了3种常见的体位性呼吸困难及其病因。

表9-13 常见的体位性呼吸困难及其病因

	端坐呼吸	转卧呼吸	平卧呼吸
定义	平卧位呼吸困难加重，坐位或立位减轻	一侧卧位时呼吸困难，需另一侧卧位来缓解症状	立位呼吸困难加重，平卧减轻
常见疾病	充血性心衰、COPD 心包填塞	单侧胸腔积液	心肺分流性疾病

第4节 黄疸

一、定义

正常情况下胆红素2~17μmol/L（0.1~1.0 mg/dl）、直接胆红素2~8.55μmol/L（0.1~0.5 mg/dl）。

血中胆红素浓度升高，导致巩膜、黏膜、皮肤和体液发生黄

染的现象称为黄疸，TB1.0～3.0 mg/dl 为隐性黄疸无临床表现。

二、胆红素的代谢途径

胆红素来源主要是衰老红细胞（80%～85%）和骨髓无效造血（15%～20%）。单核－吞噬细胞系统将释放出的血红蛋白分解为珠蛋白和血红素，血红素转变为非结合型胆红素（间接胆红素）。间接胆红素在血液中主要与血浆白蛋白结合为复合物运至肝脏。肝细胞摄取间接胆红素，与葡萄糖醛酸结合为直接胆红素，排泄入毛细胆管进入肠道。

直接胆红素进入肠道后，经过细菌的作用变为尿胆原，其中80%～90%从粪便排出，其余的10%～20%回收入血，再次回到肝脏。被回收的部分中又有少量尿胆原从尿中排除。尿胆原依赖于肝肠循环的存在，梗阻性黄疸时肝肠循环受阻，尿中的尿胆原减少。

三、黄疸诊断思路

1．非结合胆红素升高为主：DB＜20%。

溶血性黄疸：胆红素多＜5 mg/dl。

确定溶血存在：RBC 破坏增加（间接胆红素升高、尿胆原和粪胆原↑、血红蛋白血症、血红蛋白尿、含铁血黄素尿）＋骨髓代偿（TET＞5%、血涂片见幼稚细胞）。

确定病因：是否存在明确病因（如药物）、Coombs 试验、Ham 试验、血涂片找异常形态 RBC、G6PD 活性、血红蛋白电泳。

肝细胞摄取胆红素减少：Gilbert 综合征－青少年多见，胆红素＜5 mg/dl，黄疸呈波动性、肝功能正常、胆囊显影良好、胆组织活检正常。

新生儿黄疸：足月儿＜12.9 mg/dl，＜2 周。

利福平：药物史。

肝细胞酯化能力不足：Crigler－Najjar 综合征－可能合并核黄疸，预后差。

肝炎后、氯霉素：有病史和药物史。

2．结合胆红素为主：DB > 50%。

(1) 肝内胆汁淤积

肝炎：发热、畏寒、乏力、食欲不振、厌油、恶心、呕吐、腹痛、黄疸、病毒性肝炎可查 HAV 抗体、乙肝 5 项、抗 HCV、抗 HEV、酒清性肝炎者有大量饮酒史、AST > 2ALT，免疫性肝炎女性多见、ANA、SMA、LKM1 等自身抗体阳性、活检可见汇管区碎屑样坏死，药物性肝炎有药物史。

原发性胆汁性肝硬化：中年以上女性、瘙痒、肝大、IgM 明显升高、M_2 型 AMA (+)、肝穿可确诊。

Dubin - Johnson 综合征：BSP 试验 45 分钟和 2 小时各有一高峰、口服法胆囊造影不显影、肝活检见细胞内有脂褐素颗粒沉着。

妊娠胆汁淤积：孕妇出现瘙痒、黄疸、肝大质软轻压痛、血清胆酸↑。

败血症：寒战、高热、心动过速、呼吸急促、血象高、血培养或骨髓培养 (+)。

(二) 肝外胆汁淤积

胆石症：高热、寒战、黄疸、右上腹绞痛、BUS 提示肝内外胆管扩张、胆总管内见结石。

胆管癌。

胰腺癌：腹痛、食欲不振、消瘦、黄疸，CA19 - 9↑，BUS、CT、ERCP、MRCP 可有阳性发现，必要时细针穿刺活检。

壶腹周围癌：腹痛、食欲下降、消瘦、波浪式黄疸、胆囊肿大、OB (+)、ERCP 十二指肠乳头处活检。

慢性胰腺炎：反复发作的腹痛、胰腺钙化、胰腺假囊肿、脂肪泻、糖尿病五联征。

原发性硬化性胆管炎：持续性无痛性黄疸、肝脾大、ERCP - 胆管不规则多发性狭窄、狭窄后扩张为串珠样改变。

3．混合性胆红素：DB 20% ~ 50%。

肝炎：见前述。

肝硬化：乏力、萎靡、面色晦暗。食欲下降、厌油、腹胀、黄疸、出血倾向、内分泌紊乱、脾大、腹腔积液、侧支循环开放，ALT增高明显，白蛋白降低、球蛋白增加、A/G降低、PT延长（VK不能矫正）、纤维化指标增加、CT提示肝右叶萎缩，左叶增大，肝表面不规则、肝穿可确诊。

胆红素的代谢见图9-2。

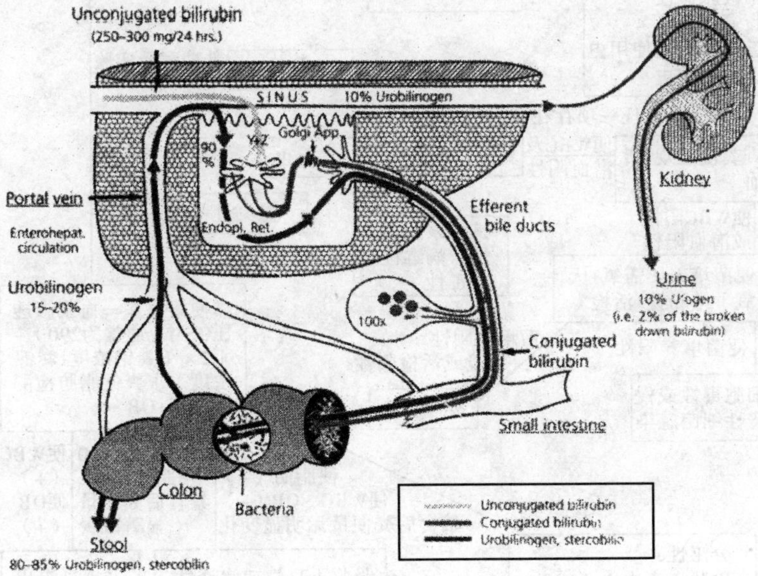

图9-2　胆红素的代谢示意图

第5节　腹　　泻

腹泻的鉴别诊断参见图9-3。

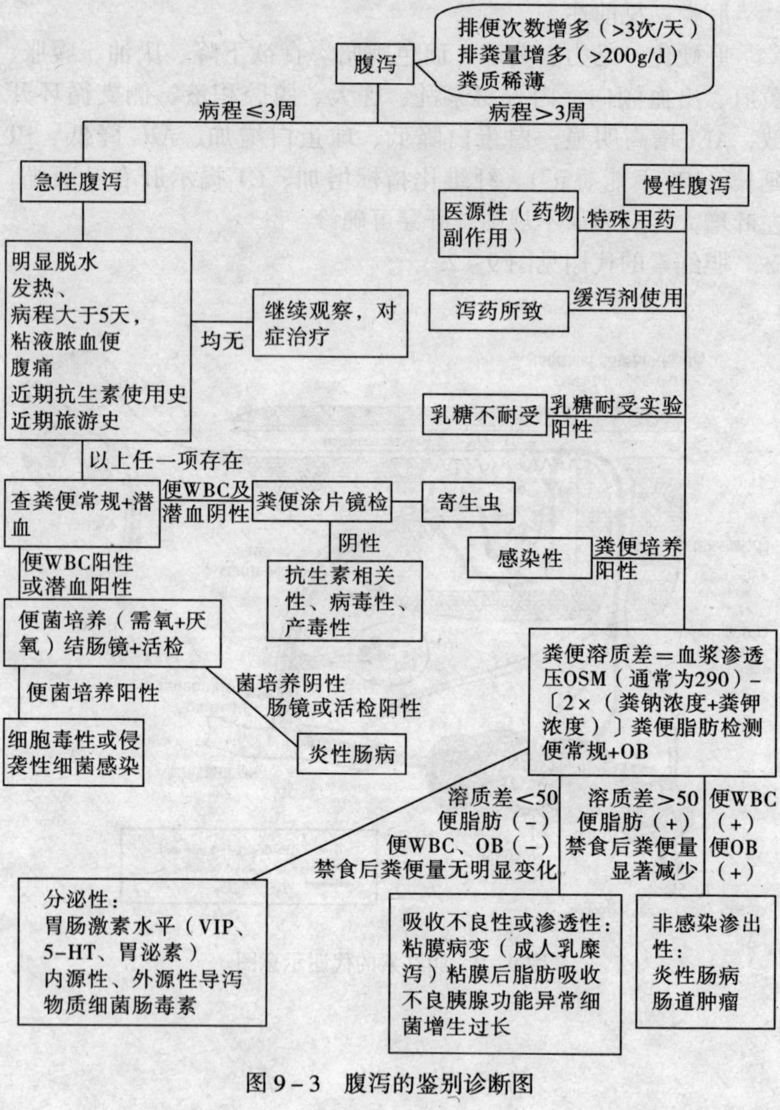

图9－3　腹泻的鉴别诊断图

第6节　血　尿

一、定义

尿液离心后沉渣镜检，每高倍视野红细胞数>3个，即为血尿（hematuria）。

二、血尿的病因

泌尿系统疾病（占95%以上）见表9－14。

表9－14　血尿的原因

肾实质病变	各种原发或继发肾小球肾炎、肾病综合征、间质性肾炎、肾囊肿、肾脏肿瘤、肾乳头坏死、结石、外伤、先天畸形（肾下垂、游走肾等）
肾盂、肾盏、输尿管病变	结石、结核、恶性肿瘤、外伤、尿路感染、畸形
膀胱	结石、结核、恶性肿瘤、外伤、感染、异物
尿道	感染、外伤、异物
肾血管病变	左肾静脉受压综合征（胡桃夹现象）、肾动脉栓塞、肾静脉血栓形成、肾内血管瘤、动静脉畸形
邻近器官疾病	前列腺炎、前列腺癌、前列腺肥大、急性阑尾炎、急性盆腔炎、直肠癌、宫颈癌、结肠癌等
系统性疾病	①血液病：血小板减少性紫癜、过敏性紫癜、再生障碍性贫血、白血病、血友病等；②感染性疾病：乙肝相关性肾炎、感染性心内膜炎、败血症、流行性出血热、猩红热、钩端螺旋体感染、丝虫病等；③风湿免疫病：SLE、结节性多动脉炎、系统性硬化等；④心血管疾病：急进性高血压病、慢性心力衰竭等；⑤遗传性疾病：Alport综合征；⑥各种原因导致的高尿钙症（不一定能检出结石）
物理化学因素	放射线；磺胺类、NSAIDs、松节油、汞剂、甘露醇、苯酚、抗凝药、环磷酰胺等药物
生理性	高热、运动后血尿

不同年龄段血尿常见原因见表 9 - 15。

表 9 - 15 不同年龄段的血尿常见原因 *

0 ~ 20 岁	急性肾小球肾炎 急性尿路感染 伴有尿路梗阻的先天畸形
20 ~ 40 岁	急性尿路感染 尿石症 膀胱肿瘤
40 ~ 60 岁	男性：膀胱肿瘤 尿石症 急性尿路感染 女性：急性尿路感染 尿石症 膀胱肿瘤
60 岁以上	男性：良性前列腺增生 膀胱肿瘤 急性尿路感染 女性：膀胱肿瘤 急性尿路感染

* 摘自 Gillenwater JY，et al（ed）：Adult and Pediatric Urology 4th edition．Lippincott Williams & Wilkins Publishers，2002．

三、血尿诊断步骤

1．判断是否真为血尿。与下列情况鉴别：

（1）血红蛋白尿（各种原因的溶血引起）、肌红蛋白尿（肌肉创伤、肌肉炎症等引起）、红色尿（受食物，利福平、苯妥英钠等药物影响）。

鉴别手段：留标本送尿沉渣镜检。

（2）外部血混入（如阴道或直肠血污染）。

鉴别手段：询问病史、查体，多次重复尿沉渣镜检。

(3) 生理性一过性血尿（运动后血尿、发热后血尿等）。

鉴别手段：多次重复尿沉渣镜检。

2．血尿的定位诊断：留尿标本，送相差显微镜尿沉渣红细胞镜检。

(1) 肾小球源性血尿：相差显微镜镜检，多形性红细胞 > 80%（多形型）；提示 RBC 是由毛细血管内从病变的基底膜裂隙挤出，在肾小管内受渗透压、尿素长时间影响。常见于急性肾小球肾炎、急进性肾小球肾炎、慢性肾小球肾炎、间质性肾炎、系统性红斑狼疮肾炎、紫癜性肾炎、Alport 综合征、放射线和药物引起的肾损害等累及肾小球的疾病。

(2) 非肾小球源性血尿：相差显微镜镜检，多形性红细胞 < 20%（均匀型）；提示 RBC 直接由血管内进入尿液。常见于泌尿系统的肿瘤、结石、外伤及畸形；泌尿系统的感染、结核；胡桃夹现象、肾动静脉畸形等肾脏血管病变；多囊肾；前列腺疾病等邻近脏器病变；血友病等凝血障碍疾病。

注意：通过相差显微镜观察尿沉渣红细胞形态来进行血尿来源的定位有其局限性：尿沉渣中 RBC 在 10 ~ 15/Hp 以上时，上述定位才有意义；当肾小球源性血尿为肉眼血尿时，红细胞可能表现为正常形态。另外，在判断血尿来源时，可借助尿蛋白、管型。肾小球源性血尿：尿蛋白常超过 1g/24h、可见红细胞管型；非肾小球源性血尿：尿蛋白常小于 1g/24h、无红细胞管型。

3．根据血尿来源的定位进行下一步检查。

(1) 各种导致血尿的疾病（表 9 – 14）可表现除血尿外的其他特征性症状和体征；特别是泌尿系统以外的疾病导致的血尿，都会有本系统的临床表现，均可提示诊断，见相应疾病章节。需注意，血尿症状的严重程度跟引起血尿的疾病的严重程度无相关性。

(2) 根据血尿的常见原因（表 9 – 15），结合病程、病史、查体、服药史、家族史提示，对血尿来源进行定位后常进行的检

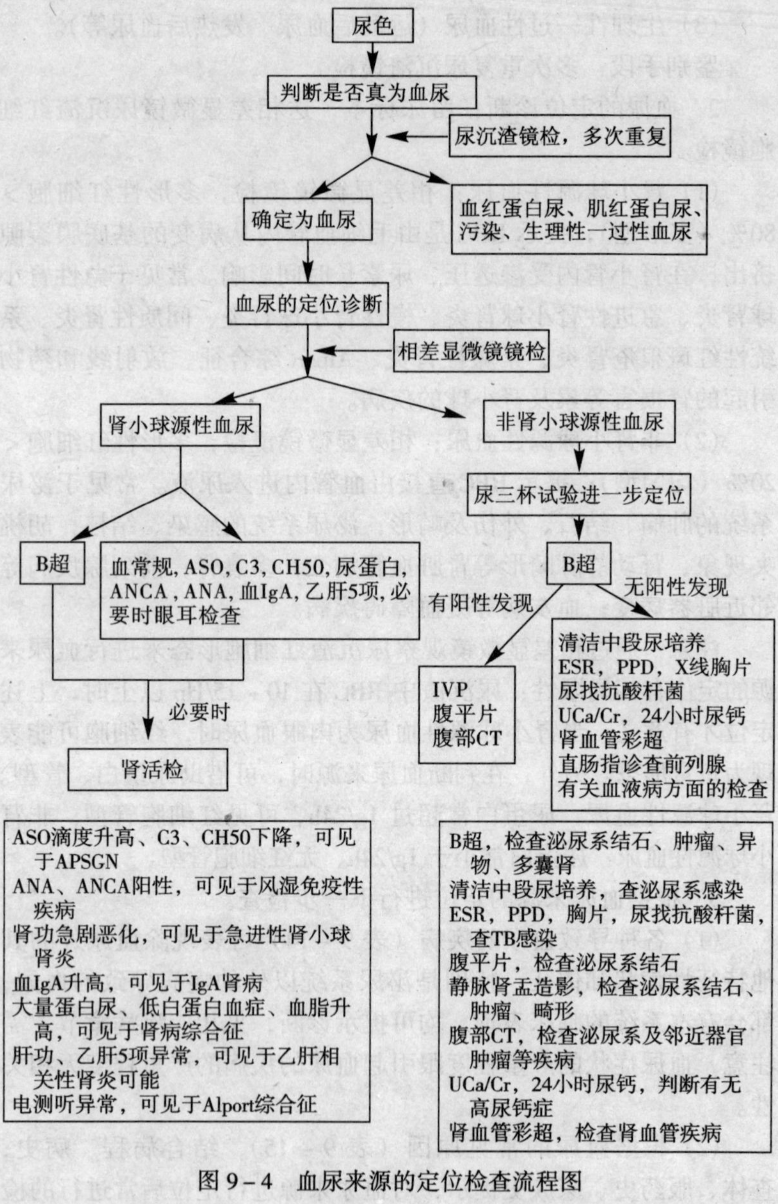

图 9-4　血尿来源的定位检查流程图

查见图 9－4“血尿诊断流程图”：

第 7 节　蛋　白　尿

蛋白尿的鉴别诊断参见 9－5。

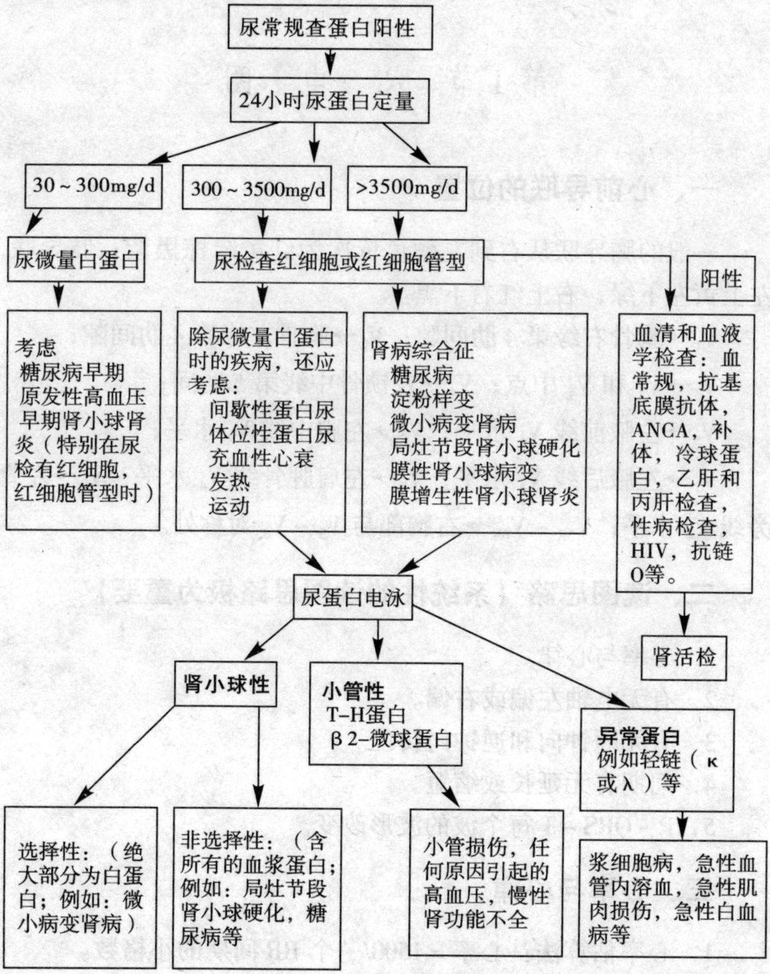

图 9－5　蛋白尿鉴别诊断图

第十章　内科常见重要检查

第1节　心　电　图

一、心前导联的位置

一般的胸导联从右到左颜色依次为红黄绿棕黑紫；肢导联，左上黄左下绿，右上红右下黑。

V_1→胸骨右缘第4肋间隙；V_2→胸骨左缘第4肋间隙；

V_3→V_2 和 V_4 中点；V_4→左锁骨中线第5肋间；

V_5→左腋前线 V_4 水平；V_6→左腋中线 V_4 水平；

V_7→左腋后线 V_4 水平；V_8→左肩胛骨线 V_4 水平；V_9→左脊旁线 V_4 水平；V_{3R} ~ V_{6R}→右胸部与 V_3 ~ V_6 对称处。

二、读图思路（系统性的读图思路极为重要）

1．心率与心律。

2．有无电轴左偏或右偏。

3．有无顺钟向和逆钟向转位。

4．间期有无延长或缩短。

5．P－QRS－T每个波的波形改变。

三、心率与心律

1．心率估算法：心率＝1500/一个RR间期的小格数。

2．窦性心律：窦性P波规律出现（即P波在Ⅰ、Ⅱ、aVF、

V_4 ~ V_6 直立，在 aVR 倒置）。

（1）60 ~ 100 bpm→正常窦率。

（2）＞100 bpm→窦性心动过速。

（3）＜60 bpm→窦性心动过缓。

3．初步判断有无房扑、房颤、室扑、室颤。

（1）房扑：正常 P 波消失，代之连续大锯齿状扑动波（F 波），250 ~ 350 次/分；心室律可规则。

（2）房颤：正常 P 波消失，代之大小不等形状各异的 f 波，350 ~ 600 次/分；心室律绝对不规则。

（3）室扑：无正常 QRS – T 波，代之连续快速而相对规则的大振幅波动，200 ~ 250 次/分钟。

（4）室颤：QRS – T 波完全消失，出现大小不等，极不均匀的低小波，200 ~ 500 次/分钟。

四、电轴判定

见表 10 – 1。

表 10 – 1　心电图中的电轴判定

		心电轴左偏（LAD）	心电轴右偏（RAD）
定义		– 30° ~ – 90°	+ 90° ~ + 180°
测定		Ⅲ导联出现较深负向波	Ⅰ导联出现较深负向波
QRS 波群		Ⅰ导联主波为正向波	Ⅲ导联主波为正向波
病因	解剖位置变化	横膈上抬（横位心）	------------
	两侧心室质量比	左室肥厚	右室肥厚
	房室传导异常	预激伴后间隔旁路	预激伴左室旁路
	室内传导异常	左前分支传导阻滞	左后分支阻滞
		下壁 MI	侧壁 MI

五、长轴转位判定

1. 正常：V_3 和 V_4 导联 R/S≈1。

2. 顺钟向转位：R/S≈1 出现在 V_5 和 V_6 导联，可见于右心室肥厚。

3. 逆钟向转位：R/S≈1 出现在 V_1 和 V_2 导联，可见于左心室肥厚。

六、PR 间期异常

1. PR 间期指从 P 波起点到 QRS 波起始的时间间隔。

2. 正常 PR 间期 0.12～0.20 秒。

3. PR 间期缩短：PR 间期 <0.12 秒。

幼儿，房室交界性心律逸搏，期前收缩，预激综合征。

4. PR 间期延长：PR 间期 >0.20 秒。

一度房室传导阻滞，二度房室传导阻滞Ⅰ型（PR 间期逐渐延长）。

5. P 波与 QRS 波群数不一致：

(1) P 波数多于 QRS 波群数，常见于房性期前收缩及二三度房室传导阻滞。

(2) P 波数少于 QRS 波群数，常见于房室分离。

七、QT 间期延长

1. QT 间期指从 QRS 复合波起点到 T 波终点的时间间隔。

2. “延长”没有具体绝对的时间定义，但一般认为正常 QT 应小于 0.5 秒。

3. QT 随 HR 变化，可用 Bazett 公式纠正：$QTc=\frac{QT}{\sqrt{RR}}$（正常 QTc≤0.44 秒）。

4. 病因学

冠心病，心肌病。

严重心动过缓或高度房室传导阻滞。

抗心律失常药物应用：IA、IC 及Ⅲ类。

精神科药物应用：吩噻嗪、三环类抗抑郁药物。

其他药物应用：非镇静作用抗组胺药物、大环内酯类、抗真菌唑类。

电解质紊乱：低钙、低钾、低镁。

自主神经系统功能紊乱：颅内出血、休克、颈根部损伤、颈动脉内膜剥离术。

内分泌紊乱：甲状腺功能减退，低体温。

先天性（长 QT 综合征，LQTS）：钾钠离子通道病变；常有异常 T 波；可由运动、听觉刺激、应激激发。

八、P 波

1．时间≤0.12 秒。

2．Ⅰ、Ⅱ、aVF 正向，aVR 负向。

3．振幅肢导联 0.25mV，胸导联 0.2mV。

4．P 波高耸：房缺，法洛四联症，右房大，肺动脉高压，肺动脉瓣狭窄，三尖瓣关闭不全，低钾，甲亢。

右房大 P 波特点：Ⅱ导联 P＞0.25mV（肺型 P 波）或 25% QRS 波幅或 V_1 导联 P＞0.15mV。

5．P 波减低：甲状腺功能减退。

6．P 波增宽：房内传导阻滞。

左房大 P 波特点：Ⅱ导联 P＞0.12 秒并呈现两峰，两峰至少被 1 小格分开（二尖瓣型 P 波），或 V_1 导联 P 波后段为负向波并且持续 0.04 秒，波幅＞0.1mV。

九、QRS 波

1．时间 0.06～0.10 秒。

2．波形：V_1V_2 呈 rS，V_5V_6 呈 qR、qRs、Rs；V_1-V_6R 波幅逐渐增高，S 波逐渐变小；aVR 的 QRS 主波向下，其中 R 波不超过 0.5mV。

3．振幅：各肢导 QRS 各波振幅之和不低于 0.5mV，胸导不低于 0.8mV。

4．振幅减小。

COPD，心包积液或胸腔积液，黏液性水肿，肺气肿，气胸，肥胖，限制性心肌病，广泛性心肌梗死。

5．Q < 1/4R；时间 < 0.04 秒。

（1）病理性 Q 波：Q 波≥0.04 秒或≥1/4R。

（2）常见于心肌梗死。

6．利用 QRS 波群对心室肥大的判断如下：

（1）左心室肥厚（LVH）：①V_1 导联 S 波 + V_5 或 V_6 导联 R 波≥40mm（男），35mm（女）；②电轴左偏。

（2）右心室肥厚（RVH）：均不敏感，但特导性高：V_1 导联 R/S > 1，或 R 波≥7mm；V_1R 波 + V_6S 波 > 11mm；电轴右偏。

7．利用 QRS 波群对室内传导阻滞的判断如表 10－2，10－3。

表 10－2　分支传导阻滞（无其他原因引起的电轴偏移，且 QRS < 0.12 秒）

左前支传导阻滞（LAHB）	左后支传导阻滞（LPHB）
心电轴左偏（常超过－45°）且有Ⅲ导联 rS 波和Ⅰ导联 qR 波	心电轴右偏（常超过＋110°）且有Ⅰ导联 rS 波和Ⅲ导联 qR 波

表 10-3 完全性左、右束支传导阻滞的心电图判断

完全性左束支传导阻滞(LBBB)	完全性右束支传导阻滞(RBBB)
QRS≥0.12秒 V_1或V_2导联rS波或呈宽且深的QS波； Ⅰ、aVL、V_5、V_6导联R波增宽，顶峰粗钝或有切迹；心电轴可左偏 Ⅰ、V_5和V_6导联q波消失	QRS≥0.12秒 V_1或V_2导联出现rsR'波形或M波形 Ⅰ、V_5和V_6导联S波增宽而有切迹且时限≥0.04秒

十、ST段抬高（STE)

1．高出等电位线1mm以上。

2．弓背向上抬高：急性心肌梗死，心室壁瘤，胸腔肿瘤，变异型心绞痛。

3．弓背向下抬高：正常变异，心动过速，心包炎，早期复极综合征。

十一、ST段压低

1．低于等电位线0.5mm以上。

2．心肌缺血（水平型或下斜型，可有T波异常)。

3．心肌梗死（水平型或下斜型，伴T波倒置)。

4．洋地黄作用（ST段下垂型压低，T波低平、双向或倒置，倒置的T波前支可与ST段融合形成“鱼钩型”，QT间期缩短；但不能说明洋地黄中毒，事实上，与洋地黄浓度水平相关性不大)。

5．低钾（水平型压低，T波低平或倒置，u波增高，QT间期正常或轻度延长)。

十二、T波

1．大多与QRS主波方向一致。

2. 不低于 QRS 波的 1/10，部分胸导可高达 1.5mV。

3. T 波高耸：心内膜下缺血，变异型心绞痛，高血钾，甲亢等。

4. T 波倒置：心外膜下或透壁性心肌缺血；心绞痛；心肌梗死，心包炎，心肌病变；低钾；洋地黄及奎尼丁作用。

aVR、V_1、V_2、Ⅲ导联 T 波倒置不是异常表现。

十三、心律失常的诊断

1. 心房与心室节律是否规则，频率如何？
2. PR 间期是否恒定？
3. P 波与 QRS 波群形态是否正常？
4. P 波与 QRS 波群相互关系

十四、几种特殊疾病的特异性心电图表现

1. 心肌梗死：ST 段抬高；病理性 Q 波；T 波倒置，见表10－4。

表 10－4　心肌梗死时的心电图表现

	ST 段	T 波	病理性 Q 波
超急性期（数小时内）	ST 段斜形抬高与高耸直立的 T 波相连	高大 T 波	未出现
急性期（数天内）	弓背向上抬高然后逐渐下降	高大 T 波开始降低直至倒置	出现
亚急性期（数周内）	基本恢复基线	倒置 T 波变浅	持续存在
陈旧性期（3～6个月以上）	恢复正常	恢复正常或持续倒置、低平，趋于恒定	持续存在

下壁心梗（Ⅱ、Ⅲ、aVF）；后壁心梗（V_7～V_9）。

广泛前壁心梗（V_1～V_6）；局限前壁心梗（V_1～V_4）。

前侧壁心梗（$V_4 \sim V_6$）；高侧壁心梗（Ⅰ、aVL）。

前间壁心梗（$V_1 \sim V_3$）。

右室心梗（V3R～V5R）。

2．肺栓塞：Ⅰ导联深 S 波，Ⅲ导联病理性 Q 波，Ⅲ、V_1、V_2、V_3 导联 T 波倒置。

3．洋地黄作用：ST 段下垂型压低，T 波低平、双向或倒置，倒置的 T 波前支可与 ST 段融合形成“鱼钩型”，QT 间期缩短。

4．洋地黄中毒：房室传导减慢，异位节律及折返现象增加导致的各种心律失常，如频发性或多源性室性期前收缩，室性心动过速，室颤。

5．高血钾：T 波高尖，QRS 波增宽，P 波增宽、低平甚至消失以至窦室传导。

6．低血钾：水平型压低，T 波低平或倒置，u 波增高，QT 间期正常或轻度延长。

7．急性心包炎：弥漫 ST 段抬高（弓背向下）。

第 2 节　血常规和血涂片

一、血常规

见表 10－5。

表 10－5　血常规项目及临床意义

化验项目名称	简明临床意义	SI 制参考值
红细胞计数（RBC）	增多：真性红细胞增多症，严重的心肺疾病，血管畸形，脱水，高原生活者，初生儿等； 减少：各种贫血，妊娠中晚期，急性失血，白血病，放化疗等	男性（4.0～5.5）× 10^{12}/L 女性（3.5～5.0）× 10^{12}/L 新生儿（6.0～7.0）× 10^{12}/L

续　表

化验项目名称	简明临床意义	SI制参考值
血红蛋白（HGB或Hb）	血红蛋白变化一般与红细胞一致。	男性120～160g/L 女性110～150g/L 新生儿170～200g/L
血细胞比容（红细胞压积）（HCT或PCV）	增高：大面积烧伤，各种原因引起的红细胞和血红蛋白增加，脱水等 减低：各种贫血，失血，白血病等	男性42%～49% 女性37%～43%
红细胞参数平均值	用于贫血的形态学分类和鉴别诊断，见表10－6。	
平均红细胞体积（MCV）		80～100fl
平均红细胞血红蛋白含量（MCH）		27～34pg
平均红细胞血红蛋白浓度（MCHC）		320～360g/L
红细胞体积分部宽度（RDW）	增高：缺铁性贫血，巨幼细胞性贫血，溶血性贫血及铁粒幼细胞性贫血；RDW对缺铁性贫血的早期诊断，鉴别诊断和疗效观察有重要意义	11.5%～14.5% ＞18%有意义
网织红细胞计数（Ret）	增多：骨髓造血功能旺盛如溶血性贫血，缺铁性贫血，巨幼细胞贫血，失血性贫血等 减少：再生障碍性贫血	成人 0.5%～1.5% 新生儿2%～6%
白细胞计数（WBC）	增高：化脓性细菌感染，尿毒症，严重烧伤，传染性单核细胞增多症，急性出血，组织损伤，手术创伤后，白血病及新生儿，妊娠晚期，分娩期，女性月经期，剧烈运动，极度紧张与疼痛等 减低：病毒感染，伤寒，副伤寒，黑热病，疟疾，再障，极度严重感染，放射线照射，化疗及非白血性白血病等	成人（4～10）$\times 10^9$/L 儿童（5～12）$\times 10^9$/L 新生儿（15～20）$\times 10^9$/L

续 表

化验项目名称	简明临床意义	SI 制参考值
白细胞分类计数		
中性粒细胞 NEUT%	中性粒细胞增多和减少白细胞总数升高降低情况类似	50%～70%
嗜酸性粒细胞（EOS%）	增多：①变态反应性疾病，如支气管哮喘、荨麻疹、药物过敏、过敏性紫癜等；②寄生虫感染；③某些皮肤病，如湿疹、剥脱性皮炎、银屑病等；④某些血液病，如慢粒白血病、嗜酸粒细胞白血病、多发性骨髓瘤、恶性淋巴瘤、霍奇金病，真性红细胞增多症等 减少：伤寒和副伤寒、长期应用肾上腺皮质激素治疗	0.5%～5% 绝对值不超过 0.5 $\times 10^9$/L
嗜碱性粒细胞（BASO%）	增多：慢粒白血病、骨髓纤维化、嗜碱粒细胞白血病等 减少：一般无临床意义	0～1%
淋巴细胞（LYMPH%）	增多：①感染性疾病，如麻疹、风疹、水痘、流行性腮腺炎、传染性单核细胞增多症、病毒性肝炎等；②某些血液病，如淋巴细胞白血病、淋巴瘤、粒细胞减少症；③急性传染病恢复期；④器官移植术后的排异反应期等 减少：应用化学药物如肾上腺皮质激素治疗期或接触放射线及放射治疗期，免疫缺陷性疾病，某些传染病的急性期等	20%～40%
单核细胞（MONO%）	增多：①某些感染，如伤寒、结核、感染性心内膜炎、疟疾等；②某些血液病，如单核细胞白血病、淋巴瘤、霍奇金病、恶性组织细胞病、骨髓增生异常综合征；③急性传染病或急性感染恢复期 减少：一般无临床意义	3%～8%

续 表

化验项目名称	简明临床意义	SI 制参考值
血小板计数（PLT）	增多：骨髓增生如慢性粒细胞性白血病、真性红细胞增多症，急性反应如急性感染、急性失血、溶血等及脾切除术后 减少：血小板生成障碍如再生障碍性贫血、急性白血病、急性放射病等，破坏增多如原发性血小板减少性紫癜、脾功能亢进，消耗过度如 DIC，家族性血小板减少如巨大血小板综合征等	$(100 \sim 350) \times 10^9/L$
平均血小板体积（MPV）	增大：原发性血小板减少性紫癜，骨髓增生异常综合征，急性白血病缓解期，妊娠晚期，巨幼细胞性贫血，血栓病等 减小：急性白血病化疗期，再生障碍性贫血及脾功能亢进等	7 ~ 11fl
血小板比积（PCT）	在血小板增多症、慢性粒细胞白血病时 PCT 可增大	0.11% ~ 0.23%
血小板体积分布宽度（PDW）	可能与骨髓巨核细胞的倍体数变化有关。血小板体积大小不均时，PDW 可增加。常见于 PLT 减低	15% ~ 17%

表 10－6 贫血的形态学分类

贫血的形态学分类	MCV（80 ~ 100fl）	MCH（27 ~ 34pg）	MCUC（32% ~ 36%）	病 因
正常细胞性贫血	80 ~ 100	27 ~ 34	32 ~ 36	再生障碍性贫血、急性失血性贫血、多数溶血性贫血
大细胞性贫血	> 100	> 34	32 ~ 36	叶酸及（或）维生素 B_{12} 缺乏所引起的巨幼细胞贫血

续 表

贫血的形态学分类	MCV (80~100fl)	MCH (27~34pg)	MCUC (32%~36%)	病 因
小细胞低色素性贫血	<80	<27	<32	缺铁性贫血、珠蛋白生成障碍性贫血、铁粒幼细胞性贫血
单纯小细胞性贫血	<80	<27	32~36	慢性感染、炎症、肝病、尿毒症、恶性肿瘤、风湿性疾病等所致的贫血

二、血涂片

1. 红细胞形态学异常及其意义：见表 10-7。

表 10-7 红细胞异常与临床意义关系

红细胞异常	临 床 意 义
大小异常	
小红细胞	低色素性贫血，主要为缺铁性贫血
大红细胞	溶血性贫血，急性失血性贫血，也可见于巨幼细胞贫血
巨红细胞	叶酸或(和)维生素 B 缺乏所致的巨幼细胞贫血
红细胞大小不均	见于病理造血，反映骨髓中红细胞系增生明显旺盛
形态异常	
球形细胞	遗传性球形细胞增多症，也可见于自身免疫性溶血性贫血
椭圆形细胞	遗传性椭圆形细胞增多症
口形细胞	遗传性口形细胞增多症，少量可见于弥散性血管内凝血及酒精中毒

续 表

红细胞异常	临 床 意 义
靶形细胞	珠蛋白生成障碍性贫血，异常血红蛋白病
镰形细胞	镰状细胞贫血（HbS病）
泪滴形细胞	骨髓纤维化，也可见于珠蛋白生成障碍性贫血，溶血性贫血等
棘细胞	棘形细胞增多症（先天性无β脂蛋白血症），也可见于脾切除后，酒精中毒性肝病，尿毒症等
破裂细胞	为微血管病性溶血性贫血如DIC，血栓性血小板减少性紫癜，溶血尿毒症综合征
红细胞缗钱状形成	多发性骨髓瘤，原发性巨球蛋白血症
染色反应的异常	
低色素性	缺铁性贫血，珠蛋白生成障碍性贫血，铁粒幼细胞性贫血，也可见于某些血红蛋白病
高色素性	巨幼细胞贫血，球形细胞也呈高色素性
嗜多色性	见于增生性贫血，尤以溶血性贫血时常见
结构的异常	
嗜碱性点彩	增生性贫血，巨幼细胞贫血及骨髓纤维化，及铅、汞、锌、铋等重金属中毒
Howell－Jolly小体	溶血性贫血、巨幼细胞贫血、脾切除后，也可见于红白血病或其他增生性贫血
Cabot（卡波）环	见于溶血性贫血、巨幼细胞贫血、脾切除后或铅中毒等
有核红细胞	增生性贫血，红血病、红白血病，髓外造血

2．白细胞形态学异常及其意义：见表10－8。

表 10-8　白细胞异常与临床意义关系

白细胞异常	临床意义
中性粒细胞	
核象左移（幼稚或杆状核粒细胞增多）	急性白细胞病，急性化脓细菌感染，急性中毒，溶血等
核象右移（中性粒细胞分叶过多）	巨幼细胞性贫血，恶性贫血，化疗及炎症恢复期
细胞大小不均	病程较长的化脓性炎症或慢性感染
中毒性颗粒	较严重的化脓性感染及大面积烧伤等
空泡形成或核变性	严重感染
巨多分叶核中性粒细胞	巨幼细胞贫血，抗代谢药物治疗后
棒状小体	急性白血病
球形包涵体	严重感染
淋巴细胞	
卫星核淋巴细胞	长期化疗、放疗，常作为致畸、致突变的指标之一
异型淋巴细胞	传染性单核细胞增多症，病毒性肝炎，风疹等

第 3 节　尿常规和尿沉渣

尿标本的收集和保存：新鲜尿液最好 0.5 ~ 1 小时内及时送检。成年女性留尿时，应避开月经期，防止阴道分泌物污染。

常用方法如下：

清晨随意尿：尿常规和化学检验以清晨首次尿（即过夜尿）最理想，有形成分相对多而且较完整，无饮食因素干扰。

24 小时尿：用于肌酐、尿蛋白、电解质等定量检查以及记录 24 小时尿量。

清洁中段尿：用于尿细菌培养。

一、尿常规

尿常规检查项目及意义见表 10－9。

表 10－9 尿常规检查与临床意义

项目	英文缩写	正常值	异常	临床意义
尿比重	SG	1.015～1.025	<1.015	可见于急性肾功能衰竭少尿期和多尿期、慢性肾功能衰竭、肾小管间质疾病 尿崩症时常<1.003
			>1.020	血容量不足的肾前性少尿；糖尿病血糖控制不满意，尿因含大量葡萄糖，尿多且比重高；蛋白质和造影剂也可使尿比重偏高
尿 pH 值	pH	5.00～8.00	<5.00	见于酸中毒、发热或服用氯化铵等药物时；其他如糖尿病、痛风、低钾性碱中毒、白血病、多食肉类等
			>8.00	见于代谢性碱中毒、肾小管酸中毒 I 型，尿路感染，应用噻嗪利尿剂、多食蔬菜
尿白细胞	LEU			见尿沉渣分析
尿亚硝酸盐	NIT	—	+	细菌数量 $>10^5$，存在革兰阴性杆菌，如：大肠、副大肠杆菌等
尿蛋白	PRO	—	+	肾蛋白尿

续　表

项目	英文缩写	正常值	异常	临床意义
葡萄糖	GLU	—	+	血糖增高性糖尿：糖尿病、甲状腺功能亢进、垂体前叶功能亢进、嗜铬细胞瘤、Cushing 综合征；肾性糖尿：肾糖阈降低；暂时性糖尿：进食大量碳水化合物，应激性糖尿
尿酮体	KET	—	+	糖尿病性酮尿：酮症酸中毒；非糖尿病性酮尿：发热、严重呕吐、未能进食等
尿胆原	UBG	—	+	肝细胞性黄疸
尿胆红素	BIL	—	+	急性黄疸性肝炎、阻塞性黄疸；门脉周围炎、纤维化及药物所致的胆汁淤滞；先天性高胆红素血症；Dubin - Johnson 综合征；Rotor 综合征
尿红细胞	ERY			见尿沉渣分析

二、尿沉渣

尿沉渣检查见表 10 - 10。

表 10－10 尿沉渣与临床意义

项目	正常值	异常		临床意义
红细胞	0～3/HPF	＞3/HPF	多形性＞80%	肾小球源性血尿：急性肾小球肾炎、急进性肾小球肾炎、慢性肾小球肾炎、系统性疾病累及肾脏，如狼疮性肾炎
			多形性＜50%	肾结石、泌尿系肿瘤、肾盂肾炎、多囊肾、急性膀胱炎、肾结核或血友病等
白细胞	0～5/HPF	＞5/HPF		进一步除外泌尿系统感染
上皮细胞	—	肾小管上皮细胞		肾小管坏死、肾小管间质炎症、肾病综合征
		移行上皮细胞		肾和尿路系统炎症；大量出现时应警惕移行上皮细胞癌
		扁平上皮细胞		尿道炎时可大量出现，少量无临床意义
管型	—	细胞管型		肾上皮细胞管型：急性肾小管坏死、肾淀粉样变性、急性肾小球肾炎、慢性肾炎；红细胞管型：急性肾小球肾炎、急进性肾炎等；白细胞管型：急性肾盂肾炎，过敏性间质性肾炎
		颗粒管型		急慢性肾小球肾炎，肾盂肾炎，肾移植排异反应
		透明管型		运动、重体力劳动、麻醉、利尿剂、发热时可一过性增多；肾病综合征、慢性肾炎、恶性高血压及心力衰竭可见增多
		蜡样管型		提示局部肾单位长期梗阻性少尿，说明肾小管病变重，预后较差，见于慢性肾衰竭及淀粉样变性
		脂肪管型		常见于肾病综合征，或大量蛋白尿
		色素管型		肌红蛋白尿、血红蛋白尿，血胆红素升高

续　表

项目	正常值	异常		临床意义
结晶体	—	酸性尿液中	尿酸结晶	伴红细胞出现时提示膀胱或肾结石的可能,或机体尿酸代谢障碍
			草酸钙结晶	数量增多并伴有尿路刺激症状和红细胞,应考虑尿路结石
			胆红素结晶	见于阻塞型黄疸、急性肝坏死、肝硬化、肝癌、急性磷中毒等
			亮氨酸结晶 酪氨酸结晶	见于急性磷、氯仿中毒、急性肝坏死、肝硬化
			胱氨酸结晶	有结石可能
			胆固醇结晶	见于淀粉样变性、肾盂炎、膀胱炎、乳糜尿、脓尿内
		碱性尿液中	三价磷酸盐	有结石可能
			磷酸钙结晶	有慢性肾盂肾炎、尿潴留可能
		磺胺药物结晶		有发生泌尿道结石、肾损伤甚至尿闭的可能

第4节　肺量测定

一、肺量测定（spirometry）的适应证和禁忌证

1．适应证：肺量测定是最常用的肺功能检查项目，用于呼吸系统疾病的筛查，评估呼吸系统疾病的严重程度，评价治疗效果，随访疾病的转归过程，以及麻醉手术风险的预测。

2．禁忌证：一般来说，肺量测定比较安全。但是，以下情况不宜进行肺量测定。例如，新近出现的心脑血管疾病：心肌梗死、脑血管意外、夹层动脉瘤、气胸。

二、主要指标和临床意义

肺量测定的主要指标有肺活量（VC）或用力肺活量（FVC）、第1秒用力呼气量（FEV_1）和用力呼气中段流量（$FEF_{25\%\sim75\%}$）。VC是最大吸气后所能呼出的最大气量，FVC是最大吸气后，最大用力并以最快速度所能呼出的最大气量。FEV_1为最大吸气后，最大用力并以最快速度在第1秒钟呼出的气量。正常范围为占预计值的80%～120%。

VC反映肺体积的大小，FEV_1既受肺体积的影响又受气道内径的影响，两者之比FEV_1/VC或FEV_1/FVC（tiffeneau系数）消除了肺体积的影响，作为气道阻塞的指标，<70%为气道阻塞。$FEF_{25\%\sim75\%}$正常范围很宽，单纯$FEF_{25\%\sim75\%}$降低不能解释为阻塞性通气功能障碍。

三、流量－容量环和容量－时间曲线

流量－容量环见图10－1，横坐标代表呼出或吸入的气体容量，纵坐标气体流量。流量－容量环上半部分为呼气环，呼气初始流量快速上升，达到最大呼气峰流量（PEF）后，呼气出现流量受限，逐渐下降。呼气环外形类似三角形。下半部分为吸气环，气流速度缓慢升高和降低，外形半圆形。

容量－时间曲线见图10－2，横坐标代表呼气时间，纵坐标为相应时点的呼气容量。同样，呼气早期容量快速上升，达到一定值后，容量增加速度减慢。

最大呼吸流量的测定主要用于发现气道阻塞。最大呼吸流量用特定肺容积的最大流量来表示，例如75%FVC的最大流量用$FEF_{75\%}$表示，$FEF_{50\%}$表示50%FVC的最大呼吸流量。在健康人，$FEF_{50\%}$和$FEF_{75\%}$主要受胸内小气道结构的影响，这一水平的气道阻塞主要影响$FEF_{50\%}$和$FEF_{75\%}$。

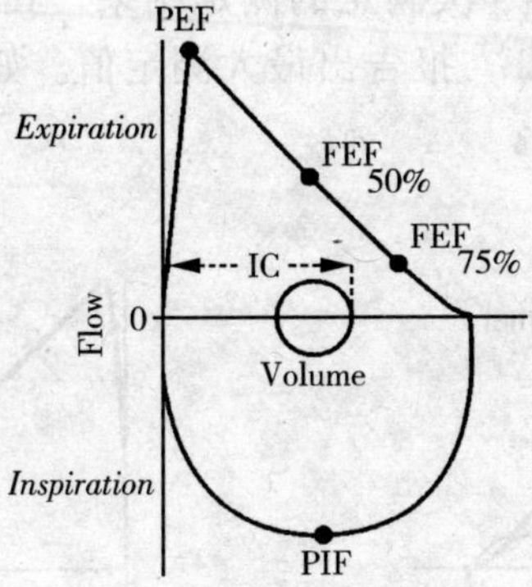

图 10－1　流量－容量环

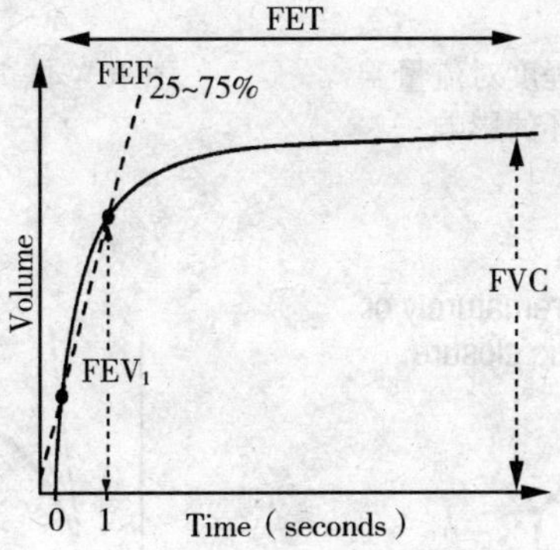

图 10－2　容量－时间曲线

四、肺量测定的方法和要求

由于肺量测定结果受试者配合的影响（图 10－3～图 10－6），ATS 和 ERS 分别制订了操作指南，以控制操作过程中的误差。简要概括如下：测定前受试者休息 15 分钟，口器置放在上下齿间，夹好鼻夹。受试者最大吸气后，最大用力并以最快速度呼气。至少要取得 3 次满意的测定结果，其中两次最大的 FVC 和 FEV_1 相差 < 0.2L，报告出最大测定值。如果受试者配合差，最多可以尝试八次。

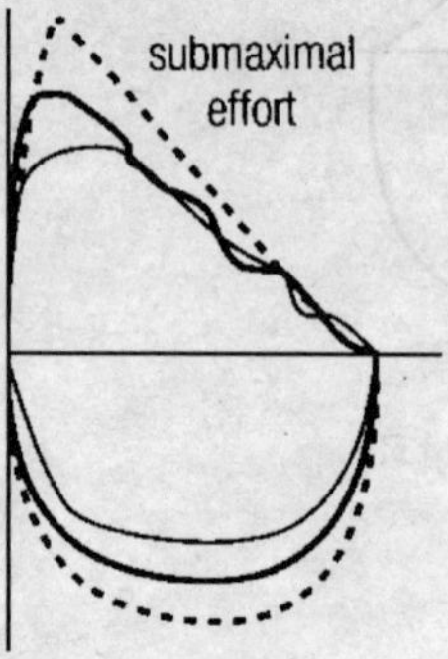

图 10－3　用力程度对流量－容量环的影响

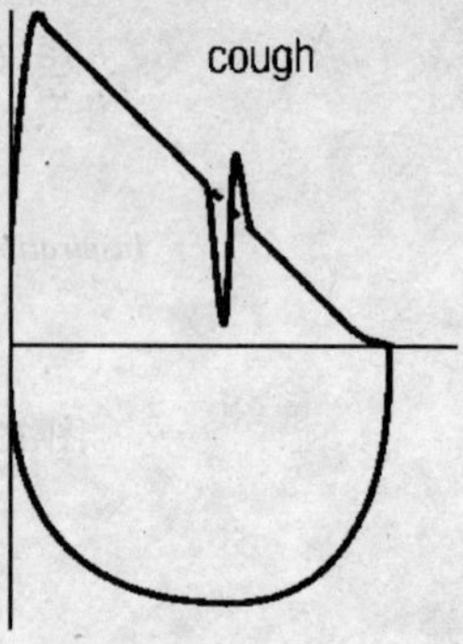

图 10－4　呼气过程中咳嗽

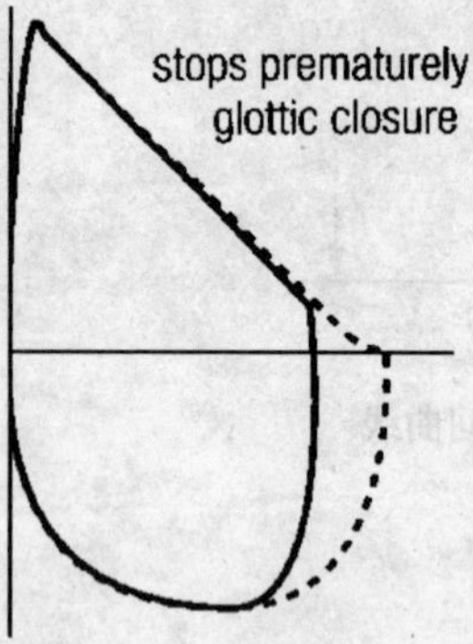

图 10－5　呼气过程中声门过早关闭

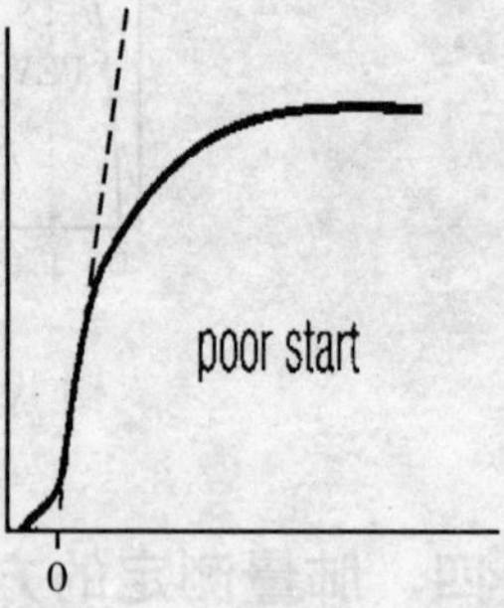

图 10－6　呼气起始用力不足

五、肺量测定结果的评析

1．首先从流量－容量环和流量－时间曲线得出初步诊断印象。例如操作是否符合要求？图形是否正常？有无阻塞？有无阻塞限制？是否存在上气道梗阻？

2．根据上述印象，评价 FEV_1、FVC、FEV_1/FVC，这些指标的改变是否支持初步印象。

3．如存在阻塞，应进行舒张试验，评价阻塞的可逆性。

4．肺功能评析结果是否与患者的临床符合。

阻塞性、限制性和混合性通气功能障碍的对比见表 10－11。

表 10－11　阻塞性、限制性和混合性通气功能障碍的对比

	阻塞性	限制性	混合性
FEV_1	↓	↓	↓
FVC	↓或 N	↓	↓
FEV_1/FVC	↓	↑或 N	↓

需要注意的是，FVC 减低而 FEV_1/FVC 正常只提示限制，确定诊断需要进行肺总量（TLC）、残气量（RV）和功能残气量（FRC）的测定。

六、上气道梗阻

根据梗阻部位分为胸内段和胸外段，根据梗阻性质分为可变性和固定性。

固定性气道梗阻（如气管腔内肿瘤），不论位于胸内或胸外，对于吸气和呼气都产生阻塞，导致流量－容量环的上下方曲线都被截断而类似矩形（图 10－8）。

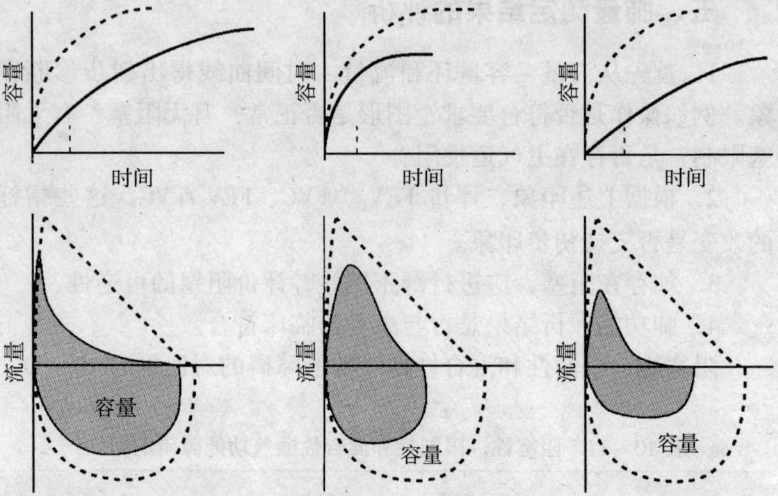

图 10－7　从左向右依次代表阻塞性、限制性、混合性通气功能障碍

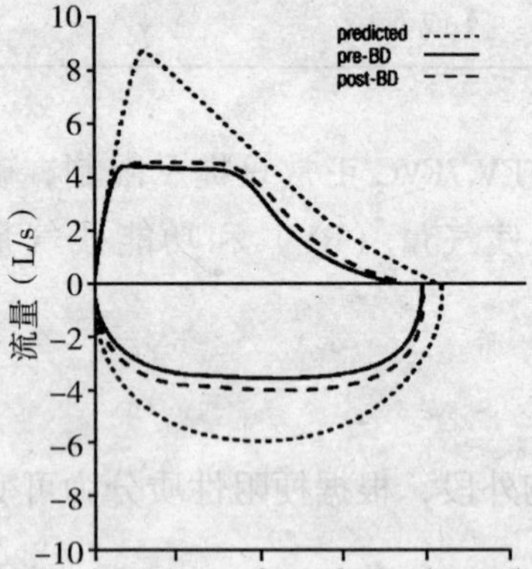

图 10－8　固定性气道梗阻

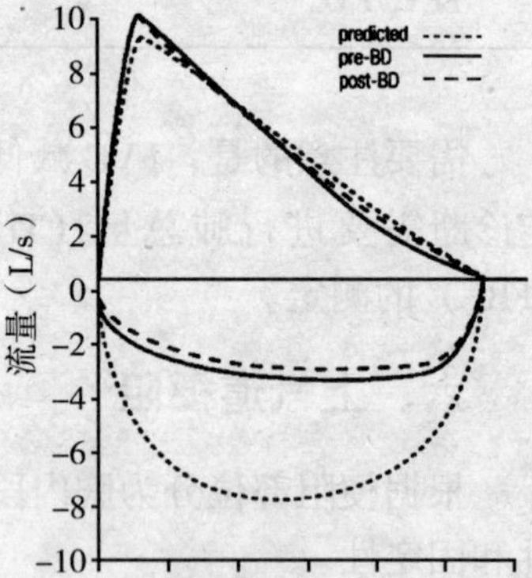

图 10－9　胸外段可变性气道梗阻

可变性气道梗阻（如气管软化），发生于胸内段者，由于吸气时气道扩张，故对吸气无影响，但呼气时气道塌陷，导致呼气受阻；同理当可变性梗阻发生于胸外时，主要影响吸气气流；此时导致流量－容量环的上方或下方被截断，见图 10－9。

七、支气管舒张试验

支气管舒张试验被用来检查气道阻塞的可逆性。通常在吸入短效 β_2 受体激动剂前、后 20 分钟分别测定肺功能。FEV_1 增加 12%以上，并且绝对值增加 200ml 以上，作为判断舒张试验阳性的标准。

八、PEF 动态监测

最大呼气峰流量（PEF）是指最大吸气后用力呼气所能呼出

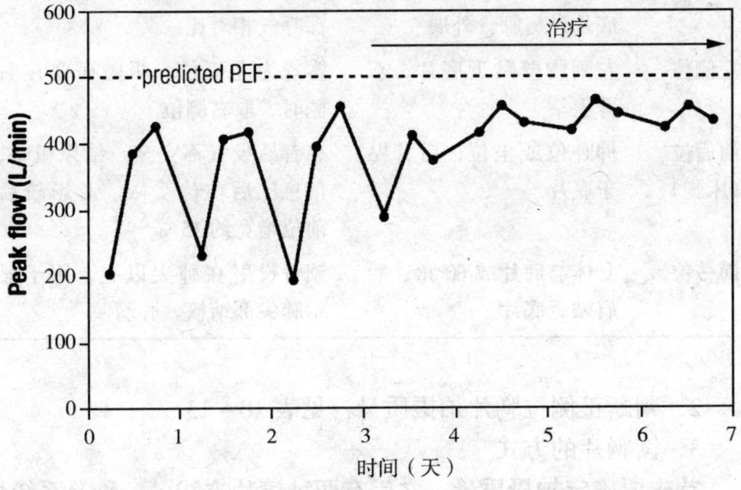

图 10－10　支气管哮喘患者治疗前后 PEF 绝对值以及变异率的动态变化，细虚线为预计值

的最大流量，是气道阻塞的指标，被广泛应用。峰流量仪是专门测定 PEF 的仪器，它体积小便于携带，简单使用方便，价格便宜广泛用于病人的自我监测。图 10－10 为 1 例支气管哮喘患者 PEF 动态监测的结果。

第 5 节 X 线胸片和胸部 CT

一、胸片

1．常见胸片体位：见表 10－12。

表 10－12 胸片与临床关系

姿势		说明
后前位	病人直立，前胸壁贴近底片，肩胛骨外展	怀疑气胸/支气管异物时，可摄深呼气相对比
左侧位	左侧胸壁贴近底片，双臂上举	常规为左侧位。明确病变在右侧时，取右侧位
前后位（床胸）	仰卧位或坐位，后背贴于底片	患者易吸气不完全。结果粗略，信息比后前位受限。心影较后前位增宽约 15%
前弓位	身体与底片成 60°角，后肩贴近底片	锁骨投射在肺尖以上。用于显示肺尖部结核、肿瘤

2．判断正侧位胸片拍摄质量：见表 10－13。

3．读胸片的方式

首先要确定拍摄质量。之后有两种读片方式：一种是系统性分析，一种是靶式分析。

表 10－13　胸片质量的判断

	后前位/前后位	左　侧　位
范围充分	肺尖、侧胸壁、整个膈、双侧肋膈角	肺尖、前后胸壁、整个膈（包括后面的两个肋膈角）
曝光适当	能看清第 4 胸椎。下段胸椎在心后隐约可见	下段胸椎隐约可见
吸气充分	10 或 11 后肋在右心膈角上	下肺纹理没有密集（心后间隙处）
没有旋转	棘突尖在两锁骨头中点上	右后肋在左肋的 1～3cm 之后。胸骨只见侧缘

系统性分析中，要全面检查胸片各个区域。具体的顺序因每个人的习惯而异。如，骨骼系统－软组织－肺；或是，中央（纵隔）－侧边（肺）－外周（胸壁）等。尽管理论上没有区域会被遗漏，但对于经验不足的读片者，这种检查方式很繁琐耗时，有时会把正常结构看为异常，或是忽略细小的病变。但是，系统性检查对学习者是一个很好的锻炼。

靶式分析是一种高效率的读片方式，需要熟悉胸部基本病变 X 线征象（如渗出、增殖、纤维化、淋巴结增大）和临床预期诊断（如肺炎、充血性心衰、气胸）的影像学表现。靶式分析有助于快速读片，但有时会忽略病变。应该与系统性分析结合起来，培养最初读片后重新观察骨骼、软组织和充气区域的习惯。

4．正位胸片包含的内容：见表 10－14。

5．附：胸片报告

检查项目：胸部平片

检查方法：体位（正、侧、仰卧、俯卧、侧卧）

影像表现：①气管宽窄、是否居中；②胸廓是否对称；③双侧肋骨排列走行；④双肺纹理分布、排列、走行；⑤双肺野透过度；⑥双肺门大小、结构；⑦心脏大小、心胸比率、心型、各大血管弓影；⑧双膈缘是否光滑、双侧膈角是否锐利。

表 10－14 正位胸片所含内容

骨骼，胸壁	肋骨，锁骨，肩关节，胸椎，胸壁肿物，皮下积气，乳房
软组织	
心	心脏体积（心胸比率），心脏外形轮廓
纵隔	纵隔增宽 气管中线 纵隔轮廓－主动脉结，降主动脉，主动脉窗，左锁骨下动脉，上腔静脉 胸膜反折线－右食管旁线，左脊柱旁线
肺门	淋巴结肿大，肿块，血管影增多，钙化
膈	评估外形，渗出（肋膈角），腹腔异常（游离气体）
肺	对称比较双肺 肺纹理（分布，渐进变化） 气腔充填：密度增高，轮廓征，肺纹理模糊，支气管征 间质病变：网状或结节状，间隔线（Kerley A 线，B 线） 胸膜区域：增厚，积液，气胸

二、胸部 CT

1．CT 的特点与分类：CT 密度分辨率高，又为横断位成像，没有影像重叠，能显示纵隔旁、心后区，肋膈角区病变。检查时患者取仰卧位，双臂上举，扫描范围从肺尖至膈角。区别胸腔积液或胸膜增厚时俯卧或侧卧位。

胸部的组织构成复杂，包括气体、脂肪、软组织、骨骼。常规采取 2 种不同的窗宽和窗位，分别观察肺野与纵隔。如需观察骨骼可用骨窗。

普通扫描即平扫。特殊扫描包括了薄层扫描，高分辨率扫描（HRCT）等，用于肺内的小病灶、支气管扩张、肺弥漫性病变的诊断。增强扫描可显示病变的血供以及明确有无淋巴结肿大等，对纵隔显示清晰。CT 仿真内镜（CTVE）可显示肿瘤性气管狭窄、扭曲、扩张。

常规 CT 检查均为吸气象；呼气象 CT 主要判断有无小呼吸道的病变，一定程度反应了肺的局部通气功能。

2. 基本的纵隔层面：见表 10-15。

表 10-15　胸部 CT 基本的纵隔层面

名　称	主　要　结　构
胸腔入口平面	气管、食管、颈总动脉、头臂静脉、锁骨下动脉
胸骨柄平面	气管、食管、无名动脉、左颈总动脉、左锁骨下动脉、头臂静脉
主动脉弓平面	气管、食管、主动脉弓、上腔静脉、（气管旁淋巴结）
主动脉窗平面	气管、食管、升主动脉、降主动脉、上腔静脉、奇静脉弓
气管分叉平面	左右主支气管、食管、肺动脉干、肺动脉、升主动脉、降主动脉、上腔静脉、奇静脉
左心房平面	食管、右心室（肺流出道）、左心室、右心房、左心房、降主动脉、奇静脉

注：纵隔气管旁淋巴结：正常直径≤15 mm，否则诊为淋巴结肿大。

肺内单发类圆形阴影：直径 > 4 cm：肿块，恶性的机会最大。1～4 cm：结节，肺癌常见，结核也可以。< 1 cm：微小结节，CT 应用后可以发现，鉴别诊断很困难，以结核常见。

3. 基本的肺门层面：见表 10-16。

表 10－16　胸部 CT 基本的肺门层面

名称	右侧	左侧
主动脉窗层面	右上叶尖段支气管	左上叶尖后段支气管
右上叶支气管层面	右上叶支气管，右上叶前段支气管，右上叶后段支气管	左上叶尖后段支气管
中间支气管层面	中间支气管	左主支气管，左上叶支气管
中叶支气管口层面	右中叶支气管，右下叶支气管，右下叶背段支气管	舌叶支气管，左下叶支气管，左下叶背段支气管
心室层面	右下叶内基底段支气管，前基底段支气管，外基底段支气管，后基底段支气管	左下叶内前基底段支气管，外基底段支气管，后基底段支气管

注：两肺下野后部肺血管纹理较粗，系因患者仰卧位扫描时肺血的坠积效应所引起，为正常表现。

辩认支气管肺段需根据肺段支气管、叶间裂以及动脉的分布来判断。叶间裂在普通 CT 上一般表现为少血管带（透明带），当其走行与扫描平面近垂直时可显示为线装影；在 HRCT 上可清楚显示为浅细线状影。

4．附：胸部 CT 报告

检查项目：胸部 CT 检查

检查方法：①横断扫描，平扫，增强扫描；②层厚、层距、普通扫描或高分辨率扫描；③扫描范围；④增强扫描应用对比剂（类型、浓度、剂量和给药方式）；⑤增强扫描起始时间

影像表现：

（1）纵隔窗：①胸廓是否对称；②胸廓软组织和骨质；③气管宽窄、是否居中，支气管分支走行和宽窄；④淋巴结是否增大；⑤诸大血管分支走行和宽窄；⑥心脏形态、心包薄厚。

（2）肺窗：①胸廓是否对称；②气管宽窄、是否居中，支气管分支走行和宽窄；③双肺纹理分布、排列、走行；④双肺野透过度。

病变：①描述病变位置、大小、形态、密度（CT 值）、边缘；②与周围结构的关系。

增强扫描：①病灶是否被强化、程度、类型；②增强前后 CT 值的比较；③病变与周围结构的关系；④是否有新出现的异常被强化的病灶。

第 6 节　肝　功　能

由于肝功能（liver function tests，LFTs）繁多，没有一项实验室检查能够提供对肝脏功能的充分评估。临床上使用一组生化检查来评估肝脏的功能。以下分类讨论不同检查的临床意义。

1．反映肝胆损伤的检查：见表 10－17。

表 10－17　肝、胆损伤的肝功能检查

中文全称	丙氨酸氨基转移酶	天门冬氨酸氨基转移酶	碱性磷酸酶	γ－谷氨酰转肽酶	乳酸脱氢酶
英文全称	Alanine Aminotransferase	Aspartate Aminotransferase	Alkaline Phosphatase	γ－Glutamyl Transpeptidase	Lactate Dehydrogenase
简写	ALT	AST	ALP	GGT	LD
参考值	5.00～40.00	5.00～37.00	27.00～107.00	10.00～50.00	97.00～270.00
单位	U/L	U/L	U/L	U/L	U/L
分布	肝脏、肾、心肌、骨骼肌、十二指肠、脾、肺	肝脏、心肌、骨骼肌、肾、脑、胰腺、肺、血细胞等	肝、骨、小肠、胎盘、肾等组织，定位于细胞膜表面	肾、胰、肺、肝、肠、前列腺等组织	心肌、骨骼肌、肾脏、肝、脾、胰、肺、肿瘤组织、红细胞

续 表

中文全称	丙氨酸氨基转移酶	天门冬氨酸氨基转移酶	碱性磷酸酶	γ-谷氨酰转肽酶	乳酸脱氢酶
意义	反映肝细胞坏死	反映肝细胞坏死	反映胆道受损	反映胆道受损	
肝脏疾病引起升高	急慢性肝损伤，包括病毒性肝炎、酒精性肝病、药物性肝炎、脂肪肝、肝硬化、肝内外胆汁淤积、肝癌、淤血肝	同 ALT	肝内、外胆道阻塞性疾病，肝炎、肝硬化等肝实质疾病时仅轻度升高	胆道梗阻性疾病时 GGT 升高明显，肝炎也可轻度升高	LDH 对诊断肝脏病变特异性差，其同工酶 LDH5 的价值也不大
肝外疾病引起升高	肌病、肺梗塞、肾梗塞、胰腺炎、传染性单核细胞增多症	同 ALT；急性心肌梗死时 AST 升高明显	骨病、儿童、后期妊娠	胰腺疾病、前列腺疾病可轻度升高	急性心肌梗死、恶性肿瘤、溶血、白血病、肾脏疾病、肺梗塞
备注	肝内 ALT 主要分布于细胞质中，线粒体中极少，而 80% 的 AST 分布于线粒体中，因此肝细胞轻中度受损时 ALT 升高明显，严重受损时 AST 升高明显				

2．反映肝脏转运有机离子能力的检查：见表 10－18。

表 10－18　肝脏转运有机离子能力的检查

中文全称	总胆红素	直接胆红素	总胆汁酸	尿胆红素	尿胆原
英文全称	Total Bilirubin	Direct Bilirubin	Total Bile Acid	Urinary Bilirubin	Urobilinogen
简写	TBil	DBil	TBA	BIL	UBG
参考值	0.30～1.30	0.01～0.50	0.10～10.00	阴性	阴性或＜16
单位	mg/dl	mg/dl	μmol/L		μmol/L
肝病引起升高	DB/TB 值为20%～50%提示肝细胞性黄疸，大于50%提示胆汁淤积性黄疸		胆管梗阻和胆汁淤滞；肝细胞损伤、肝血流量减少、门脉分流	同于直接胆红素升高	升高见于肝细胞性黄疸、溶血性黄疸、淤血肝
其他引起升高	DB/TB 值小于20%提示溶血性黄疸		进食后胆汁酸一过性升高	碱中毒时胆红素分泌增加，也可引起尿胆红素阳性	肠梗阻、便秘等
备注	1mg/dl＝17.1μmol/L	1mg/dl＝17.1μmol/L		尿常规的子项	①尿常规的子项；②阴性见于梗阻性黄疸、新生儿、长期口服广谱抗生素患者

3．评估肝脏合成功能的检查：见表 10－19。

表 10－19 肝脏合成功能的检查

中文全称	白蛋白	胆碱酯酶	前白蛋白	凝血酶原时间	活化部分凝血活酶时间
英文全称	Albumin	Cholinesterase	Prealbumin	Prothrombin	Activated partial thromboplastin time
简写	ALB	CHE	PA	PT	APTT
参考值	3.5～5.1	4.00～12.60	180～400	10.7～13.3	20.9～34.6
单位	g/dl	kU/L	mg/L	s	s
肝脏疾病引起异常	下降见于慢性肝炎、肝硬化、肝癌等肝功能不全	同 ALB	同 ALB	严重肝病时延长	严重肝病时延长
肝外疾病引起异常	营养不良，蛋白丢失过多，如肾病综合征、蛋白丢失性肠病，以及慢性消耗性疾病等也会引起下降	有机磷中毒、饥饿、营养不良、烧伤时也会下降；肾脏疾病、脂肪肝、甲亢、糖尿病等增高	PA 是负性急性时相反应蛋白，急性炎症、恶性肿瘤、创伤时 PA 均下降	凝血因子Ⅱ、Ⅴ、Ⅶ、Ⅹ缺乏、VitK 缺乏、纤溶亢进、DIC、口服抗凝剂、异常凝血酶原增加等也会延长	凝血因子Ⅷ、Ⅸ、Ⅺ缺乏，DIC、纤溶亢进、应用肝素时延长
血浆中半衰期	15～19天	10天	2天		
备注		临床检测的胆碱酯酶是拟胆碱酯酶	肝脏损伤与营养不良的早期灵敏指标	肝脏疾病时，INR 并不比 PT 有优势	

补充：血清凝血因子水平（Serum Coagulation Factor Level）、血脂（Plasma Lipid）及脂蛋白（Lipoprotein）都与肝脏合成功能有关。血清凝血因子水平包括Ⅰ：纤维蛋白原（Fibrinogen，Fg）、Ⅱ：凝血酶原（Prothrombin）、Ⅴ、Ⅶ、Ⅸ、Ⅹ。参考值：Ⅰ：

188～435mg/dl；Ⅱ、Ⅴ、Ⅶ、Ⅸ、Ⅹ：50%～150%。肝脏疾病时，凝血因子合成异常，使血清凝血因子水平下降，PT、APTT均可延长。此外，肝脏是脂肪、脂蛋白代谢的主要场所，肝功能不全时胆固醇及脂蛋白常会出现下降；而胆汁淤积时胆固醇常会升高。

4．其他：有关的一些肝功能检查见表10－20。

表10－20　有关的肝功能检查

中文全称	总蛋白	白蛋白/球蛋白比	葡萄糖	血清蛋白电泳	血氨	Ⅳ胶原	粪便苏丹Ⅲ染色
英文全称	Total Protein		Glucose		Plasma ammonia	Type Ⅳ collagen	
简写	TP	A/G	Glu	PEP	AMON	Ⅳ－C	
参考值	6.00～8.50	1.00～2.50	65～109		11～35	＜140	阴性
单位	g/dl		mg/dl		μmol/L	ng/ml	
意义	分为白蛋白和球蛋白，肝脏疾病时白蛋白下降同时伴有球蛋白升高，因此TP对于肝脏功能的评估意义不大	A/G＜1时称为比例倒置，见于慢性肝炎或肝硬化，多发性骨髓瘤等	肝脏病变时，餐后可出现血糖增高，而空腹血糖可正常或偏低；肝功能衰竭时，常可出现严重低血糖	慢性肝炎、肝硬化等肝功能不全时白蛋白、α_1、α_2、β球蛋白减少，γ球蛋白增加	严重肝损害可以升高；上消化道出血、尿毒症、门体分流、高蛋白饮食、运动后也可升高；低蛋白饮食、贫血时降低	反映早期肝纤维化及动态评价肝纤维化程度的指标；肾硬化、恶性肿瘤转移、矽肺等病变也会升高	肝功能不全、胰腺疾病、脂肪性痢疾等出现阳性

5．Child – Pugh 分级：见表 21。

表 10 – 21　Child – Pugh 分级

项　目	1分	2分	3分
肝性脑病（期）	无	Ⅰ～Ⅱ	Ⅲ – Ⅳ
腹腔积液	无	少或利尿药可控制	难消退
胆红素（mg/dl）	<2	2～3	>3
白蛋白（g/dl）	>3.5	2.8～3.5	<2.8
凝血酶原时间延长（秒）	<4	4～6	>6

注：根据 5 项的总分判断分级：A 级 5～6 分；B 级 7～9 分；C 级 > = 10 分

6．其他用于肝脏功能的评估方法

(1) ICG 试验：吲哚青绿（indocyanine green，ICG），亦称吲哚花青绿或靛青绿，ICG 注入人体后由肝细胞选择性摄取并以游离形式排泄到胆管。常用的两个参数 ICG 15 分钟滞留率（ICG – R15）和 ICG 血中清除率（KICG）可以定量评估肝脏储备功能，是国际上评价肝脏储备功能的金标准。

(2) 其他反映肝脏储备功能的检查：如胰高血糖素负荷试验、口服糖耐量试验、胰岛素分泌刺激试、D – 山梨醇肝清除率等。

(3) 反映肝脏药物代谢能力的检查：^{14}C – 氨基比林呼吸试验、半乳糖耐量试验、咖啡因负荷试验、利多卡因试验等。

(4) 近年来应用 MRI 及核医学方法进行肝脏功能显像，在定量、立体评估肝脏功能方面有了一定进展。

7．肝脏的免疫功能及再生能力没有成熟的评估手段。